U0266914

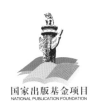

国家出版基金项目
NATIONAL PUBLICATION FOUNDATION

肢体形态与功能重建丛书

难治性肢体畸形重建病例精粹

Typical Cases of Reconstruction of Refractory Limb Deformities

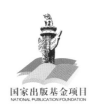

国家出版基金项目
NATIONAL PUBLICATION FOUNDATION

肢体形态与功能重建丛书

难治性肢体畸形重建病例精粹

Typical Cases of Reconstruction of Refractory Limb Deformities

主　编　秦泗河　臧建成　张永红　花奇凯

副主编　梁益建　王　岩　杜　辉　曲　龙　李　刚
　　　　翁习生　张定伟　彭阿钦

编　者（按姓名汉语拼音排序）

陈蔚蔚　杜　辉　高　鹏　郭保逢　韩义连

花奇凯　焦绍锋　李　刚　李　岩　梁益建

刘　宏　陆　叶　潘　奇　彭阿钦　彭爱民

秦泗河　曲　龙　邵建建　石　磊　王　栋

王　岩　王振军　翁习生　夏和桃　谢书强

杨永康　岳孝太　臧建成　翟吉良　张定伟

张庆彬　张永红　赵文汝　郑学建　朱跃良

北京大学医学出版社

NANZHIXING ZHITI JIXING CHONGJIAN BINGLI JINGCUI

图书在版编目（CIP）数据

难治性肢体畸形重建病例精粹 / 秦泗河等主编 .
– 北京：北京大学医学出版社 , 2023.10
ISBN 978-7-5659-2959-5

Ⅰ . ①难… Ⅱ . ①秦… Ⅲ . ①四肢—骨畸形—矫形外
科学—病案 Ⅳ . ① R682

中国国家版本馆 CIP 数据核字 (2023) 第 141901 号

难治性肢体畸形重建病例精粹

主　　编：秦泗河　臧建成　张永红　花奇凯
出版发行：北京大学医学出版社
地　　址：（100191）北京市海淀区学院路 38 号　北京大学医学部院内
电　　话：发行部 010-82802230；图书邮购 010-82802495
网　　址：http://www.pumpress.com.cn
E – mail：booksale@bjmu.edu.cn
印　　刷：北京信彩瑞禾印刷厂
经　　销：新华书店
责任编辑：冯智勇　　责任校对：靳新强　　责任印制：李　啸
开　　本：889 mm × 1194 mm　1/16　印张：22.25　字数：753 千字
版　　次：2023 年 10 月第 1 版　2023 年 10 月第 1 次印刷
书　　号：ISBN 978-7-5659-2959-5
定　　价：230.00 元
版权所有，违者必究
（凡属质量问题请与本社发行部联系退换）

主编简介

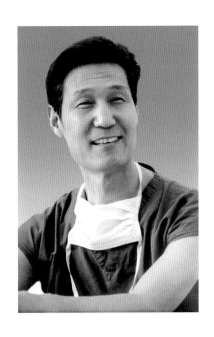

秦泗河

国际知名矫形外科专家，国家康复辅具研究中心附属康复医院矫形外科主任、名誉院长。截至 2021 年底，主持各类肢体畸形残疾手术 36 664 例，创建了相关手术病例数据库，形成了秦泗河医学理念、诊疗风格、四肢畸形残疾手术重建技术体系。发表论文 400 余篇，主编专著 12 部，英文专著 *Lower Limb Deformities* 在国际骨科学界引起广泛关注。

现任国际肢体延长与重建学会（ILLRS）及国际 Ilizarov 技术应用与研究学会（ASAMI）中国部主席；中国康复辅助器具协会肢体残障功能重建分会主任委员；中国医师协会骨科医师分会外固定与肢体重建委员会（CEFS）名誉主任委员、肢体延长与重建学组组长；中国残疾人康复协会肢体残疾康复专业委员会脊柱裂学组组长；第六届世界肢体重建大会（北京 2024）组委会主席；俄罗斯国家 Ilizarov 科学中心荣誉教授。

主编简介

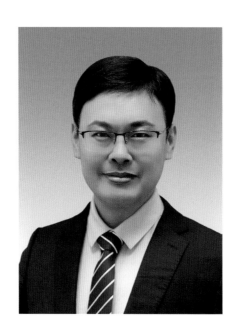

臧建成

医学博士，北京中医药大学第三附属医院手足外科副主任医师，中国医学科学院北京协和医学院博士后。

跟随秦泗河教授实践外固定（Ilizarov 技术）肢体延长、畸形矫正与功能重建 10 余年，致力于四肢畸形残障的手术矫治、辅具适配与身心康复，重视人文关怀和哲理思考。兼任国际矫形外科与创伤学会肢体重建委员会委员，国际肢体延长与重建学会中国部委员，中国康复辅助器具协会肢体残障功能重建分会副主任委员及秘书长，《中国修复重建外科杂志》编委等。

主编简介

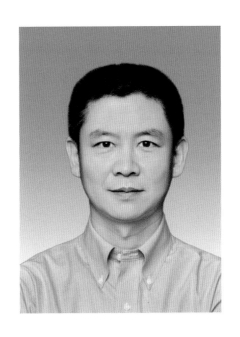

张永红

  医学博士，2002 年毕业于德国弗莱堡大学医学院（Der Albert-Ludwigs Universitaet Freiburgi. Br.），现任山西医科大学第二医院肢体矫形骨科主任、教授，博士研究生导师。

  主要研究方向为中国化的 Ilizarov 技术临床应用与基础研究。发表论文 70 余篇，参编著作 6 部，获批国家自然科学基金面上项目两项。获得外固定与肢体重建相关发明专利 8 项。在山西省率先开展"牵拉组织再生技术"治疗四肢残缺畸形与骨科疑难杂症。现任中国医师协会骨科医师分会骨搬移与糖尿病足学组组长、山西省外固定与肢体延长重建委员会主任委员，中国医师协会骨科医师分会外固定与肢体重建委员会秘书长，国际肢体延长与重建学会（ILLRS）及 ASAMI 中国部副秘书长，中国康复辅助器具协会肢体残障功能重建分会副主任委员等。

主编简介

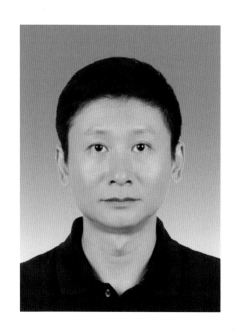

花奇凯

医学博士、博士研究生导师。广西医科大学第一附属医院主任医师、教授。

创新性应用胫骨横向骨搬移技术治疗重度糖尿病足，2019年在 *Clinical Orthopaedics and Related Research* 发表世界首篇胫骨横向骨搬移治疗重度糖尿病足的英文文章，提出以组织再生方式治疗重度糖尿病足的中国原创方案。2020年，执笔并以中、英文发表《胫骨横向骨搬移技术治疗糖尿病足专家共识》，出版《胫骨横向骨搬移治疗重度糖尿病足》专著。

现任国际肢体延长与重建学会中国部委员，中国医师协会骨科医师分会骨搬移与糖尿病足学组副组长，广西外固定与肢体重建学组组长，广西糖尿病足保肢工程研究中心主任。主持国家自然科学基金和广西壮族自治区重点研发基金各一项。

丛 书 序

由国家出版基金资助、北京大学医学出版社出版的"肢体形态与功能重建丛书"（以下简称丛书），就要与读者见面了！

丛书包括《中国肢体畸形病因病种分类》《上肢形态与功能重建》《下肢形态与功能重建》《小儿肢体形态与功能重建》《矫形器与肢体重建》《难治性肢体畸形重建病例精粹》六部专著，共 400 余万字，近 1 万幅图片，并配有约 1800 分钟的视频资源，内容涵盖骨科几乎所有亚专业，病种近 300 个，还涉及人类进化、人体发育、遗传、血管、血液、神经、皮肤、内分泌、代谢等相关的内容。丛书阐述了与肢体重建相关的自然哲学、系统论、再生医学、生物力学及 Ilizarov 生物学理论与技术等，可谓临床医学的一座"富矿"，昭示着一个新的交叉整合学科——肢体重建外科破壳萌生！

人之肢体涉及头颅以下、内脏以外所有组织结构，除了具有维持机体的主体结构和运动功能外，还可传递和表达信息。丛书对肢体形态与功能的最本质的认识，为临床医师理解肢体重建提供了不分部位、不分年龄、不分性别、不分病种的"大一统"视角与"人是整体存在"的哲学观。当前临床学科分化过细，已经显示出了诸多弊端与盲点，而丛书"大整合、新重组"的临床理念与实践总结，是医学界难能可贵的一次重要探索。

一、肢体形态与功能重建起源与指导思想

"时代是思想之母，实践是理论之源。"

2017 年，秦泗河矫形外科团队在手术治疗 3 万余例各类肢体畸形残疾患者、编著出版了多部学术专著后，总结出"肢体形态与功能重建"（以下简称肢体重建）概念，并提炼出指导肢体重建临床工作

的"28 字方针"。由此，临床思维、诊疗范围、学术探索等均在这个框架下展开，从肢体创伤修复、畸形矫正发展到肢体形态与功能重建。

肢体形态与功能重建28字方针

医患同位	时空一体	有无相生	应力控制	动静结合	再生修复	自然重建

二、群贤毕至，学科集成

以秦泗河矫形外科团队 40 余年积累的病例资料为主线，来自脊柱、创伤、关节、肩肘、骨肿瘤、手显微外科、矫形器等相关领域的专家及统计学者、数据库管理者和影像摄制者，围绕肢体创伤、畸形、残障这个大系统展开研究、探索、分析和总结。丛书每一章节都是作者在本专业领域长期深耕和积累研究的最新成果，可谓大家云集、专业结合、融会贯通，呈现了创新理念、学术价值、时代精神与中国特色。

三、激发新问题，增长新知识

问题是时代的镜子、知识的种子。新问题带来新知识，新观念、新技术重塑对现代骨科学的认知，而广大患者的健康需求则是肢体重建外科发展的真正动力。骨科自然重建理念指导下的广泛手术适应证与奇特疗效，正引导相关学科领域走向仿生学重建的前沿，也证实了通过体外、体内的应力调控，驱动生命自然之力，再生修复肢体的创伤与残缺，是一条不变的真理。

四、知识维度与学术特色

丛书以病例数据及分析为依据。秦泗河矫形外科团队展示的 40 余年积累的 36 664 例总病例资料、22 062 例足踝畸形病例资料、14 839 例小儿肢体畸形病例资料，皆是本领域国内外文献报道的最大病例样本。这使丛书可以通过生动的病例阐述相关的理念、方法和技术。丛书中的数千个肢体畸形真实病例，全部为作者亲自诊疗过的患者，许多病例术后随访超过 10 年，呈现了医者仁心、为民除痛的创新总结与研究结果。相信丛书在未来几十年更能体现出示范价值。

丛书用进化论、发育学指导临床思维。人类的骨架是唯一能完全适应直立行走的骨架。自从人类进化到直立行走后，肢体畸形及其对运动功能产生的影响，主要发生在脊柱和下肢。秦泗河以脊椎动物从四足爬行到人类两足直立行走、婴儿从爬行到形成个体化步态为下肢残缺重建的思想基础，提出并践行"一走二线三平衡"的下肢重建原则。丛书介绍了一批骨科疑难杂症的治疗过程与奇特疗效，其治疗并不依赖高精尖设备完成。为何能用简单方法解决骨科疑难杂症？读者熟读丛书结合临床实践会自然解悟。

五、系统医学理念与原创性

肢体重建外科覆盖了因临床过度分科而造成的盲区，具有能全方位、深层次地解读肢体，运用生态医学理念指导临床实践，最大限度地捕捉生理、病理、心理与肢体畸形转化信息，提高评估、诊断与决策正确性的优势。通过外环境的调控与内环境的干预，调节机体代谢，进而改变基因调控，使人体进行良性的自身调节——"取生态之灵，康疾患之身"。

丛书的出版为医学界提供了新的工具书或参考书，一些病因病种照片、创新手术方法、不同技术的优化组合以及远期随访结果乃首次发表。从肢体矫形到肢体重建，丛书蕴含了经典骨科范式的创新与转化，相信丛书定能为培育出一批有综合实践能力的肢体重建外科医师和专家做出贡献。

六、编写风格与不足

丛书编写注重运用矫形外科原则与张力 - 应力法则指导肢体形态与功能重建，强调模仿自然、生态医疗，有选择地学习国内外各家之长，介绍作者经过实践验证、行之有效的方法，内容概括不求完全，具体技术不做细节介绍。

编写一套涉及多学科交叉的丛书，编写团队尚缺乏经验，不同分册之间内容及引用病例难免有所重复，某些观点可能存在欠妥之处，诚请广大读者批评指正。肢体重建器械和方法发展迅速，尤其是智能化、微创化技术可谓日新月异，对一些新知识、新技术尤其需要与同行专家、各位读者共同学习，以期提高。

肢体重建外科是在经典骨科学基础上的创新，其理论框架、临床实践、医疗模式与广泛的手术适应证，是跨越传统学科界限多方合作的产物。这个学科之所以存在诸多学术热点，其根源在于临床医学的创新发展，在于临床实践与患者需求。以问题为导向，才能解决一个个疑难问题。要驾驭好肢体重建技术，需要医生用立体、非线性、多元的哲学思维来分析、解决患者的问题，这些恰恰是中国传统文化、中医整体观、方法论的临床思维优势所在。

没有蓬勃发展的伟大时代，就不会出现肢体重建这个从理论到实践的交叉学科。值此丛书出版之际，感谢无数关心和支持肢体重建事业的专家学者，感谢来自十几家医院、科研院所的医生或教授应邀参加丛书编写工作，感谢视频摄制人员付出的长期努力，感谢北京大学医学出版社的大力支持，尤其感谢推动学科发展、促进医生成长的广大患者及家属。2024 年 9 月，第六届世界肢体重建大会在北京召开，这将极大地推动中国肢体形态与功能重建水平的提升与知识普及。本套丛书将是展现给世界各国同道最好的礼物。

秦泗河
"肢体形态与功能重建丛书"总主编

前　言

骨科疑难杂症不外乎"感染""缺损""畸形"。畸形可以是前两者的结果，也可以单独发生。畸形的肢体又容易导致感染、缺损、退变和其他生理和心理问题。

简单的肢体畸形，可以通过肌腱松解和截骨的方法获得矫正。复杂肢体畸形，病因各异，病程漫长，畸形类别繁杂，功能障碍严重，诊疗涉及医学多个亚专业，甚至包括了人类肢体发生、发育、遗传学乃至控制论等的相关知识；一些少见的肢体畸形残缺，其诊疗评估主要依赖医生的经验与智慧。患者对自身病情的认知以及其生活、文化背景和对医生的信任度也影响医生的决策。重建这些患者的肢体形态与功能，无疑是一个系统工程，需要多学科合作。近年来，国内诸多临床规范、共识和指南，过分遵照西方国家制定的标准、规范与方法，一定程度上使医生处理复杂疑难问题的思维受到禁锢。难治性肢体畸形的诊治是骨科学的"珠穆朗玛峰"，能够登上峰顶者，为数不多。

本书提供的 63 个难治性肢体畸形病例，患病部位包括脊柱、骨盆与四肢；病因病种涵盖先天性、后天创伤、肿瘤及多种其他疾病。应用的诸多手术方法中，结合骨外固定（Ilizarov 技术）者居然达 57 例，占 90.48%，其产生的奇特疗效为模仿自然驱动生命之力的结果。为使同道理解 Ilizarov 技术治愈肢体疑难病症的内在机制，特别请李刚教授、曲龙教授团队，对牵拉组织再生重建最新的实验研究、临床研究方法与结果进行了介绍（见第一章第四节和第五节）。

最近几年我国创伤后导致的肢体畸形的病例数量超过了其他因素引起的肢体畸形。有些肢体畸形十分复杂和严重，多需要采用 Ilizarov 技术、显微外科技术、膜成骨技术和软组织平衡技术等综合解决。许多难治性病例的畸形重建缺乏文献依据，缺乏成熟方法，只有医术精湛、敢于担当的医生，方能严谨大胆地去解决这些常规方法难以解决甚至无法治疗的病患。

本书呈现的成功治疗的 63 个疑难病例，其中秦泗河矫形外科提供 34 例，按首次手术计算，术后随访超过 10 年者 5 例，其中 1 例先天性胫骨缺如，术后随访 25 年，患者成功保肢并过上正常人的生活。对求医路上坎坷困惑的肢残患者而言，阅读本书后应明晰医学的伟大与有限，复杂疾患手术治疗目标往往不是治愈，而是改善肢体的形态与功能。本书阐述的理念、规律、经验教训及医患交流方式，相信会对广大的骨科同行有所启迪，也值得医学教育、医学哲学与社会学研究者参考。

秦泗河

视频目录

视频资源获取说明

◆ 在使用本书增值服务之前，请您刮开右侧二维码，使用 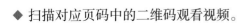 微信扫码激活。

* 温馨提示：每个激活二维码只能绑定一个微信号。

◆ 扫描对应页码中的二维码观看视频。

目　录

第一章 难治性肢体畸形重建概述

第一节 难治性肢体畸形定义与病例图解

一、难治性肢体畸形定义

所谓难治性肢体畸形，秦泗河总结为：以文献检索为基础，运用现有经典医学原则、外科技术以至高科技治疗手段，难以治疗的肢体畸形；或被多个知名大医院专家会诊后，判定为手术疗效不确切或缺乏手术指征的肢体畸形。

以下展示的 36 个肢体畸形类别，其中 34 例为秦泗河矫形外科诊疗过的患者，2 例重度脊柱畸形由成都市第三医院梁益建提供，相信读者读后自然会理解有关"难治"的概念。这些患者的肢体畸形，其中大多是先天性或在儿童少年期发生创伤、疾病所致，但病情早期、中期未得到合理的矫形手术治疗，致使畸形发展到难以矫正的严重程度。所以，其中大部分患者，称为延误治疗的重度肢体畸形更为合适。

二、为何由"易治"延误为"难治"

（一）还原论医学疏忽了生命自然的本性

20 世纪西方医学犯的一个最大的错误，就是还原论研究与医学进入了市场经济，技术与经济结合的医学模式主导临床医学原则，主导医生的思维，使医学疏离了自然与初衷，使医生渐渐失去了对大自然诗意结构的爱心与体验。本应是像朋友、亲人一样的医患关系在一定程度上走向诚信缺失。生物医学模式最欠缺的不是高科技治疗手段，而是对健康与疾病、生命与死亡认知的哲学智慧。

（二）缺少文献标准，没有指南可以遵循

对这些难治系统性肢体畸形残疾的形态与功能重建，并不是必须要通过高科技治疗手段，而是主要依靠医生的宏观评价、系统思维、知己知彼与漫长医疗过程的动态评价与质量掌控。这些难治性肢体畸形的重建几乎没有文献引证，也缺少相关的指南、专家共识等可以遵循。能否重建成功，更多的是依靠医生的临床经验、直觉与智慧。

（三）专科分化使得系统性肢体畸形患者就医尴尬

1. 肢体畸形残疾是跨学科性疾病，各个大医院骨科的亚学科分化多参照西方模式，未设立综合性"肢体畸形残疾"门诊，致使此类患者就医困难，原本的轻度肢体畸形，演变为难以治疗的重度畸形。

2. 术后住院时间与医疗周期长，医生耗费精力大，收益差。

3. 难治性肢体残缺畸形的整个医疗过程，若获得满意疗效与规避风险，医患双方需要将心比心、默契配合。

（四）36 个真实病例术前肢体畸形情况

以下展示 36 个难治性肢体畸形病例，绝大多数在本书或者"肢体形态与功能重建丛书"其他分册内，可以找到手术治疗过程及治疗结果，故此处每个病例仅展示术前照片或影像资料（图 1-1-1～图 1-1-36）。

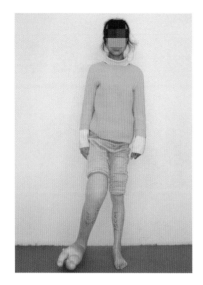

图 1-1-1　女，14 岁，先天性右下肢巨肢

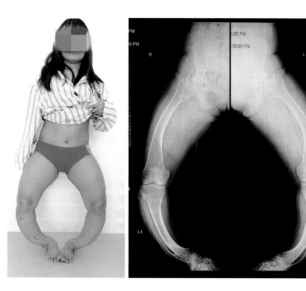

图 1-1-2　女，25 岁，低磷性佝偻病下肢畸形

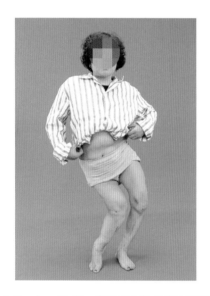

图 1-1-3　女，61 岁，多发内生软骨瘤双下肢畸形

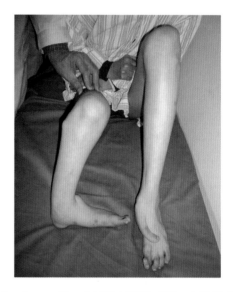

图 1-1-4　女，14 岁，先天性双下肢畸形，右胫侧半肢畸形

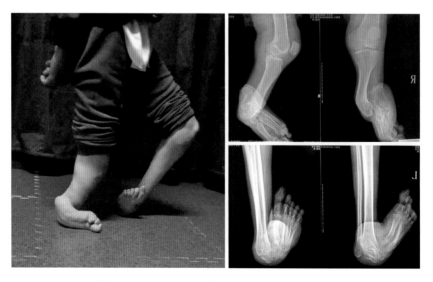

图 1-1-5　男，41 岁，先天性双小腿 - 足踝畸形

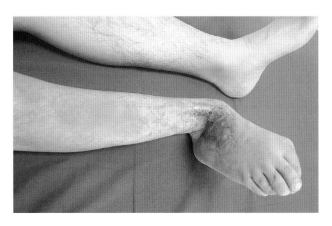

图 1-1-6　男，32 岁，少年期（9 岁）创伤后遗右侧足踝畸形

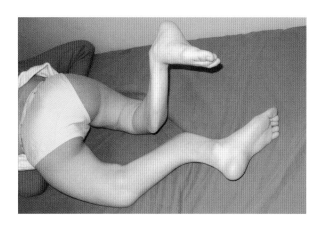

图 1-1-9　女，17 岁，成骨不全双下肢畸形

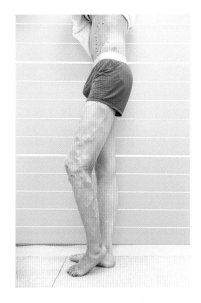

图 1-1-7　男，21 岁，血管瘤左下肢畸形

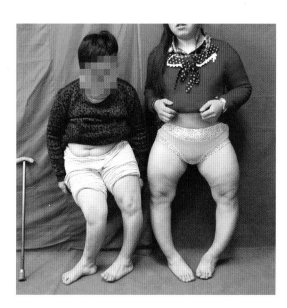

图 1-1-10　低磷性佝偻病母女双下肢畸形，母亲 44 岁，女儿 22 岁

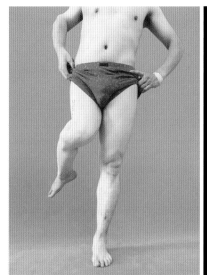
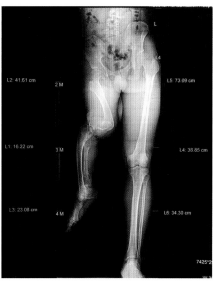

图 1-1-8　男，28 岁，内生软骨瘤致右膝关节 - 小腿重度畸形

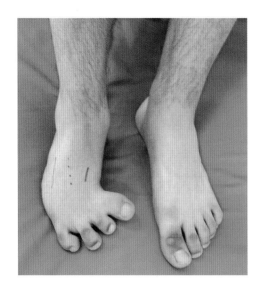

图 1-1-11　先天性前足内收、短缩畸形伴缺趾

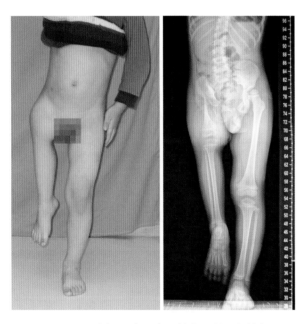

图 1-1-12　男，5 岁，先天性右股骨近段缺如

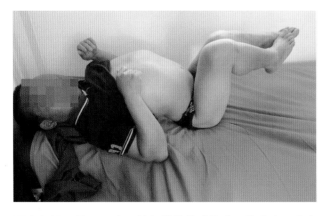

图 1-1-13　男，29 岁，幼年髋关节感染致双髋融合于重度屈髋位

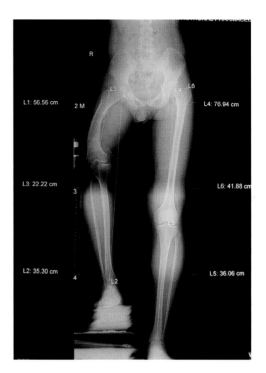

图 1-1-14　先天性右股骨发育不良，致股骨短缩 20 cm

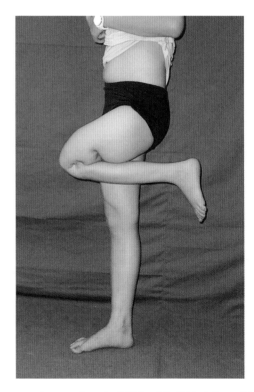

图 1-1-15　女，23 岁，左膝幼年时化脓性感染，致骨性融合于极度屈膝位

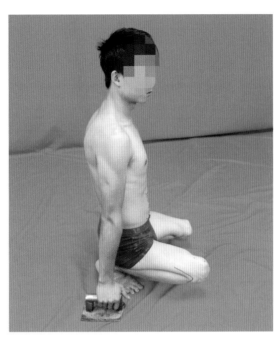

图 1-1-16　男，25 岁，先天性双侧髌骨外脱位致重度屈膝畸形，术前仅能手抓木凳蹲移

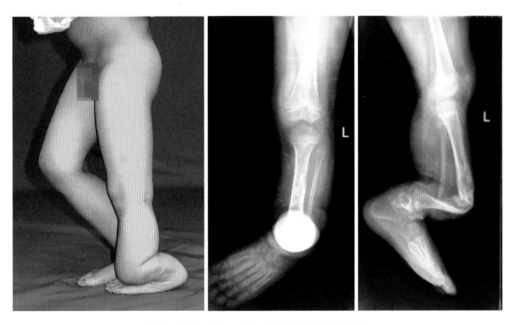

图 1-1-17　男，6 岁，先天性左胫骨假关节

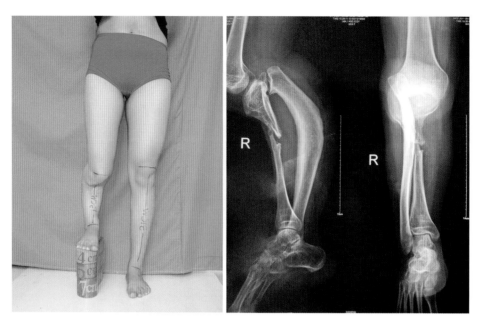

图 1-1-18　女，32 岁，幼年右胫骨骨髓炎致右下肢短缩 13 cm 伴胫骨骨不连，腓骨畸形

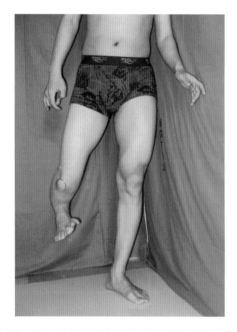

图 1-1-19　男，24 岁，先天性右小腿重度短缩伴多趾畸形

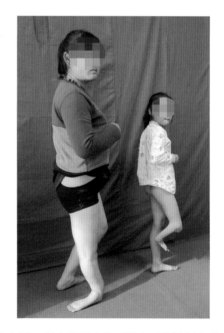

图 1-1-20　母女皆罹患先天性右下肢胫侧半肢畸形

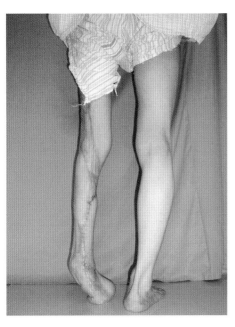

图 1-1-21 男，20 岁，右下肢创伤后遗右足重度僵硬性马蹄足伴跟骨缺如

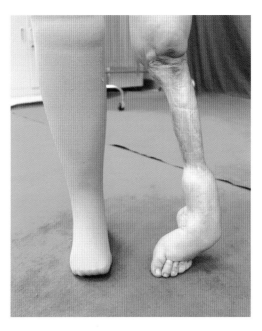

图 1-1-23 女，22 岁，创伤后右下肢大腿截肢后安装假肢，左小腿皮包骨马蹄高弓足畸形

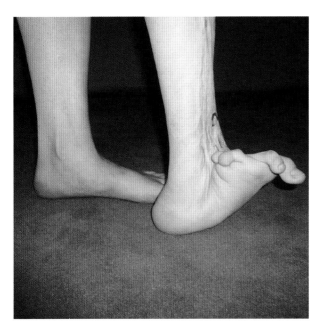

图 1-1-22 女，27 岁，幼年创伤感染性右踝足瘢痕性挛缩

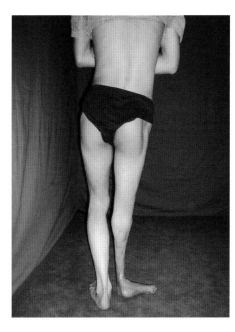

图 1-1-24 男，32 岁，创伤后遗右小腿皮包骨伴踝足重度外翻畸形

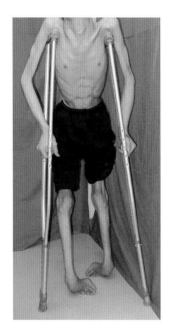

图 1-1-25　男，26 岁，遗传性感觉运动神经元病，双侧重度马蹄内翻高弓足畸形

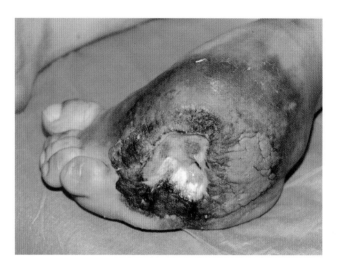

图 1-1-27　男，26 岁，脊柱裂致左马蹄内翻足，继发足负重区慢性溃疡

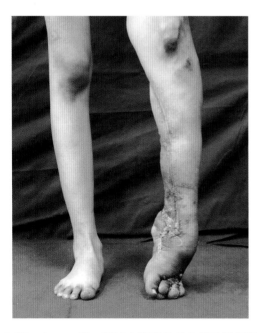

图 1-1-26　女，21 岁，淋巴血管瘤继发左侧重度僵硬性马蹄前足内翻畸形

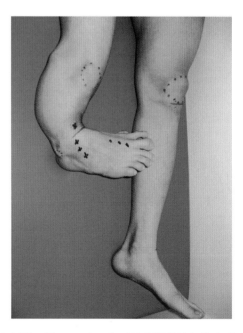

图 1-1-28　男，35 岁，先天性右胫骨缺如伴多趾畸形

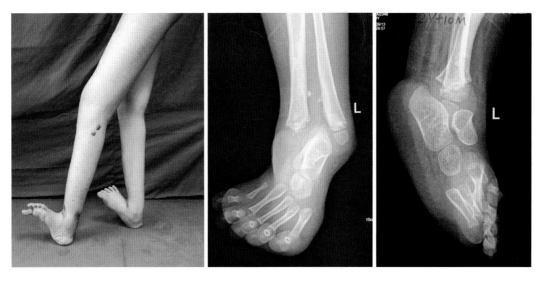

图 1-1-29 先天性特殊类别踝足畸形：右双仰趾足，左踝穴分裂内翻畸形

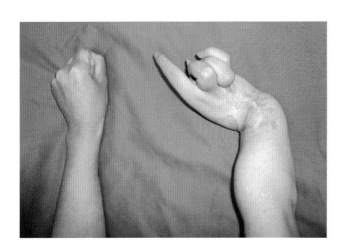

图 1-1-30 女，24 岁，右前臂腕关节创伤后遗畸形

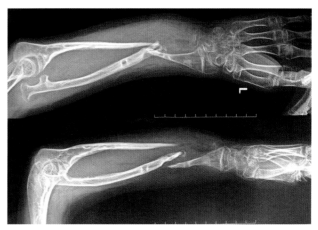

图 1-1-32 女，13 岁，遗传性神经纤维瘤病致尺桡骨骨不连

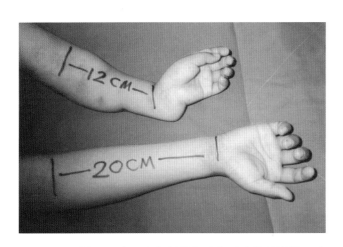

图 1-1-31 男，12 岁，左桡骨幼年感染后遗桡骨缺损、腕关节脱位畸形

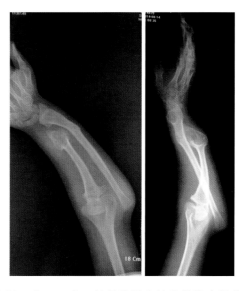

图 1-1-33 女，13 岁，尺骨软骨瘤继发前臂腕关节畸形，桡骨头弯曲并脱位

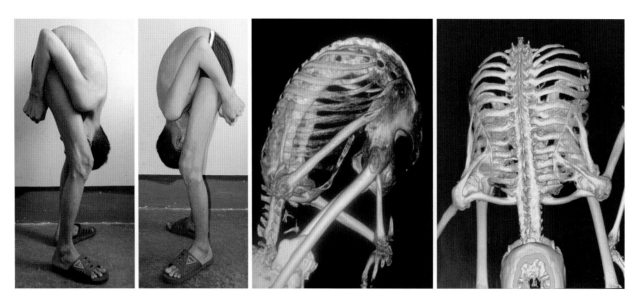

图 1-1-34　中年男性，强直性脊柱炎未能早期治疗，发展为折叠人畸形（梁益建提供）

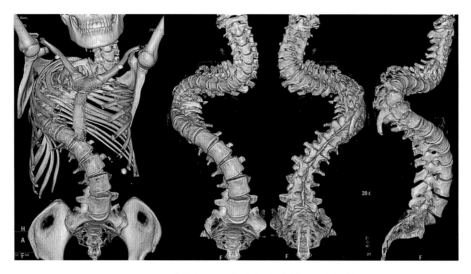

图 1-1-35　脊柱侧凸继发胸廓畸形（梁益建提供）

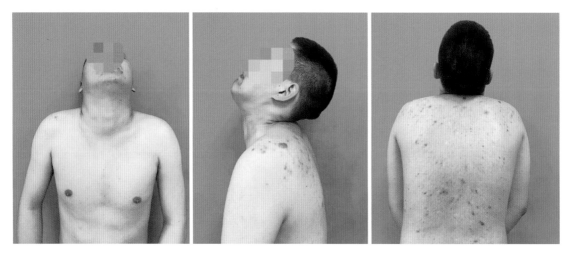

图 1-1-36　男，22岁，先天性颈椎后仰畸形，脸面朝天

第二节　3547例难治性下肢畸形统计分析

难治性肢体畸形及其对行走功能的影响主要发生在下肢。2000 年 1 月至 2019 年 12 月，秦泗河矫形外科手术病例数据库中，以术前病历记载下肢行走功能障碍程度为评价标准，从徒手重度跛行为起点，而后是手压腿行走、持拐行走或者丧失站立行走者，皆归类为重度下肢畸形残疾，共计 3547 例，统计结果如下。

一、性别

患者性别	手术病例	所占比例（%）
男性	1987	56.02
女性	1560	43.98

二、手术年龄段

年龄段（岁）	手术病例	所占比例（%）
1~5	126	3.55
6~10	241	6.79
11~15	573	16.15
16~20	623	17.56
21~25	680	19.17
26~30	507	14.29
31~35	279	7.87
36~40	181	5.10
41~45	112	3.16
46~50	101	2.85
51~60	100	2.82
61~70	21	0.59
70+	3	0.08
最大年龄	84 岁	
最小年龄	1 岁	
平均年龄	25.28 岁	

来就医进行手术治疗的重度下肢畸形残疾患者主要是青年人，其中先天性下肢畸形或者幼年患病继发肢体畸形者，若在小儿期进行了手术治疗，其下肢畸形能避免发展到严重残疾程度。

三、历年手术治疗重度下肢畸形患者数量及占比

年份	手术例数	占当年总手术量比例（%）
2000	153	29.54
2001	198	23.43
2002	203	25.70
2003	164	26.45
2004	95	37.85
2005	139	35.82
2006	136	30.49
2007	212	27.04
2008	180	24.46
2009	231	26.55
2010	229	25.50
2011	188	26.15
2012	161	24.43
2013	217	24.89
2014	192	27.39
2015	155	21.06
2016	152	24.44
2017	171	27.45
2018	172	27.92
2019	199	29.35

四、3547例手术病例地域分布

区域	手术例数	区域	手术例数
国内患者		**国内患者**	
河南	492	内蒙古	66
山东	409	新疆	64
湖北	299	辽宁	52
河北	226	贵州	45
江西	221	吉林	38
安徽	197	云南	38
福建	189	广西	33
湖南	162	天津	29
浙江	133	海南	24

（续）　　　　　　　　　　　　　　　　　　　　　　　　　　　　　　　　（续）

区域	手术例数	区域	手术例数
山西	109	青海	21
北京	107	重庆	19
黑龙江	107	上海	11
广东	91	西藏	3
陕西	91	香港	1
江苏	85	澳门	0
甘肃	78	台湾	0
四川	73	不详	3
宁夏	21		
国外患者		国外患者	
印度	5	叙利亚	2
越南	1	蒙古国	1
罗马尼亚	1		

五、导致重度下肢畸形的病因病种（92种）

病因 / 病种	手术例数
脊髓灰质炎后遗症	2089
脑性瘫痪	532
脊柱裂后遗症	206
创伤后遗症	163
先天性多关节挛缩症	55
感觉运动神经元病（腓骨肌萎缩症）	40
先天性胫骨假关节	33
先天性马蹄内翻足	31
先天性腓侧半肢畸形	23
骨缺损	21
骨髓炎	21
骨不连	18
血管瘤	18
成骨不全	16
类风湿关节炎	15
脑外伤后遗症	14
先天性翼蹼膝关节	14
脊柱侧凸骨盆倾斜	12
骨纤维异样增殖症	11
格林 - 巴利综合征	10
延误治疗的先天性髌骨脱位	9
医源性下肢残缺畸形	9
化脓性关节炎后遗症	7
急性脊髓炎后遗症	6

病因 / 病种	手术例数
先天性胫侧半肢畸形	6
多发性骨骺发育不良	5
骨骺损伤致发育性下肢畸形	5
脑炎后遗症	5
先天性髋关节脱位成年期	4
骨结核后遗症	4
脊肌萎缩症	4
脊髓损伤不完全性截瘫	4
重度臀肌挛缩症	4
遗传性痉挛性截瘫	4
败血症后遗症	3
多发性软骨发育不全	3
骨干续连症	3
脊髓侧索硬化	3
截肢残端不良	3
脑积水	3
大面积烧烫伤后遗症	3
重度双膝外翻	3
有机磷农药中毒	3
腓总神经麻痹	3
TOCP 中毒	2
骨肉瘤	2
脊神经损伤	2
家族性神经纤维瘤病	2
进行性肌营养不良	2
脑膜炎	2
先天性股骨假关节	2
先天性髋内翻	2
先天性下肢重度短缩	2
下肢血管栓塞	2
药物中毒	2
硬皮病	2
椎管内脊膜瘤后遗症	2
Gollop-Wolfgang 复合体	1
癫痫后遗症	1
范科尼综合征	1
感觉障碍性周围神经病	1
低磷性佝偻病	1
股骨头缺血性坏死	1
腘动脉栓塞	1
横贯性脊髓炎	1

（续）

病因 / 病种	手术例数
激素性多发性骨坏死	1
脊髓纤维瘤	1
脊髓肿瘤致神经损伤	1
髋关节骨性关节炎	1
髋关节滑膜炎	1
蜡泪样骨病	1
淋巴管瘤	1
颅内囊肿	1
马方综合征	1
脉管炎	1
脑蛛网膜炎	1
脑卒中	1
内生性软骨瘤	1
帕金森病	1
铅中毒	1
手足口病	1
膝关节骨性关节炎	1
夏科氏关节病	1
先天性跟行足	1
先天性距骨发育不全	1
先天性屈膝畸形	1
先天性小腿轴向缺损	1

（续）

病因 / 病种	手术例数
胸椎间盘突出	1
血友病	1
黏多糖病	1
感染性下肢畸形	12
其他先天性下肢畸形	11
病因不明	15

六、重度下肢畸形术前病理步态类型分析

步态分类	手术例数	所占比例（%）
徒手重度跛行	884	24.92
用手压股胳膊支撑行走	364	10.26
扶单拐 / 扶手杖 / 扶凳	909	25.63
扶双拐 / 扶助行器	873	24.61
爬行 / 蹲移 / 蹲伏 / 跪行	187	5.27
不能行走 / 乘轮椅代步	330	9.30

秦泗河矫形外科团队手术治疗的 3547 例重度下肢畸形患者，其中 2146 例术前必须要用手压股、扶拐杖或助行器方能行走，占 60.5%；517 例丧失了站立行走能力，占 14.6%，术前只能在地上爬行、蹲位移动或者依靠轮椅行动。

第三节　难治性肢体畸形如何变为能治

难治性肢体畸形如何治疗，本书介绍的 63 个病例的诊疗过程与结果，做了真实回答与述评。

如果按照本书病例手术者的临床思维、治疗方式，去思考、实践治疗某些疑难骨科疾病，将更能体会每个疑难病例治疗成功背后的医学真谛、大医情怀、艰苦探索与生命认知。以下从医者思想、医者责任、医疗模式上简述，许多四处求医未果的难治性肢体畸形患者，为何遇到某位医生时，就能转化为能治且获得满意疗效。

一、用进化骨科理论指导临床思维

先天性、创伤或后天任何疾病原因，都可以导致身体形态与功能的损害，这在一定程度上会影响直立行走功能。重度肢体畸形残疾者由于丧失了劳动能力，且多方求医无果，大多伴随着贫穷、焦虑甚至丧失了生活的希望。医者若用演化的时空观，系统化评价，辩证地看待肢体畸形残疾发生、发展与转化的关系，就能自然领悟到，任何复杂的肢体畸形患者也是一个生命体，肢体畸形既然能够发生、发展与性质转化，自然能找到向健康转化的医学方法与技术——相生相克，难易相成，大道至简。

秦泗河在实施 3 万多例复杂肢体畸形矫正的基础上，思考肢体畸形残疾的宏观成因，从进化角度思考社会与进化、直立行走与肢体疾病、遗传与变异、临床经验与高科技治疗手段等相关问题。他将几十年的本源性思考与临床实践经历，汇集成几

篇"进化骨科学"探索性文章并发表。自 2007 年他先后在《中国矫形外科杂志》《医学与哲学》发表"Ilizarov 技术与骨科（肢体）自然重建理念""脊椎动物进化成人类自然选择动力的探索""生物进化与人类骨科疾病""从生物骨骼的起源与演变看肢体损伤与重建的发展史"等进化骨科学论文，阐述了肢体重建随着生活模式与时代的变化而演化的规律。

直立行走在物理学上的伟大意义，在于其将站立时的势能转换成了行走时的动能，因此，直立行走是人类区别于其他脊椎动物的根本标志，也是人类罹患脊柱侧凸、颈腰腿痛、髋臼发育不良、下肢骨性关节炎、平足症、踇外翻等疾病的"祸根"。从鱼类爬向大陆，脊椎动物新物种的形成总是向灵活性方向进化，而强直性脊柱炎、僵硬性马蹄内翻足等疾病，属于返祖性病因（图 1-3-1）。

模仿自然的生物演化存在难以量化的"暗知识、暗能量"，许多奥妙还不能用"还原论"的研究方法解答。在维护健康与生命面前，医生的自然历史知识、宏观思考、大爱精神、哲学认知与常识推理，或许更接近真理。由此，秦泗河提出"模仿自然重建理念"，践行"一走二线三平衡"下肢畸形重建原则，是对进化骨科学浅显易懂的解析与应用。对于丧失直立行走能力的患者，思考的焦点应该是，如何为患者创建直立行走的基本条件，"行走"不仅仅是锻炼，更是最好的治疗方法。

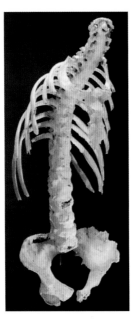

图 1-3-1　强直性脊柱炎标本，脊椎关节完全融合（刘月驹拍摄于哈佛大学自然历史博物馆）

二、系统控制论融入临床思维与决策

唯物主义辩证法认为，任何事物都处在各种各样的普遍联系当中，事物及其各要素交互作用、相互影响、相互制约，构成一种具有稳定结构和特定功能的有机整体，这就是系统。任何一个难治性肢体畸形病例，从医患关系、患者社会背景到术前评价、医疗决策、重建目标、器械准备、手术操作步骤、风险规避、术后管理、动态调控以及追踪随访等整个诊疗过程无疑是一个系统工程。由此，系统观念是医生的基础性临床思维。

21 世纪自然科学与医学的发展，越来越多地转向以复杂性科学为主要对象，复杂性科学的主要核心工具是系统论，强调相互联系、平衡协调，"整体大于部分之和"。严重肢体畸形残疾涉及多原因、多系统性问题，在肢体形态与功能重建过程中，任何单一经典矫形外科手术甚至高新技术手段，皆难以重建这些患者的系统性功能障碍。

钱学森主持了"两弹一星"研制这个庞大的系统工程，是系统工程理论与实践的开拓者。他的眼光始终盯着世界科学技术发展大趋势，晚年对人体复杂系统进行了探索阐述。2012 年他的学生们将钱学森的演讲、论述汇编出版了《人体复杂系统科学探索》一书，阐述了对医学界很有借鉴意义的哲学与科学思想。

复杂系统运动的基本原理不仅体现在系统的内核和最微观的层次（这是还原论的假设），而且存在于联系各个层面和层次之间，甚至更主要地体现在宏观层面对微观层面的约束，后者是系统自组织原理的运用，我们称之为层面耦合原理或层次耦合原理。临床干预需要针对不同层次的疾病机制。钱学森及其弟子描绘的人体系统的层面结构图，能帮助我们部分了解钱学森对人体复杂系统探索、阐述的思想（图 1-3-2）。

秦泗河吸收了钱学森关于人体复杂系统科学论述的一些观点、思想，对骨科疑难病、难治性下肢畸形残疾的诊疗，总结出"医患同位、时空一体、模仿自然、应力调控、有无相生、仿生重建"的临床理念与诊疗路径（图 1-3-3）。

治疗复杂肢体畸形残疾，不仅需要检索文献找到他人对此病诊疗的经验、技术，更需要临床专家的直觉和经验，后者在对复杂疾病的认识过程中起到极为重要的作用。但是，还原论方法的分析本质

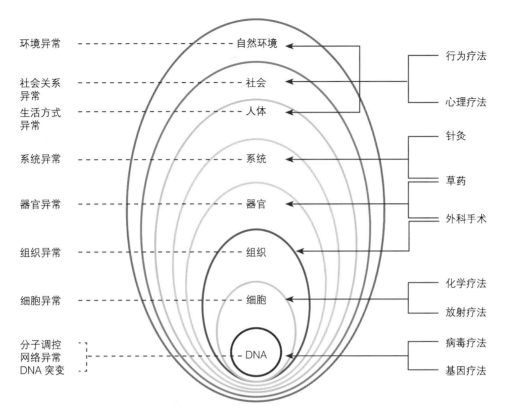

图 1-3-2　基于人体系统多层次耦合作用的疾病机制和干预方式的相互关系（摘自佘振苏，倪志勇著 . 人体复杂系统科学探索，科学出版社，2012）

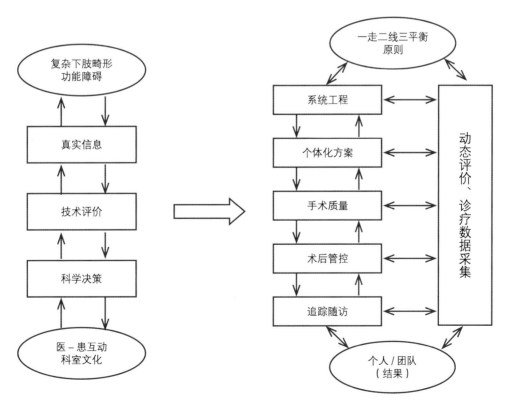

图 1-3-3　秦泗河下肢畸形重建系统图

上存在着其致命的弱点，它回避了人体在系统层面的多层次现象和相关的科学问题。如患者对医生的信任程度，能显著影响医生的责任意识、技术发挥及智慧之光的开启，从而改变着方法选择与医疗结果。

图1-3-4所示为一27岁男性，患神经纤维瘤伴先天性左胫骨假关节，既往经历过4次手术失败，右侧小腿因取出了腓骨移植于左腿，出现右踝外翻畸形、行走疼痛，患者失去了再手术治疗的信心与经济能力。秦泗河给予检查后明确告诉患者，能够治愈且不会出现大的并发症。经过双下肢实施3次手术，没有植骨，术后5年随访，双下肢形态与功能恢复接近正常人。难治为何变为易治，是医者技术自信、系统思维、运用中国哲学思想的结果。

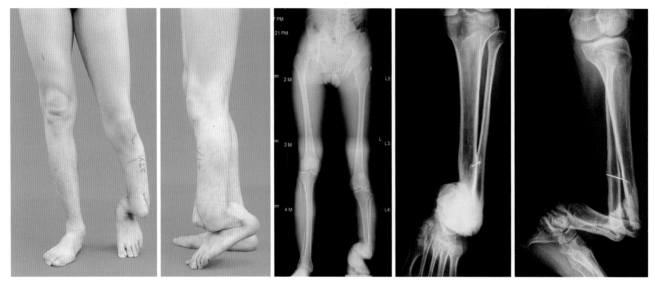

图1-3-4A　男，27岁，患神经纤维瘤伴先天性左胫骨假关节，既往经历过4次手术失败，右侧小腿因取出了腓骨移植于左腿，出现右踝外翻畸形

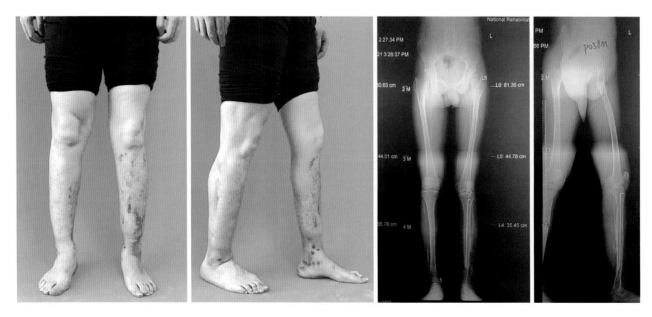

图1-3-4B　入院时，患者失去了再手术治疗的信心与经济能力。经秦泗河团队双下肢实施3次手术，术后5年随访，双下肢形态与功能恢复接近正常人

事物总是存在基本结构和基本原理。对于复杂系统而言，这些基本结构和基本原理更隐秘，需要通过长时间的实践、摸索、总结，结合必要的观察实验和统计分析，才有可能发现某些规律。换句话说，复杂系统也有简单原理，这是最接近传统科学认识论的观点。

欧洲、美、日等国家人口少，医疗保健体系发达，肢体畸形发展至严重程度者少见，在这个领域，西方没有提供给中国医学界成熟的理论指导、临床路径、技术标准。这恰好能倒逼中国医生创立具有中国特色的肢体重建外科医学理念、适宜技术体系。所谓"难治"，说明对疾病的了解还不够深入、不够透彻，再复杂的疾病，只要将其放在系统内分解为不同层次，分析内因与外因，主要矛盾与次要矛盾的关联转化，打破思维边界，抓住破解矛盾的"钥匙"，"难"自然向"易"转化。

本书介绍的病例，在医者认识层面上突破还原论，发展整体论，在还原与整体辩证统一的系统论基础上，展示了许多原始创新、灵性思维与哲学思辨，耐读、耐思。

三、驾驭好Ilizarov技术这条"救生船"

全球有关介绍 Ilizarov 技术的文章、专著数以万计，仅仅秦泗河团队即发表了相关论文超过 300 篇，出版中英文专著 5 部。本章第四节"胫骨横向骨搬移技术加快伤口愈合机制的研究"由香港中文大学李刚教授研究团队撰写，在基础研究层面证实了生命组织具有再生修复愈合伤口的潜能，而这个潜能，仅需要一个活体骨块缓慢牵拉刺激，就可以启动干细胞转化、组织再生重建的过程。

在本章第五节曲龙教授等阐述了"骨搬移哈尔滨现象"组织转化再生原理，从牵拉组织再生原理中的"无中生有"到组织转化再生原理的"有无相生"。Ilizarov 技术具有无限的"可能性"与"猜想"，在临床应用、探索过程中不断见证新的奇迹。本书 63 个病例，其中 57 例皆结合应用骨外固定 -Ilizarov 牵拉成组织技术，可见呈现的"救生船（life boat）"效应。

Ilizarov 技术的最大魔力是用一个简单推拉技术，就能驱动生命组织再生修复之力，治愈经典外科甚至高科技手段不能治疗的疑难疾病，从而救治了大批濒临截肢的四肢残缺畸形患者。图 1-3-5 是笔者绘制的驾驭好 Ilizarov 技术医生需要的认知与辩证

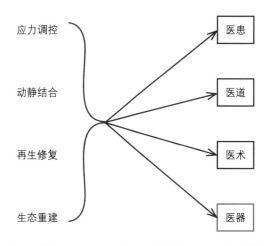

图 1-3-5　驾驭好 Ilizarov 技术医生需要的认知与辩证思维图示

思维图示。

四、知己知彼——对病情的了解无止境

北京协和医院张孝骞大夫教导年轻医生："一个医生不管他的本领有多高，他对患者病情的了解是无止境、无限度的。"他还特别强调："一个好的临床医生，必须有自我批评的精神，自我纠错的勇气。"当面对一个个骨科疑难杂症、重度肢体残缺畸形患者时，我们应牢牢记住张孝骞教授这段话。外因是事物变化的条件，内因是变化的根据，外因通过内因而起作用。如果患者机体丧失了再生修复的自我机制，任何外部治疗都无能为力。

笔者治疗的一例 63 岁的左肱骨硬化性纤维瘤患者，曾经过 3 次手术并行放射治疗。2020 年发生肱骨骨折。由于活动时骨断端刺激周围软组织，患者十分痛苦。笔者为其实施了断端清理、自体骨植骨、植入髓内钉维持轴线结合 Ilizarov 技术加压固定，术后由于钢针松动又两次更换调整钢针，但是，第一次手术后 10 个月，仍未获得骨愈合，只能给患者装配一个肩肱支具维持断端的相对稳定。笔者推测，患者肱骨由于放射治疗，骨折断端的骨细胞丧失了自我再生的修复能力，外部治疗已无能为力（图 1-3-6）。万物得其本者生，百事得其道者成。这个患者手术治疗最终未能获得骨折愈合，说明我们对这种特殊病情的认知、了解还是没有到位，或许还有能治愈这个病理骨折的方法没有被发现。

五、智慧是打开疑难病诊治的金钥匙

患者的真实世界由三部分构成，分别是医学世界、生活世界和情感世界。只有善于哲学思考的智

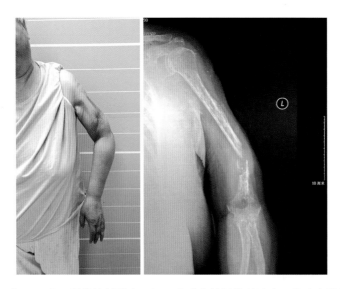

图 1-3-6A　女，63 岁，硬化性纤维瘤，经 3 次手术并行放射治疗，发生左肱骨下段骨折

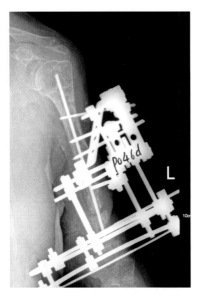

图 1-3-6B　实施骨折断端清理，植入肱骨髓内钉结合外固定技术加压固定

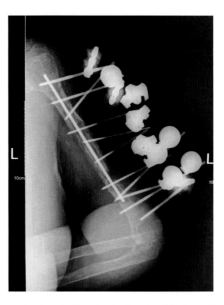

图 1-3-6C　术后 5 个月，整个肱骨骨质疏松，针道松动，更换了部分钢针

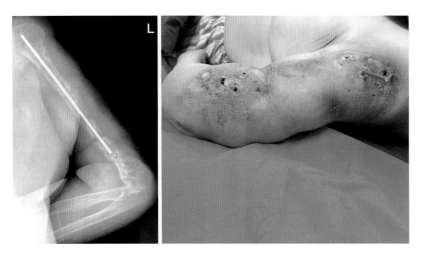

图 1-3-6D　术后 10 个月，肱骨断端仍未愈合，拆除外固定时左上臂外观，软组织僵硬，皮肤呈暗褐色，血液循环差

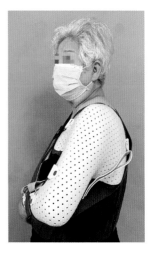

图 1-3-6E　装配肩肱支具维持肱骨断端的稳定

慧型医生，才能同时解决好这三个方面的问题。

医学源自人类对痛苦的表达和减轻这份痛苦的愿望，患者是推动医学发展的真正动力。难治性肢体畸形重建，没有标准、指南可以遵循，甚至患者缺乏基本的经济条件，无法承担医疗费用。怀有同情心、责任感的"大医"，遇到疑难病症，就会寻求、探索，如何用简单方法解决患者的疑难顽症。

智慧是临床医生的第一财富，它可使医生胸有成竹、洞悉病机、做出快速判断、心生百法、灵活解决问题。临床医生智慧的来源主要有两种：一种是临床实践，尤其是解决一个个疑难病症的历练；另一种是主动的修炼。对差错、教训、不良习惯的不断反思纠错，是智慧产生的摇篮。智慧不能通过实验验证，却是"认识人体、病患、自我"的指路明灯，能够帮助医生读懂、解析其他人难以读懂的疾病密码，从而推开常规思维，做出能够解决疑难病症的科学决策。

本书介绍的 63 个病例，每个病例的重建过程、经验教训与结果，皆蕴含着医患同位、动静结合、有无相生、应力调控、因势利导、再生修复、生态重建的中国哲学智慧。

六、手术技巧与外科艺术

（一）优秀的外科医生应具备的基本素质

优秀的外科医生应该具备"鹰眼、狮心和女人手"（A good surgeon must have an eagle's eye, a lion's heart and a lady's hand），"鹰眼"即外科医生应具备的睿智、悟性，对疾病的观察和分辨能力；"狮心"即外科医生的手术意志，象征着勇敢、机敏、果断；"女人手"要求手术操作轻巧，观察疾病细致。

其实，外科医生有着更为丰富的职业内涵，对此泌尿外科专家管德林教授有一段精彩阐述，"手术是创造，是艺术，是外科医生对拯救生命付出的爱，它与一个人的经历、阅历、魄力、想象力、知识面、思维方式、心理素质、应变能力，甚至与他的情感、趣味、气质、性格、理想和追求等诸多方面有关。好的外科医生，术前要有手术的构思（蓝图）。术中还要不断地思考，及时调整和考虑下一步要做什么。要认真观察手术的每一个细节，必要时也不顾忌停下来思考一下某种替代方案，力争尽善尽美。最后，训练有素的外科医生，通过他们的双手，顺应生命本身的自然规律，恢复了人体器官解剖与功能和谐

之美，创造出人间奇迹来——医治好患者的外科疾病。"

（二）知己知彼方能百战百胜

一种疾病是否需要外科治疗，适合采用什么样的手术治疗方法？不同的医生可以有不同的治疗策略，具体到手术操作风格上，差别就更大。手术如打仗，用药如用兵，体现了一个军事家（外科医生）战略战术的勇气、智慧。外科医生的每台大手术也是一场战役，在保证必需的医疗条件后，手术的成功首先依赖术前的分析、判断，对手术方案的正确决策。这说明即使有先进的科技手段保驾护航，但在临床治疗上依旧需要以医生的个人判断以及对医学的认知水平、自我能力的评价为基准。毫无疑问，外科是个体艺术化的技术（技艺），在手术过程中外科医生的操作与画家作画、书法家写字、雕刻家雕刻作品、演员上台表演有共通之处，同样需要全身心地投入，需要科学的严谨和艺术的豪放。和其他艺术创作不同的是严苛的目的预期，主刀医生成功把握要更强烈一些，也就是说他不能超越流程规范、安全性和效用目的去追求纯粹的艺术感。

（三）手术技巧是外科艺术的基础

黄志强院士曾说过，"外科学并不追求像 16 世纪时那样用 3 分钟时间锯下一条大腿，但它毕竟仍然是一行动的科学；'理论巨人'和'行动矮子'不一定是位好外科学家，而'莽撞家'则更坏事。"

手术技巧是什么？似乎只可意会，不可言说，我国每天有多少万个外科医生在给患者做着大大小小、不同种类、不同类型、不同术式的手术，每天又有多少人伴随着医生的手术刀，看到了生的希望与活的幸福。对于"穿越手术丛林"的外科医生来说，手术的感悟可谓无限丰富，无限博大。但外科学界对手术的排兵布阵、技巧与外科艺术的研究还存在明显的滞后，如手术技巧的概念、内涵如何界定？不同外科专业之间技巧运用的差别如何？手术技巧与外科医生的心理类型、性格特征、知识体系之间有什么关系？互联网时代，如何建立专科医师的模拟手术训练室，如何制定评价外科医生手术技能的标准等，都值得去深入探究。

（四）手术技巧何以升华为外科艺术

手术技巧与外科艺术的区别在格局，在境界。

从单纯的躯体技巧向着躯体智慧提升。古人所说的"不识庐山"与"醉翁之意"，都讲的是要"跳脱"出局部思维，去"山外看山"，去追求"诗外功夫"与"山水之醉"。首先，手术大夫应高度重视术前沟通、调研和决策，在诊断明确或基本明确后，应讨论确定个体化的手术方案与手术操作程序（步骤）。某些病例要多考虑一套方案以应对突变情况。其次，在术中应充分应用现代检测技术，如 X 线定位、导航技术等，使手术术野的显露与目标准确无误、有的放矢，操作做到稳、准、轻、细、巧。争取每个环节都干净利落，恰到好处，操作精湛，动作优美，能自然地带给助手和观摩者美好的艺术享受。再次，应重视术后护理和妥当的治疗处置，及时发现和解除潜在危险，促进康复。在这里，手术技巧的发挥、展示与功效主要是在术中，但是，却离不开科学的临床决策、术前保障、手术班组的合理搭配、术后的护理与治疗处置。严格地说，一个病例的整个医疗过程包含有朴素的"技巧"之法。否则，手术技巧再高明，也可能会出现成功的手术、失败的治疗。因此，只有术前决策与手术操作正确、术后处理恰当，这"三大战役"完美优化的结合才能取得满意的疗效。

手术技巧的最高境界是升华为外科艺术，这是一个渐进的熟能生巧的过程。熟能生巧来源于量的积累与质变，更需要早期奠定坚实的医学基础。"台上一分钟，台下十年功"，仍是不变的箴言。

（五）手术的化境

具备了智慧和娴熟手术技巧的外科医生，第六感官（人类视、听、触、嗅等各种感觉综合后，所形成的预感、体验或警示性感觉）增加，形成年轻医生难有的一眼能看穿事物本质的"直觉"，在手术操作的初期阶段就很容易进入最佳的感觉心态——"化境"，容易发现和解决常人难以发现和解决的问题。

外科医生的工作意义在于一种人生的境界，而进入这种境界也就进入了一种医术的自由王国，这也许是很难的，但只要认真实践、肯琢磨、善于不断地总结以及与国内外同行不断交流，形成自己的专科知识体系与手术风格，也就进入了这种医术（艺术）的"化境"。

（六）手术艺术的价值崇尚

当今对外科医生的评价体系中，往往主要看的是他的学术声望（论文、获奖）、行政头衔或学术团体中的职务，如医生发表的 SCI 论文、课题基金的获得数量、创新性成果、著作等，崇尚的是理论成果和前沿探索，这些成果如同田径项目通常可以量化，可以对比，易于评选，因此价值导向就胶着于此。手术技巧与外科艺术如同艺术体操，既不齐同，也不容易记录、书写、评比，又不在探索的前沿，往往不受学术界重视。但一线手术医生头脑一定要清醒，唯有精湛的手术技巧与高超的外科艺术才能给无数患者带来现实的福音，继而获得患者的尊重、认可、信任以及美誉。

手术技巧与临床技能的提高，除了需要刻苦的临床磨炼外，还需要外科医生具备高度的责任心、冷静的头脑、清醒的决策能力和驾驭全局、指挥若定的大将风度。一段时间以来，一些临床医生忙于写论文，变成了"离床名医"，出现了学历与学术地位提高，但临床技能与手术技巧下降的趋势。但我们欣喜地看到，国家卫生管理政策与职称评审导向开始回归对临床医生医德、医术评价的本源。

外科至今仍不是一门尽善尽美的学科，在相当长的时间内，大多数手术仍是一种在手术团队的默契协作下，以主刀医生的智慧、经验、技艺为重要内容的操作工作。每个医生在漫长的行医过程中，难免会出现失误甚至犯错误，因为生命的许多奥秘仍在我们的认知之外。由此说明，外科医生的临床经验和手术艺术，是经过千百次的锤炼逐渐积累和形成的。手术技巧与外科艺术这种特殊的、物质的或非物质的、有形或无形的形式，是否为一种文化遗产？具有特殊手术技巧与外科艺术的临床专家，几乎无法复制。建议有关部门对他们的手术操作过程用高科技的影像手段予以记录、保留，用于研究、传播和传授。

（秦泗河）

第四节 胫骨横向骨搬移技术加快伤口愈合机制的研究

一、概要

"骨搬移"（包括纵向搬移、横向搬移）是治疗四肢残缺畸形的灵魂技术，但是，为何用一个简单的骨搬移技术就能治愈大段骨缺损、伤口不愈合甚至濒临截肢的糖尿病足，其呈现的某些临床现象、机体病变组织愈合重建的内在机制，难以用经典医学理论、骨科学原则诠释，从而一直困扰着临床医生，一些专家也为此提出质疑。本节对这个现象的基础研究方法与研究结果做简要介绍，相信一定程度上能够解答临床医生的困惑。详细了解此部分内容请阅读李刚教授团队发表的相关论文。

糖尿病足溃疡是不同程度的下肢血管病变和局部神经异常所致的踝关节以远的皮肤感染、溃疡与深层组织破损导致的迁延不愈的慢性伤口。临床上，传统的治疗手段，如清创、抗感染治疗效果不佳，严重者常导致截肢，影响生活质量。因此，迫切需要新的治疗方法以促进糖尿病足的愈合，提高保肢率。胫骨横向骨搬移技术（tibial cortex transverse transport，TTT）（简称横搬）源自俄罗斯医学专家 Ilizarov 创立的肢体再生与功能重建理论。在张力-应力法则作用下，组织的再生能力可以被激活、加强。如给予骨骼一定的应力性牵拉，骨骼及其附着的肌肉、筋膜、血管、神经也就会同步生长。这项技术为治疗糖尿病足合并下肢血管动脉病变提供了技术指南。中国骨科医生在世界上首先将胫骨横向骨搬移技术用于治疗下肢血管性病变及糖尿病足。目前一些小样本研究结果初步显示胫骨横向骨搬移可促进足部溃疡愈合、避免截肢，降低糖尿病足患者的整体风险，然而其内在的机制尚未清楚。

二、研究目的与方法

（一）研究目的

确认微型 TTT 外固定架在动物身上的可行性以及该技术对伤口愈合的影响。

（二）实验设计

36 只雄性大鼠随机均等分为 3 组。对照组：仅在小腿上做一切口后缝合；外固定组：在胫骨上截骨后安装横搬外固定架，不做骨片牵拉；横搬组：在胫骨上截骨后安装横搬外固定架，行骨片牵拉。

（三）微型 TTT 外固定架的组成及实验手术操作流程（图 1-4-1A）

① 20 mm 长的固定针 2 根；② 20 mm 长的牵拉针 2 根；③用于牵拉骨片的螺母；④外固定架主体。

（四）手术步骤及后续操作（图 1-4-1B、C）

①麻醉后，右侧胫骨前内侧入路做一个 3 cm 长的切口以暴露胫骨；②在胫骨近端和远端分别做两个穿双层骨皮质的孔道，在其间做两个单层骨皮质孔道；③在中间两孔周围紧密打孔，形成一个 5 mm×10 mm 的骨窗；④2 根固定钉安装于远近两孔，2 根牵拉钉安装于中间两孔；⑤将骨窗从胫骨干上游离出来，安装横搬架；⑥于同侧足背造一直径 4 mm 的伤口并用同等内径的胶圈固定伤口边缘，防止皮肤不规则皱缩；⑦术后第 3 天开始往外牵拉骨片，每 12 h 一次，每次 0.25 mm，共牵拉出 1.5 mm 后，休息 3 天后，再以同等速率往回牵拉至原位。

（五）伤口愈合面积跟踪

在术后的第 3、6、9、12、15 天分别对大鼠足背伤口俯视拍摄，统一比例尺后对比面积大小，且以各自第 3 天伤口面积作为基准，计算后续数日面积对于基准面积的占比，以获得伤口面积变化趋势。

（六）激光散斑血流成像

采用激光散斑血流成像进行实时动态血流监测和成像记录。在术后的第 3、6、9、12、15 天分别对大鼠足背血流情况进行监测记录，统一比例尺后对比高流速区域面积，以同一只大鼠的对侧正常足背高流速区域面积作为基准，计算后续数日各自面

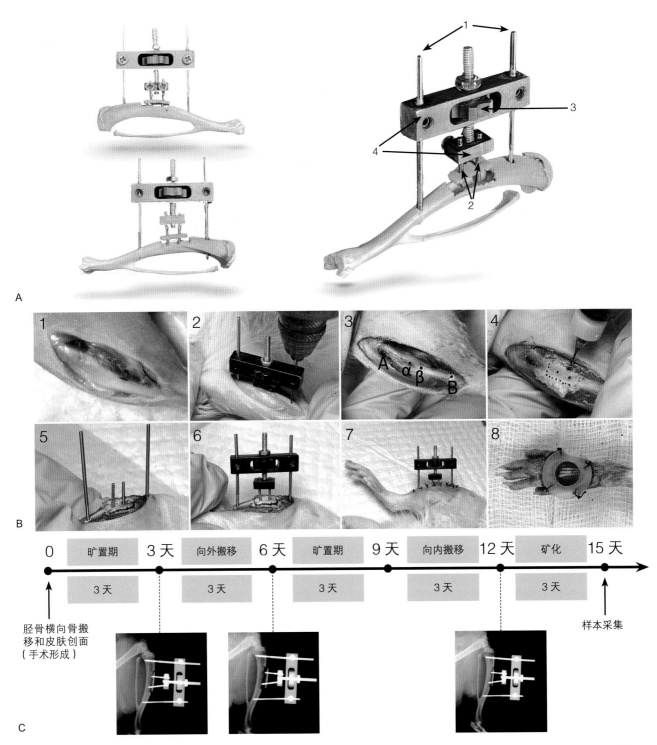

图 1-4-1　TTT 外固定架的构型及实验手术操作步骤：A. 外固定架的组成；①20 mm 长的固定针 2 根；②20 mm 长的牵拉针 2 根；③用于牵拉骨片的螺母；④外固定架主体。B. 胫骨横向骨搬移的手术步骤以及伤口制作：①右侧胫骨前内侧入路做一个 3 cm 长的切口以暴露胫骨；②、③在胫骨近端和远端分别做一个 0.8 mm 穿双层骨皮质的孔道（孔 A、B）以及在其间做两个 0.5 mm 的单层骨皮质孔道（孔 α、β）；④在孔 α 和孔 β 周围紧密打孔，形成一个 5 mm×10 mm 的骨窗；⑤2 根 1 mm 的固定钉安于孔 A、B，2 根 0.8 mm 的牵拉钉安于孔 α、β；⑥、⑦将骨窗从胫骨干上游离出来，最后安装横搬架；⑧于同侧足背造一个 4 mm 直径的伤口并用同等内径的胶圈固定伤口，防止皮肤不规则皱缩。C. 横搬术后的牵拉时间安排；X 线片确认骨片牵拉情况

积对于基准面积的占比，以确定牵拉骨片对血流的影响。

（七）血管造影剂灌注及CT血管成像

将术后第15天的大鼠处死后，行下肢血管组织固定并进行造影剂（Microfil MV-117）灌注，取下足背伤口处皮肤全层后，进行CT血管成像，取同一分析区域对比血管投影面积，以确定新生血管再生情况。

（八）组织学及免疫组织化学染色

对术后第15天的大鼠的伤口全层取材，组织固定后行冰冻切片（5 μm）。对伤口组织行H&E染色、Ⅰ型胶原与Ⅲ型胶原免疫组织化学染色、α-SMA与CD31免疫荧光共染及iNOS和CD206免疫荧光染色。

三、研究结果

（一）TTT技术加快伤口愈合速度

自牵拉开始，外固定组与横搬组的愈合速度就比对照组快，但是该两组差异不明显，到了第12~15天，横搬组的愈合速度明显快于其他两组，最先达到愈合（图1-4-2 A、B、C）。

（二）TTT技术加快伤口愈合质量

从伤口的H&E染色结果可见，在术后第15天，横搬组呈现连续的表皮，表皮层与真皮层的分界清晰可见，而其余两组有不同程度的表皮不连续与真皮层厚度不平均。Ⅰ型胶原与Ⅲ型胶原染色结果可见横搬组的胶原沉积更多，排列紧密且具有方向性，其余两组的则较为稀疏、紊乱（图1-4-2D、E）。以上检测结果表明在牵拉刺激下，伤口愈合质量更好。

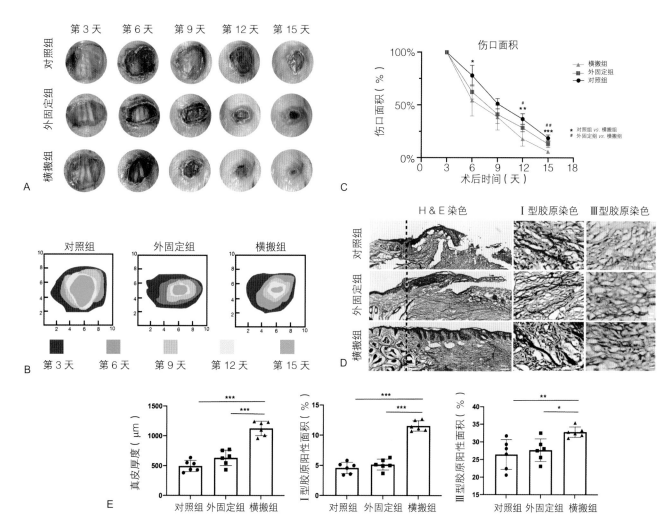

图1-4-2　横搬（TTT）组愈合速度及愈合质量明显优于另外两组。A、B、C.伤口愈合进度跟踪结果显示经过牵拉刺激骨片后的TTT组伤口愈合速度相比于其他两组更快。D、E.从第15天的伤口皮肤H&E染色与Ⅰ、Ⅲ型胶原染色结果可以明显看出TTT组的伤口愈合进度更快、表皮连续性更好、新生纤维排列更加紧密、胶原蛋白沉积更明显

（三）TTT技术促进新生血管形成

术后第15天的血管造影CT图结果可见，横搬组的伤口处新生微小血管数量明显多于其他两组，且呈辐射状向中心生长，其他两组则数量较少（图1-4-3）。α-SMA与CD31免疫荧光共染结果可呈现血管结构轮廓。可见较大的血管分布在正常皮肤边缘，而微小的新生血管出现在新生真皮层中，横搬组的新生血管数量较其他两组明显（图1-4-4）。

激光散斑血流成像追踪结果可见第15天TTT组的血流速度明显高于其他两组，尤其在第12~15天时差异更加明显。

（四）TTT技术调节伤口局部的炎症反应

术后第15天的iNOS和CD206免疫荧光染色结果可见，在横搬组中，标记M1型巨噬细胞的iNOS抗原抗体结合的数量比其他两组减少，同时M2型巨噬细胞的CD206抗原抗体结合数量明显增多（图1-4-5）。M2型巨噬细胞可由M1型巨噬细胞受到上级因子刺激极化而来，M2型巨噬细胞的增多预示炎症正被抑制，表明骨片牵拉过后局部炎症得到调控，从而促进伤口的愈合。

四、总结

该实验成功设计并应用了小型动物的微型横搬外固定架，为后续研究提供了前置条件。并验证了通过胫骨横向骨搬移技术，局部微血管得到新生以及免疫调节抑制了炎症反应，从而加快了皮肤愈合速度和质量，为后续横搬治疗慢性溃疡的研究以及目前临床成功病例提供了理论基础。

胫骨横向骨搬移技术作为Ilizarov技术的延伸，即从经典的牵拉成骨（distraction osteogenesis，DO）到现代的牵拉组织再生（distraction histogenesis，DH），为治疗外周血管疾病、迁延不愈的组织缺损等病变提供了成功的外科治疗手段，其对外周软组织的修复重建功能愈发被研究者所关注，而其中从应力刺激到组织修复的机制复杂，日后仍有许多值得继续探究的方向。

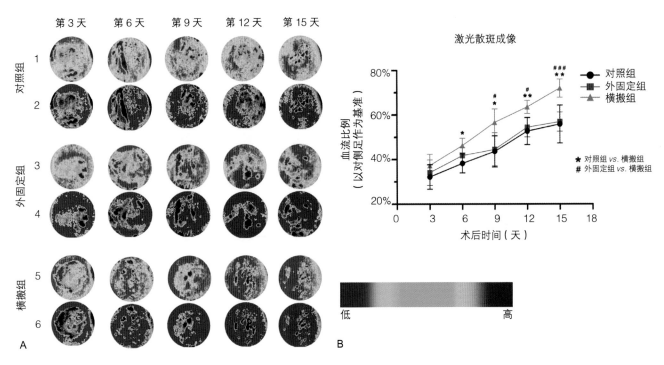

图1-4-3 术后第15天三组血管造影结果：TTT技术加快局部血流

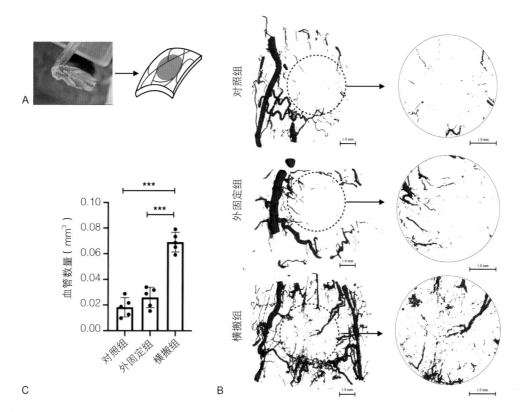

图 1-4-4　术后第 15 天免疫荧光共染结果显示横搬组的新生血管数量较其他两组明显，证明 TTT 技术促进新生血管形成。Microfil 血管灌注造影结果可见第 15 天横搬（TTT）组的新生血管数量相比于其他两组更为显著，并呈辐射状向伤口中心生长

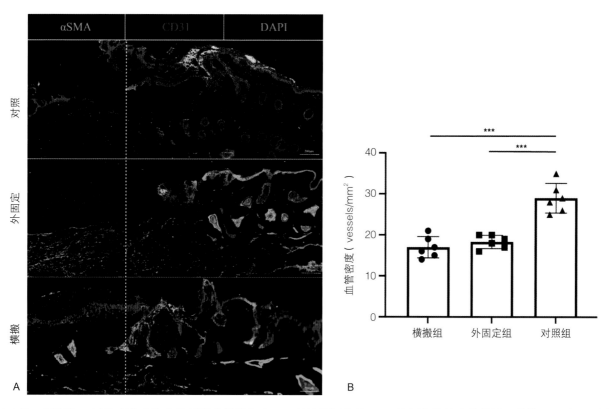

图 1-4-5　术后第 15 天免疫荧光染色结果见在横搬组中 M1 型巨噬细胞的 iNOS 抗原抗体结合的数量比其他两组减少，同时 M2 型巨噬细胞的 CD206 抗原抗体结合数量明显增多，显示 TTT 促进新生组织中微小血管生成，α-SMA（绿）与 CD31（红）免疫荧光共染结果显示第 15 天时横搬（TTT）组伤口处的真皮层微小血管生成比其他两组更多，而较大的血管主要位于正常皮肤边缘

（李　刚　杨永康）

第五节　骨搬移技术重建难治性骨缺损研究进展与临床应用

一、Ilizarov骨搬移技术

Ilizarov医师发明的环式外固定器、骨延长与骨搬移再生成骨技术，是20世纪骨科发展的里程碑。20世纪70年代，他所提出的"张力-应力法则"，揭示了力与再生的直接联系。经过半个多世纪的发展，人们对这一技术的认识也逐步从最初的"牵拉成骨"（distraction osteogenesis，DO）延伸到"牵拉组织再生"（distraction histogenesis，DH），即各种组织（包括骨骼、神经、血管、肌肉、皮肤等）在缓慢持续稳定的牵拉作用下，均表现出极强的再生能力。DH是骨搬移（纵向）等治疗的基础，体现了正常组织在力作用下的再生能力。时至今日，这一原理在肢体延长，畸形矫正，骨不连、骨缺损、骨髓炎的治疗以及对骨骼的理解等方面做出了重大贡献，大量系统的动物实验及临床案例的报道，也证实了这一理论中神奇的组织再生现象。

治疗骨缺损的骨搬移技术最早见于1969年的文献，以发生在胫骨中段的骨缺损为例，具体方法是在胫骨近端做截骨，然后将截断的骨块逐渐向胫骨缺损远端移动，最后缺损间隙逐渐被填充修复，移动骨块搬移后形成的缺损间隙则按照骨延长方式修复（图1-5-1）。骨搬移技术的优点是大段骨缺损无须进行复杂的大块骨移植，完全利用自身的再生修复骨缺损。21世纪初该技术被广泛应用，并被称为大段骨缺损治疗的"金标准"。

二、"骨搬移哈尔滨现象"的发现

"骨搬移哈尔滨现象"的发现源于临床运用Ilizarov骨搬移技术治疗骨缺损的过程中。骨搬移与骨延长技术不同之处在于，骨搬移不存在解决肢体长度问题，对骨缺损间隙的认知和处理手段是治疗成败的关键。在运用这一方法进行临床治疗时，通常采用切除瘢痕组织，切除硬化对接骨端后再进行自体骨移植或同种异体骨移植治疗。治疗方法包括：①治疗没有感染的骨缺损，为了防止搬移骨块移动时受到阻碍，需要切除嵌入的瘢痕等组织；②为了促进骨块对接降低骨不连的发生，需要进行植骨；③如果有骨髓炎的骨缺损，需要扩大切除病变的范围，主张尽早做骨移植；④在移动骨块与骨端对接后，需更换内固定并同时植骨等。这些操作增加了治疗的复杂性，延长了治疗的时间。

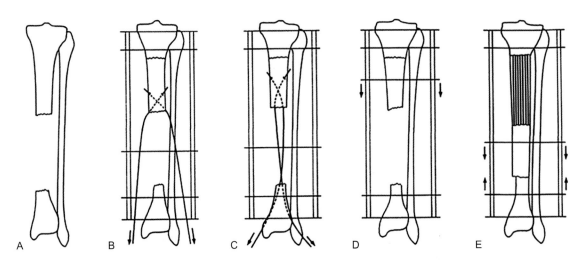

图1-5-1　骨搬移技术治疗骨缺损示意图。A.胫骨干部骨缺损；B.外固定器固定并进行截骨，运用斜拉钢丝方向骨搬移方法（钢丝通过骨搬移骨块，不通过骨远端的骨髓腔）；C.外固定器固定并进行截骨，运用骨髓内钢丝搬移方法（钢丝通过搬移骨块和骨远端的骨髓腔）；D、E.外固定器固定并进行截骨，运用横穿钢针骨搬移方法，搬移骨块与骨缺损远端对接（箭头示截骨的牵拉移动方向）

2002 年，曲龙博士对 3 例复杂的大块骨缺损、皮肤缺损病例进行治疗时，采用未切除瘢痕组织、未行骨移植、未行皮肤移植，直接进行骨搬移的方法，3 例均成功治愈。在采用此方法治疗过程中，骨缺损区域需要切除的瘢痕组织在骨搬移过程中神奇地转化消失，并且发生了再生成骨。受到这一现象的启发，曲龙博士进行了进一步瘢痕转化的临床研究。

2004 年，日本东京大学的黑川高秀教授（Prof. Kurokawa Takahide）与曲龙博士将上述发现的临床现象命名为"骨搬移哈尔滨现象"：任何组织在慢性有节律的张应力（牵拉）和压应力（压缩）的同时作用下，缺损间隙内不需要的瘢痕等组织会转化再生成所需要的组织，而且这些组织会按照特定部位的形态及功能需求转化再生修复（取名"哈尔滨"的原因是 3 个典型病例治疗，都是在曲龙博士的家乡哈尔滨完成的），这一"组织转化再生原理（transformation histogenesis，TH）"（图 1-5-2）与 Ilizarov "牵拉组织再生原理"互为补充，共同成为

骨搬移治疗的基础，指导骨缺损的治疗（表 1-5-1）。

我们在应用骨搬移技术治疗大段骨缺损的临床实践中发现：①嵌入在骨缺损内的瘢痕组织不必切除，可转化再生成骨组织（如同大块骨移植）；②缺损对接骨端的硬化骨也不必切除，可转化再生为正常骨进行愈合 [应用"骨搬移手风琴技术"（有节律的牵拉和压缩往复进行）]；③缺损区域内瘢痕组织也可转化再生成缺损的皮肤等；④上述这些转化再生都是按照肢体局部的形态与功能需求有规律地再生修复。

三、临床应用与相关基础研究

2002 年，在最初发现"骨搬移哈尔滨现象"的 3 个典型病例中，2 例可以观察到骨搬移过程中搬移骨块还未与缺损远端合拢时，位于缺损区域内的瘢痕组织已分别转化再生形成 9 cm 和 3 cm 的新生骨组织，骨缺损区域的大面积皮肤及软组织缺损也同时得到治愈（图 1-5-3、图 1-5-4）。

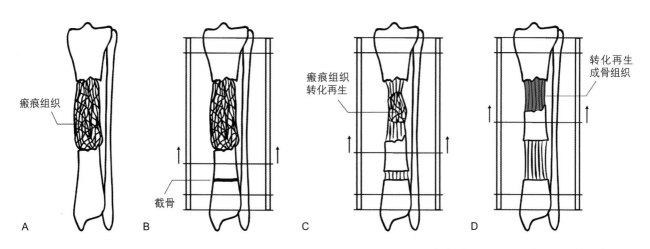

图 1-5-2 "骨搬移哈尔滨现象"组织转化再生原理示意图。A. 胫骨干部骨缺损，缺损部位被瘢痕组织填充；B. 外固定器固定并进行胫骨远端截骨，运用外固定器固定截骨骨块并沿箭头方向进行骨搬移；C. 搬移骨块在向胫骨近端移动过程中，产生瘢痕组织转化再生现象；D. 搬移骨块移动过程中（尚未与胫骨近端对接），瘢痕组织逐步转化再生成骨组织，骨搬移修复过程结束

表 1-5-1 牵张组织再生原理（骨延长）与组织转化再生原理（骨搬移）

原理	骨延长	骨搬移
原理名称	张力 - 应力法则——牵张组织再生原理	骨搬移哈尔滨现象——组织转化再生原理
英文名称	distraction histogenesis（DH）	transformation histogenesis（TH）
命名人	G. A. Ilizarov	Kurokawa Takahide，曲龙
原理内容	在 Ilizarov 张力牵拉效应作用下，骨骼和软组织，包括皮肤、肌肉、神经和血管，在应力状态下会以可预见的方式再生修复	在有节律的张应力（牵拉）和压应力（压缩）的同时作用下，缺损间隙内的病理组织（瘢痕等）会按照局部的形态及功能需求转化再生成所需要的组织

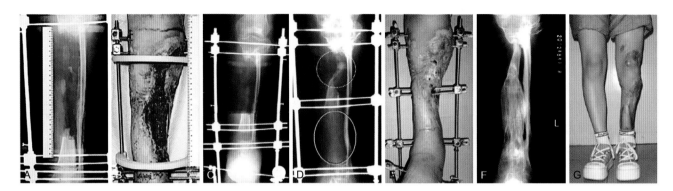

图 1-5-3　患者女，18 岁，左胫骨骨髓炎，胫骨缺损 20 cm（曾做过内固定、植皮等 5 次手术均未能治愈）。A. X 线片示左胫骨缺损 20 cm；B. 大体像示左小腿大面积软组织皮肤缺损，未切除缺损内瘢痕组织；C. X 线片示左胫骨远端截骨并向近端进行骨搬移；D. 骨搬移过程中 X 线片，搬移骨块上方骨缺损内，瘢痕组织转化成骨 9 cm，提前终止骨搬移（虚线圈：转化再生骨组织），延长部新生骨 11 cm（实线圈：牵拉再生骨组织）；E. 骨搬移结束时大体像示瘢痕组织转化再生成皮肤组织；F. 术后 X 线片示左胫骨 20 cm 骨缺损完全再生骨愈合；G. 术后大体像示骨缺损、皮肤缺损均得到修复

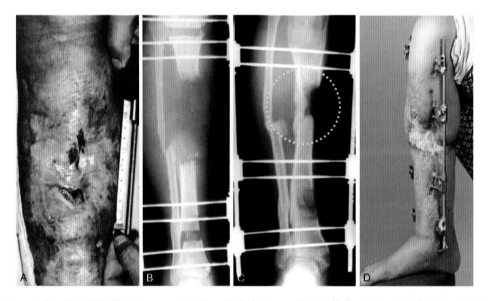

图 1-5-4　患者男，46 岁，右胫骨骨缺损 10 cm，骨髓炎，皮肤缺损。A. 术前大体像示右小腿皮肤缺损；B. X 线片示右胫骨缺损 10 cm，胫骨骨缺损部位近端、远端分别进行截骨并向中部进行骨搬移；C. 术中 X 线片示骨搬移过程中骨缺损内瘢痕组织转化成骨 3 cm，提前终止骨搬移（虚线圈：转化再生骨组织）；D. 骨搬移结束时大体像示骨缺损、皮肤缺损均修复治愈

　　Ilizarov 在最初介绍牵拉组织再生原理时提出："组织间相互粘连、紧密贴合是初始阶段牵拉组织再生发生的重要基础条件之一，也是力在组织间传导的基础"，同时他也指出："可以通过瘢痕组织来介导张力效应，以刺激新的成骨作用。"实际上在骨搬移截骨后（牵拉延长部位）7~10 天等待期，截骨间隙内形成的"瘢痕"（这也相当于骨折后"假关节"内的瘢痕组织）是否就是牵拉再生的基础？

　　碎骨技术的发明人 Matsushita 把这些"瘢痕组织"取出观察，发现组织内充满了骨形成蛋白（bone morphogenetic protein，BMP）、成纤维细胞生长因子（fibroblast growth factor，FGF）、间充质干细胞（mesenchymal stem cells，MSC）等各种促进骨折愈合的因子，如果给予适当的应力刺激，就会发生转化再生，如果固定不动就形成治疗困难的骨不连。

　　Trueta 发现骨折愈合过程中骨骼与周围软组织之间存在着丰富的联系，两者微血管网密切联通，血液供应与骨折愈合速率也紧密相连，而骨膜与邻近软组织的脱离是干扰周围血供的决定性因素，切断或隔离骨膜与周围软组织，将阻碍骨折愈合过程。

因此，利用好牵拉应力与压缩应力相结合的骨搬移技术，可以充分发挥组织自身的转化再生能力。

对于大段骨缺损可以直接进行骨搬移而无须植骨的提议，也已有动物实验证明其可行性。1989年，Carafí 和 Fernández 使用大动物（5 只狗和 10 只羊）模拟骨搬移修复骨缺损的动物实验，其目的是确认 Ilizarov 骨搬移技术在不植骨条件下对骨缺损的修复作用。将动物分成三组（第一组 2 只，第二组 5 只，第三组 8 只），均在骨干部造成 4~5 cm 骨缺损，三组分别在搬移 20 天后、搬移骨端对接后和搬移结束 4 个月后结束生命，并观察延长部位、压缩部位（缺损间隙）和移动骨块的组织学变化、X 线片和临床所见。实验结果显示，延长部位和移动骨块无任何坏死问题，缺损间隙在骨搬移过程中被新生骨填充。同时，在骨搬移过程中观察到骨钉逐渐压迫推进可以很容易切开皮肤，切开后的皮肤在牵拉应力的作用下，又很快愈合修复，认为软组织非常适应这种压力和拉力的作用，可能是与软组织所具有的弹性有关。压应力的作用是使组织发生萎缩，牵拉应力的作用是使组织发生再生修复，他们利用这一现象来推测嵌入缺损间隙的瘢痕组织变化，说明搬移骨块不会受到阻碍。他们还观察到在完成骨搬移手术的 13 只动物的 X 线片中，8 只发生骨不连，其中 7 只呈现骨硬化型骨不连影像。结论认为，骨搬移能够解决大段骨缺损的问题而不需要进行骨移植，对最后可能残留的骨不连，即便再进行植骨也比大块骨移植简单得多。Hamanishi 等针对骨搬移对接骨端硬化骨和迟延愈合问题的实验观察到，压应力可诱导促进未成熟的骨痂和未分化的间叶细胞向成骨细胞转化。以上基础研究证明，在不植骨条件下运用骨搬移治疗骨缺损可以达到修复作用。

由于动物实验的局限性，虽然能够模拟骨缺损及正常组织的变化，但是很难模拟出大段骨缺损和嵌入的复杂瘢痕组织，以及同时伴有的软组织缺损和皮肤缺损。因此，对于临床常遇到的感染性骨缺损还需更进一步的研究。

自 2004 年"骨搬移哈尔滨现象"组织转化再生原理提出以来，曲龙博士对于骨缺损伴有软组织皮肤缺损的患者均采取不切除瘢痕组织、不切除硬化骨端、不植骨、不植皮，充分利用组织转化再生原理指导治疗。如果遇到硬化骨造成的骨不连，则采用"骨搬移手风琴技术"（往复进行有节律的缓慢牵拉 - 压缩过程）（accordion method）和"碎骨技术"（骨不连处纵向凿碎两端，改善血运）（chipping method，或 free bone graft）处置（图 1-5-5、图 1-5-6）。伴有骨髓炎的骨缺损，也不扩大彻底病灶清除，应用"牛鼻子引流技术"（nose ring drain，NRD 技术）控制感染，使骨搬移获得成功（图 1-5-6）。复杂的大段骨缺损结合骨搬移手风琴技术、碎骨技术、NRD 技术，可以使复杂的治疗过程简化，缩短治愈时间。

四、展望

Ilizarov 的牵拉组织再生原理和组织转化再生原理（骨搬移哈尔滨现象）紧密联系，相辅相成，互为补充。牵拉组织再生原理是对力产生的"正常组织再生（无中生有）"的诠释，而组织转化再生原理中组织转化再生是对力产生的"非正常组织转化再

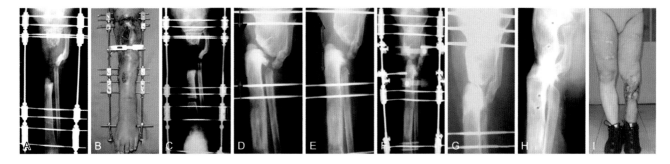

图 1-5-5　患者男，26 岁，左胫骨骨缺损 14 cm，骨髓炎，皮肤缺损（曾做过植骨、皮瓣移植等 9 次手术均未能治愈）。A. 术前 X 线片示左胫骨缺损 14 cm；B. 术前大体像示左小腿皮肤缺损；C. 术中 X 线片示左胫骨缺损部位近端、远端分别进行截骨并向中部进行骨搬移；D. X 线片示骨端合拢后形成假关节，骨端硬化（箭头示手风琴技术中骨搬移牵拉方向）；E. 应用手风琴技术，假关节牵开 2 cm 后出现骨再生迹象（箭头示手风琴技术中骨搬移牵拉方向）；F. X 线片示纠正小腿力线后，手风琴技术压缩假关节骨端；G. X 线片示假关节逐渐骨愈合；H. 术后 X 线片示假关节骨愈合；I. 骨缺损、皮肤缺损修复治愈

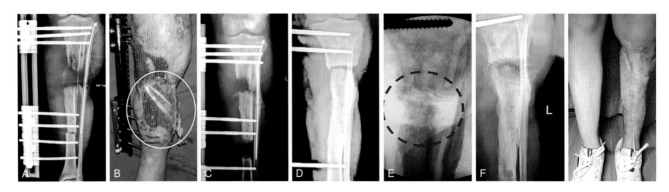

图 1-5-6   患者女，21 岁，左胫骨缺损 10 cm，骨髓炎，皮肤软组织大面积缺损（曾做过 VSD、植皮等 5 次手术均未能治愈）。A. 术前 X 线片示左胫骨缺损 10 cm；B. 术前大体像示大面积软组织、皮肤缺损、感染，放置 NRD（实线圈为 NRD 技术）；C. 术中 X 线片示胫骨远端截骨并进行骨搬移；D. X 线片示缺损骨端合拢后形成骨不连；E. X 线片示在骨不连位置应用碎骨技术进行治疗（虚线圈为碎骨技术）；F. X 线片示未做植骨，骨不连愈合；G. 大体像示骨缺损、皮肤缺损修复治愈

生（有无相生）"的诠释，两者共同成为骨搬移技术临床治疗的基础。

　　Ilizarov 牵张组织再生原理已被广泛接受及应用，而组织转化再生原理并未广泛知晓，且相关基础研究很少，因此造成普遍认为嵌入在骨缺损内的瘢痕组织要提前切除，否则会造成骨端对接愈合障碍，这也是骨端有硬化愈合不良时进行切除植骨的原因。组织转化再生原理是对瘢痕组织的重新认识，为今后的临床治疗提供了新的思路，比如在这一转化过程中除了瘢痕组织转化成骨，还有瘢痕组织转化再生成皮肤等正常软组织的作用。

　　现在我们已经进入了肉眼看不见的微血管网重建的时代，对 Ilizarov 技术的理解和运用已经不仅限于医师们的技术和操作，随着对 Ilizarov 原理理解的逐渐深入，从牵拉组织再生原理中的"无中生有"到组织转化再生原理中的"有无相生"，我们在前行的过程中总是在不断地探索和发现新的现象。Ilizarov 外固定技术是 Ilizarov 医师留给世人的宝贵财富，是无限的"可能性"与"猜想"，这也是这项技术的最大魅力所在，让我们不断思考，在前行过程中不断见证新的奇迹。

（曲　龙　陈蔚蔚）

参考文献

[1] Ilizarov GA. The tension-stress effect on the genesis and growth of tissues. Part I. The influence of stability of fixation and soft-tissue preservation[J]. Clin Orthop Relat Res, 1989, 238: 249-281.

[2] Ilizarov GA. The tension-stress effect on the genesis and growth of tissues: Part Ⅱ. The influence of the rate and frequency of distraction[J]. Clin Orthop Relat Res, 1989, 239: 263-285.

[3] 秦泗河，葛建忠，郭保逢. "牵拉成骨"与"牵拉组织再生"技术的来源与汉语表述[J]. 中华外科杂志，2012，50(5): 461.

[4] 曲龙. 骨搬移治疗骨缺损与骨不连——Ilizarov 技术的临床应用[M]. 北京：人民卫生出版社，2009.

[5] Qu L, Shi J, Liu L, et al. New clinical applications of bone lengthening and bone transport techniques[J]. JAEFLL, 2004, 15: 93.

[6] 曲龙，陈蔚蔚. "骨搬移哈尔滨现象"组织转化再生原理的发现与临床意义[J]. 中华骨与关节外科杂志，2021，14(6): 553-557.

第二章 难治性下肢畸形重建

第一节 先天性下肢畸形

病例1 先天性双髌骨脱位成年期重度屈膝畸形矫正

一、病例资料

男，28岁，内蒙古人。8岁时发现双膝外翻畸形，髌骨移向外侧，行走时出现双膝内侧相互碰撞，行走不便。早期髌骨能由家人辅助复位，后期不能复位，遂于9岁左右在当地医院就诊，诊断为"先天性双侧髌骨脱位"并行"左侧髌骨复位、内侧髌骨支持韧带紧缩、外侧髌骨支持韧带松解术"，术后患者行走功能不但无改善，且双膝关节屈曲畸形逐渐加重，丧失直立行走的基本条件，仅能蹲位在地上移动。于2011年7月到秦泗河教授处诊疗。

（一）术前临床表现

首次入院查体：蹲行入室，双屈膝畸形，右膝屈膝畸形70°，左膝屈膝畸形60°，左膝内外侧可见陈旧性手术瘢痕；双侧髌骨均位于膝外侧，活动度大，但徒手不能复位至膝前方，双膝股骨内髁异常隆起。由于长期依靠骨盆摆动移动身体，腰椎出现后弓畸形（图2-1-1A）。患者无下肢外伤史，足月顺产，家族中无类似疾病及遗传病史。

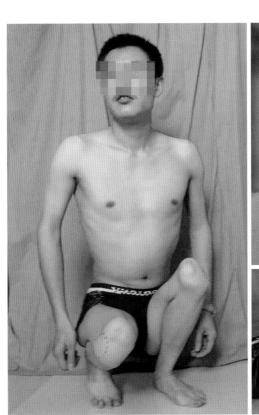
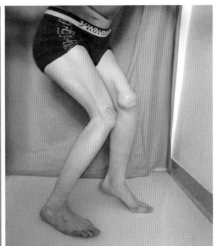
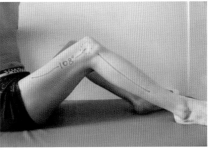

图 2-1-1A 术前蹲位移动，持物站立，膝关节最大伸直状

（二）术前影像学检查

双股骨远端外翻畸形，髌骨位于股骨外髁外侧，腓骨在胫骨后侧证明胫骨外旋畸形（图 2-1-1B）。双侧膝关节 CT 三维重建像显示双侧髌骨外脱位，膝关节结构异常（图 2-1-1C）。

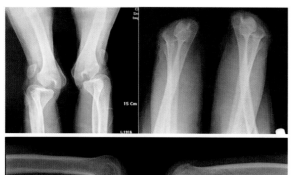

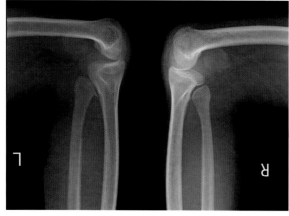

图 2-1-1B　膝关节正侧位 X 线检查，胫骨平台扭转外移，髌骨完全外脱位

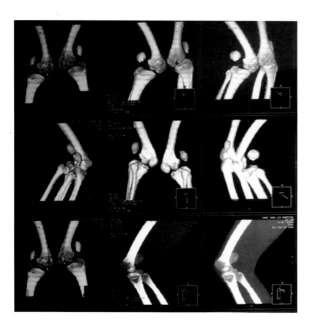

图 2-1-1C　双侧膝关节 CT 三维重建能清晰显示膝关节异常改变，双髌骨皆位于股骨外上侧

二、双下肢重建原则

（一）手术指征与重建目标

该患者有明确的矫正双膝屈曲畸形的手术指征。重建目标：矫正双侧屈膝畸形；恢复双下肢直立行走功能。两条腿分期手术。

（二）右下肢手术方案

右侧股外侧肌松解，髂胫束松解，股二头肌腱延长，腓总神经松解，Ilizarov 膝关节牵伸矫形术。

右下肢能够持拐直立行走后，左下肢关节实施与右下肢相同的手术方案。

三、第一次右膝关节手术方法与术后管理

（一）手术操作步骤

1. 大腿远端后外侧切口，切开皮肤、皮下组织、深筋膜，显露松解紧张的髂胫束、股外侧肌间隔和股外侧肌，Z 形切断松解。

2. 显露股二头肌腱，Z 形切断延长腱性部分，在其深层显露腓总神经，沿神经向远端松解至腓骨颈。

3. 在腓骨颈部切开腓骨长肌腱，防止腓总神经在此处受压，缝合切口后，再穿针安装 Ilizarov 膝关节牵伸器（图 2-1-1D）。

（二）术后管理

术后第 7 天开始调整外固定器，通过调整膝后的弹性牵伸杆，缓慢矫正屈膝畸形。根据膝关节后侧软组织张力和足踝部感觉、运动和血运情况，动

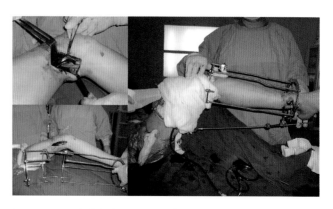

图 2-1-1D　右外侧切口，松解挛缩的髂胫束、股二头肌腱，显露腓总神经，部分矫正屈膝畸形后，再穿针安装 Ilizarov 膝关节牵伸器

态调整牵拉速度，注意调整膝关节间隙，防止胫骨平台后移（图 2-1-1E）。

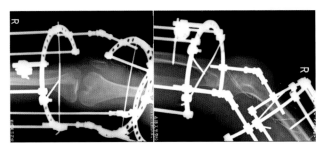

图 2-2-1E 右屈膝畸形牵拉矫形期间 X 线检查，注意防止膝关节脱位

牵拉矫正屈膝畸形期间，可以扶双拐术肢负重行走（图 2-1-1F）。拆除外固定器，佩戴膝关节矫形支具，左下肢实施与右下肢相同的重建手术（图 2-1-1G、图 2-1-1H）。

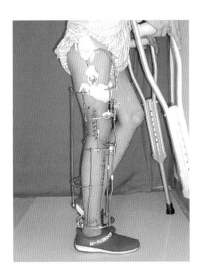

图 2-1-1F 鼓励患者扶双拐术肢负重行走

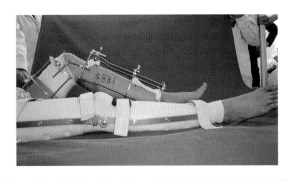

图 2-1-1G 左下肢术后 8 天，右下肢佩戴膝关节铰链的支具

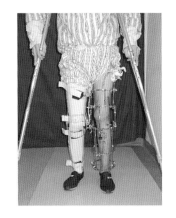

图 2-1-1H 左下肢术后一个半月，屈膝畸形矫正，外固定器再维持 3 周后拆除

双侧屈膝畸形完全矫正后，佩戴 6 个月支具保护下行走，防止屈膝畸形反弹（图 2-1-1I）。

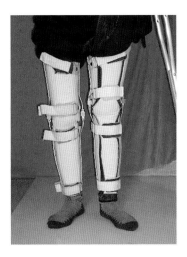

图 2-1-1I 双膝佩戴支具保护下练习走路

四、第三次手术实施右侧伸膝功能重建

双侧屈膝畸形矫正后，重建一个股四头肌的伸膝功能，即能获得稳定的直立行走功能。于第二次术后 10 个月右膝关节功能基本恢复后实施（图 2-1-1J）。

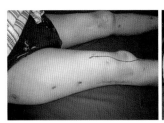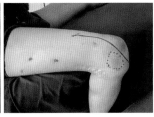

图 2-1-1J 第三次手术伸膝功能重建，膝前画线示手术切口

第三次手术方法：右胫骨结节内移固定，梳理外移的股四头肌与髌韧带连接，增强伸膝功能，术后用组合式外固定器于伸膝位固定下锻炼行走（图2-1-1K、L）。

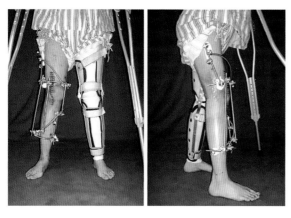

图2-1-1K　右伸膝功能重建术后5天患者持拐行走

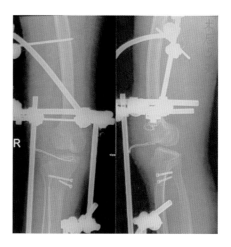

图2-1-1L　X线检查显示：右胫骨结节内移后，用空心钉固定

五、随访结果

（一）第三次术后10个月随访

患者可以直立行走，慢走步态接近正常，屈膝功能无障碍，可以下蹲。双下肢立位全长X线正侧位片显示基本正常的下肢机械轴、膝关节线，患者对疗效满意（图2-1-1M、图2-1-1N）。

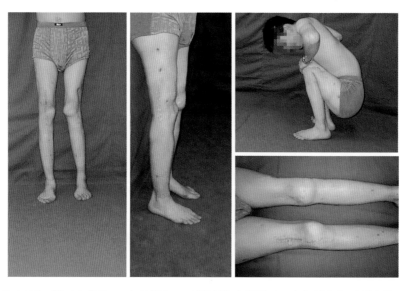

图2-1-1M　第三次术后10个月复查，双侧屈膝畸形矫正，直立行走与下蹲功能正常

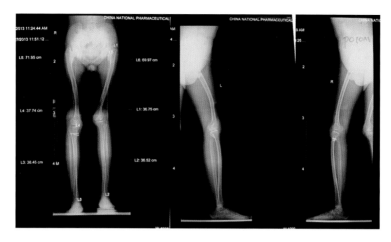

图 2-1-1N　双下肢立位全长 X 线正侧位片显示，下肢机械轴与膝关节线基本达到正常

（二）第一次手术后8年随访

第一次手术后 8 年、第三次术后 6 年，通过电话与微信视频随访，患者步态及走路稳定性接近常人（图 2-1-1O），能从事体力劳动，已结婚成家。

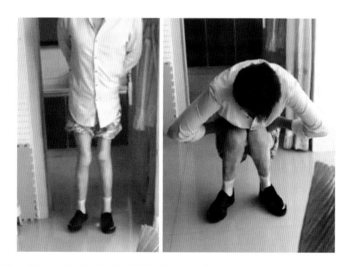

图 2-1-1O　第三次术后 6 年通过微信随访视频截图，徒手站立位及行走，可以下蹲

六、专家述评

该患者为延误治疗的先天性髌骨脱位，发展至成年继发双侧重度屈膝畸形，丧失直立行走的基本条件。经双侧屈膝松解结合 Ilizarov 技术缓慢牵拉矫正神经、血管及关节囊等挛缩的组织，即可伸直膝关节，满足患者直立行走的条件。第三次实施了右伸膝功能重建术，最终获得较稳定的徒手直立行走功能。

（秦泗河　焦绍锋）

病例2　先天性翼蹼膝：极重度屈膝畸形保肢重建

一、病例资料

（一）病史

患者男，16岁，出生时发现左侧膝关节屈曲畸形，新生儿期在当地医院行软组织松解手术，无明显效果。随着生长发育，屈膝畸形逐渐加重，左下肢不能参与负重行走。就诊时扶单拐，以右下肢单腿负重行走，左下肢重度屈曲不着地（图2-1-2A）。诊断为"先天性翼蹼膝关节"。患者无下肢外伤史，无其他手术史；足月顺产，无产伤史；父母均体健，家族中无类似疾病及遗传病史。

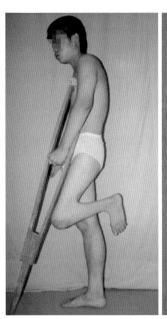
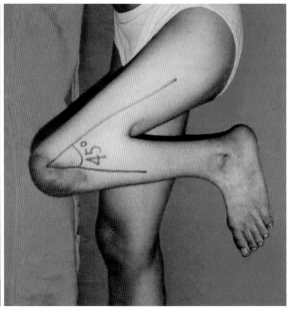

图2-1-2A　16岁就诊时扶单拐，以右下肢单腿负重行走，左下肢悬吊不落地

（二）查体与影像学检查

查体见左侧膝关节屈曲挛缩畸形135°（膝关节最大伸直位大腿与小腿后侧夹角45°），腘窝见宽大的翼状胬肉，见陈旧切口瘢痕，小腿较右侧发育短缩，伸膝肌力0级，屈膝肌力4级；踝足肌力正常。

最大伸直位左膝关节侧位X线片提示膝关节重度屈曲，股骨胫骨后侧角度约45°，胫骨平台仅与股骨髁后缘接触（图2-1-2B）。

二、左下肢治疗决策：保肢重建

该病例为极罕见的先天性畸形，屈膝畸形严重，而且膝关节后侧宽大而厚的翼蹼状软组织内包含异常解剖结构和走向的腘绳肌腱、腘血管、胫神经及腓总神经。采用膝部截肢后安装假肢的手术方法能够短期内重建双下肢行走功能，但家属拒绝，强烈希望保肢重建下肢行走功能。其膝后异常挛缩的软组织，只有通过Ilizarov技术缓慢、持续牵拉，才有希望矫正屈膝畸形；骨性畸形应截骨矫正，下肢重度短缩需要适度延长，需要多次手术与术后的动态管控，2年以上的治疗恢复周期。必须给患者、家属交代清楚。

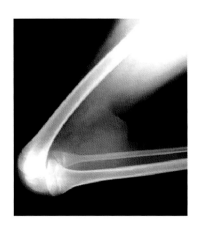

图2-1-2B　左膝关节侧位X线片

三、手术方法

（一）第一期手术仅实施Ilizarov膝关节牵伸术

患者膝关节屈曲畸形严重，先穿针安装无关节铰链的 Ilizarov 牵伸器，即近端双环固定股骨中上段，胫骨双环固定胫骨中下段，后侧安装螺纹杆缓慢牵拉（图 2-1-2C）。

牵拉 3 个月后，屈膝畸形矫正至约 70°，更换为带关节铰链的 Ilizarov 膝关节牵伸器，继续牵拉矫正残留的屈膝畸形（图 2-1-2D）。该患者在牵拉矫正屈膝的过程中，曾经出现难以解释的现象——

恐水症，即听到水的声音发生短暂痉挛。停止牵伸并口服镇静药物 2 周后该现象消失。

（二）第二期手术股骨髁上截骨矫正股骨远端前弓畸形

第一期术后半年，屈膝畸形大部分矫正，矫正后左下肢短缩超过 11 cm，X 线片显示膝关节间隙窄，股骨远端前弓，胫骨近端轻度后脱位，外固定架倾斜（图 2-1-2E）；遂行第二期手术：股骨髁上截骨矫正股骨远端前弓畸形，更换外固定器，维持膝关节伸直位固定。术后 1 年，拆除外固定器后，装配下肢补高支具，患肢锻炼行走（图 2-1-2F）。

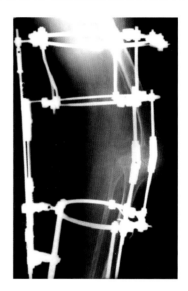

图 2-1-2E X 线片显示膝关节间隙窄，股骨远端前弓，胫骨近端轻度后脱位

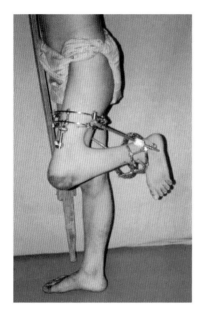

图 2-1-2C 第一期手术安装简易 Ilizarov 牵伸器

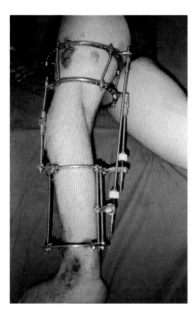

图 2-1-2D 更换为带关节铰链的 Ilizarov 牵伸器

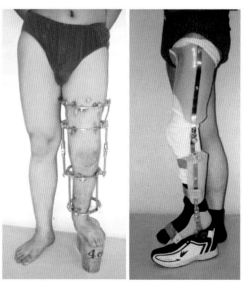

图 2-1-2F 屈膝畸形基本矫正后，拆除外固定架，装配补高支具，患肢锻炼行走

（三）第三期手术实施小腿延长术同期牵伸矫正残留屈膝畸形

第二期术后 3 年，患者屈膝畸形复发约 35°，下肢重度短缩（约 13 cm），膝关节屈伸活动度不足 10°。行第三期小腿延长术和膝关节牵伸术，延长小腿的同时矫正屈膝畸形（图 2-1-2G）；术后屈膝畸形缓慢矫正，小腿延长了 8 cm，骨愈合后拆除外固定器。近年出现膝关节疼痛，膝关节 X 线检查示关节间隙狭窄，关节面不平整（图 2-1-2H）。

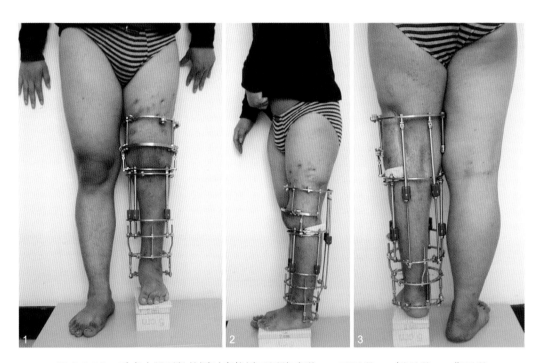

图 2-1-2G　手术小腿延长的同时牵拉矫正屈膝畸形。1. 正面观；2. 侧面观；3. 背面观

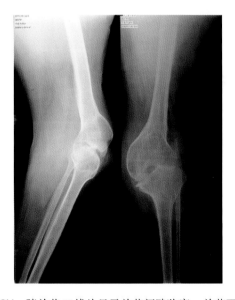

图 2-1-2H　膝关节 X 线片显示关节间隙狭窄，关节面不平整

（四）第四期手术实施膝关节楔形截骨融合术

由于患者膝关节屈伸活动仍严重受限，而且行走时疼痛，X 线片显示膝关节间隙狭窄，关节不平整（图 2-1-2H），第四次手术实施膝关节融合术并截骨矫正残留屈膝畸形，用组合式外固定器固定（图2-1-2I）。

四、随访结果

第一期术后 16 年 8 个月随访，患者已 32 岁并结婚成家。左下肢轴线恢复满意，膝关节融合于保留 10° 屈膝位置，足存留 30° 下垂，能长距离徒手行走（图 2-2-2J）。X 线片显示左下肢较右侧短缩约3 cm（图 2-1-2K），左侧存在约 30° 马蹄足畸形补偿下肢短缩。

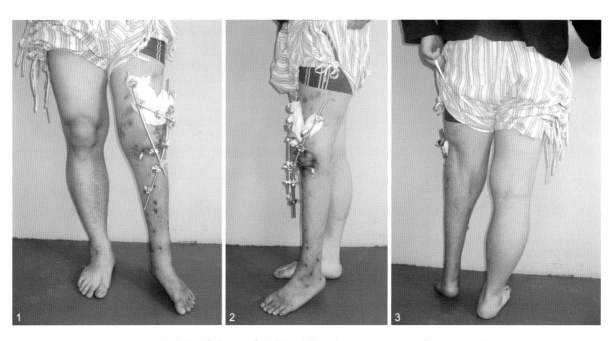

图 2-1-2I　膝关节融合术后组合式外固定架固定。1.正面观；2.侧面观；3.背面观

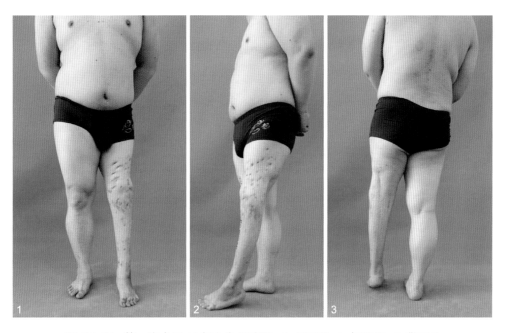

图 2-1-2J　第一次术后 16 年 8 个月随访。1.正面观；2.侧面观；3.背面观

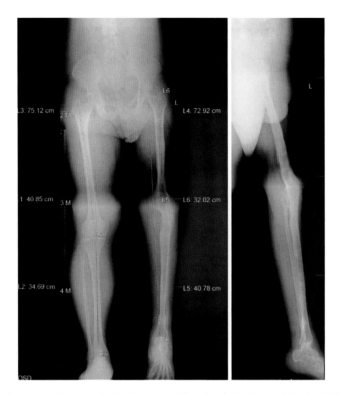

图 2-1-2K　第一期手术后 16 年 8 个月，站立位全长正、侧位 X 线片显示，下肢持重力线基本满足徒手行走的要求

五、专家述评

该患者按照传统骨科学治疗原则应行膝部截肢后安装假肢。但患者及家属不接受截肢术，经过 2 次 Ilizarov 技术牵伸，最终膝关节伸开能够独立行走，第三次手术下肢延长，均衡下肢。13 年后膝关节发生明显骨性关节炎改变，又再次手术行膝关节融合术。由于膝、踝关节都僵直，行走功能仍然严重跛行，但患者及其家属仍然认为保肢治疗的结果满意。

从恢复下肢行走功能效果，减少多次手术痛苦的角度，若早期实施膝关节部位截肢后安装假肢，或许是更好地重建下肢形态与功能的选择。但传统中国文化决定了患者对医疗方法的思维，宁保留残肢腿，也不选择截肢后安装假肢的方法。

（秦泗河　郑学建　王振军）

参考文献

[1] 秦泗河, 郑学建, 王振军, 等. 应用Ilizarov技术治疗先天性翼蹼膝关节一例报告[J]. 中华骨科杂志, 2005, 25(10):2.

病例3 神经纤维瘤并先天性胫骨假关节成年期重建

先天性胫骨假关节（congenital pseudoarthrosis of tibia，CPT），是肌肉骨骼系统最难治疗的罕见病之一，属于局部发育障碍，胫骨向前成角，继而出现病理性骨折和假关节形成。本病常与神经纤维瘤和纤维异样增殖症并存，增加了治疗难度。患者最终因肢体畸形、短缩、负重困难而致残疾，部分患者最终选择了截肢。

秦泗河在总结既往手术病例成功经验与失败教训的基础上，学习国内外先进方法，近年总结出组合性手术、系统化管理、动态评价管控的重建策略。基本手术方法是：假关节病变切除、胫骨髓内钉固定、假关节部位取自体髂骨植骨、胫骨近端截骨延长结合 Ilizarov 技术。术后动态调控、适时评价与调控，必要时增加刺激成骨的手术或更换松动的钢针。术后长达 1 年以上的调控重建过程，医患必须互动、默契合作，发现问题及时处理。这使先天性胫骨假关节这一疑难疾病的最终治愈率接近 100%。以下仅介绍一例成年患者的治疗过程与结果。

一、病例资料

女，19 岁，甘肃金昌人。神经纤维瘤病先天性左胫骨假关节，既往曾实施过 3 次手术治疗失败。术前左小腿中下 1/3 假关节处呈刀叉样畸形，腰背部有牛奶咖啡斑。小腿 X 线片示胫腓骨假关节，局部硬化变细，局部成角畸形（图 2-1-3A、图 2-1-3B）。

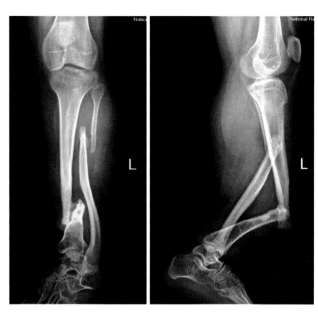

图 2-1-3B 术前小腿 X 线检查，胫骨重度成角畸形，腓骨上段骨不连

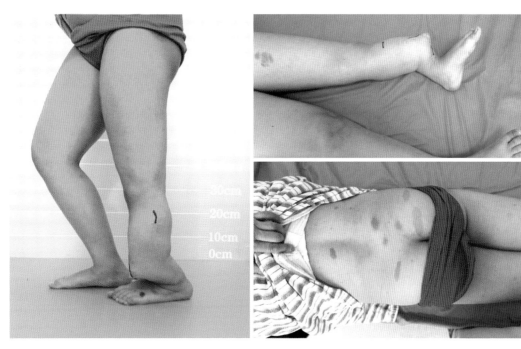

图 2-1-3A 女，19 岁。左胫骨下段刺刀状成角畸形，小腿短缩 10 cm，身体广泛分布牛奶咖啡斑

二、术前评价与重建策略

（一）CPT手术方法多目前仍是骨科难题

先天性胫骨假关节依据病理特征分类为硬化型、囊变型和发育不良型。实际上患者从幼儿、少年、青少年到成年不同阶段，临床表现、病理变化、功能障碍程度有很大差异。

胫骨假关节的治疗是公认的骨科难题，经数次手术不愈者并不少见。为解决胫骨假关节不愈合的问题，先后采用了很多方法，如桥接植骨、Boyd 大块双外层植骨、髓内钉固定加植骨术、吻合血管或带血管蒂腓骨移植术、直流电刺激和脉冲电磁场治疗以及截肢术等。但植骨术往往出现植骨被吸收，出现骨断端不愈合或愈合后很容易再骨折；吻合血管或带血管蒂腓骨移植因腓骨纤细，容易发生再骨折，又因其不能同时矫正其他畸形或恢复满意的肢体长度，临床目前已不推广这种方法治疗CPT。

（二）"既往手术治疗失败型"

秦泗河将既往曾经实施过 2 次以上手术治疗失败、濒临截肢的成年患者，称为"既往手术治疗失败型"。由此，术前更强调整体分析、系统评价、医患共情；还应评价医者自身的经验与技术水平，能否基本保障不会再发生失败的手术。因为此类患者，往往就诊过多家医院，精神压力大且家庭多贫困，很难承担再次失败手术的打击。面对个体化患者其保肢性手术重建，医者必须作为一个系统工程去认知，并分层次、分阶段周密安排、付诸实施，方能保证重建手术的成功。如果仅仅手术做得成功，术后未能跟上适时评价、系统调控等措施也难以治愈。

三、重建原则：组合手术方法与术后动态评价管控

（一）组合手术方法

1. 假关节部位病变组织切除，打通胫骨骨髓腔。
2. 骨髓腔内穿钛合金棒，维持小腿轴线，若胫骨下段短于 10 cm，钛合金棒应跨越踝关节固定（图 2-1-3 C、图 2-1-3 D）。
3. 假关节部位取自体髂骨植骨。
4. 胫骨近端皮下截骨，术后骨搬移延长并同时修复假关节的缺损。
5. 跨踝关节穿针安装 Ilizarov 环式外固定器（图 2-1-3 E、图 2-1-3 F）。

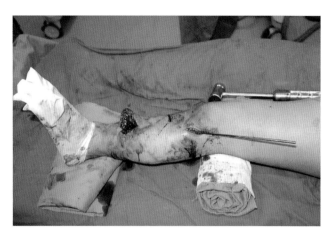

图 2-1-3C　假关节部位病变组织切除，骨髓腔内穿钛合金棒，维持小腿轴线

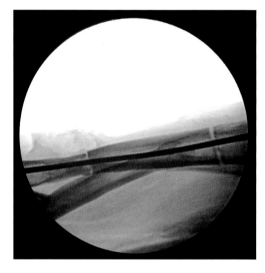

图 2-1-3D　髓内钉穿过胫骨近端截骨处与假关节截骨处，术中能矫正胫骨成角畸形，胫骨纵向轴线恢复

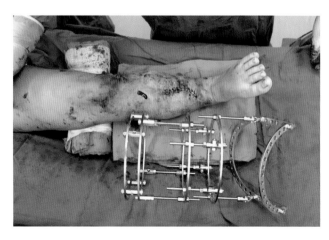

图 2-1-3E　缝合切口后，测试穿针安装 Ilizarov 外固定器

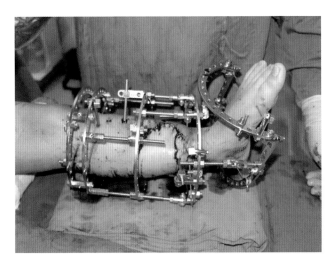

图 2-1-3F 跨踝关节穿针安装环式外固定器，中间为胫骨搬移延长的移动钢环

（二）术后管理动态管控

1. 医患默契、科学监管，骨搬移延长过程中，动态评价，鼓励患足适当负重行走。

2. 重建过程中若发现钢针感染、松动必须适时更换，若发现胫骨轴线不正，应通过外固定器调控。医疗目标达到后，外固定器必须分期拆除，全部拆除外固定器之前必须要求患者全荷重行走 2 个月以上（图 2-1-3G）。

3. 装配小腿支具保护下行走 6 个月以上，方能避免再骨折或者发生新畸形。

由于此类患者常年负重行走少，普遍存在骨质疏松。因此，凡是观察针道有感染迹象者，必然是针道松动固定强度下降，必须麻醉下更换钢针。

4. 术后 31 个月复查，胫骨延长处假关节骨愈合良好，胫骨轴线基本正常（图 2-1-3H）。

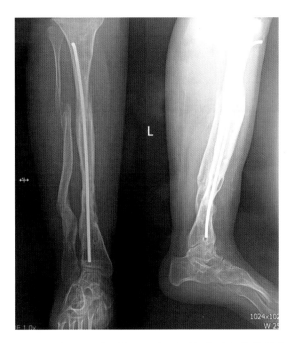

图 2-1-3H 术后 31 个月复查，胫骨延长处及假关节骨愈合良好，胫骨轴线基本正常

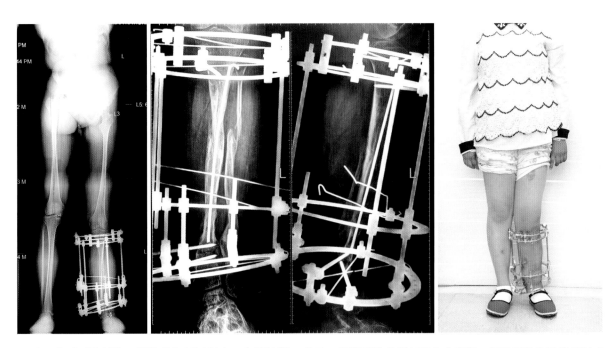

图 2-1-3G 术后下肢延长、假关节加压过程中，定期拍摄 X 线片，测定下肢长度与骨愈合情况，鼓励患肢负重锻炼行走。术后 16 个月复查，显示假关节远胫骨端出现踝外翻，需要调控外固定器矫正

四、随访结果

术后 4 年，患者左下肢力线恢复，双下肢等长，行走自如，无疼痛（图 2-1-3I）。术后 4 年半秦泗河去金昌市人民医院会诊，复查了该患者，其小腿形态及行走功能基本恢复正常（图 2-1-3J）。

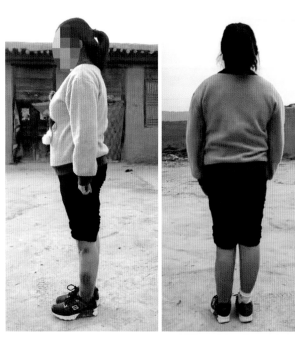

图 2-1-3I　术后 4 年患者恢复接近正常人站立、行走功能，这是在其家中院子拍照

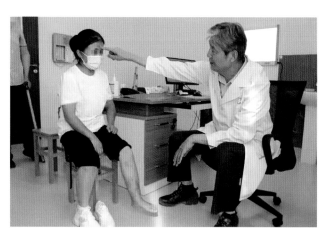

图 2-1-3J　术后 4 年半，秦泗河在金昌市人民医院为患者复查，其左小腿、踝足的形态已基本正常

五、专家述评

经过了 20 年手术治疗 92 例（截至 2020 年 12 月底统计）临床成功经验与失败教训的不断实践、总结与改进，秦泗河团队总结出先天性胫骨假关节重建方法与流程（适合于 3 岁以上患者）如下：

1. 假关节处病灶清除。
2. 髓内固定维持胫骨轴线。
3. 取自体髂骨假关节处植骨。
4. 胫骨近端截骨滑移延长。
5. Ilizarov 技术跨踝关节固定。
6. 术后患肢负重行走与动态适时调控。

7. 拆除外固定后，配支具辅助下行走 >6 个月。

要使得此类患者最终获得优良的结果，还需要继续总结这个疑难疾病不同年龄、不同类型的外科重建经验。另可参考秦泗河等在《中华骨科杂志》2021 年第 11 期发表的相关论文。

（秦泗河　郭保逢　石磊）

参考文献

[1] 秦泗河, 郭保逢, 石磊, 等. Ilizarov技术联合髓内钉固定治疗成人 I 型神经纤维瘤病相关胫骨假关节[J]. 中华骨科杂志, 2021, 41(11):687-693.

病例4　先天性多关节挛缩症从跪行重建直立行走

先天性多关节挛缩症（arthrogryposis multiplexcongenita，AMC）是一种少见疾病，其病因不明确，可能与遗传、胎儿期宫内感染有关，其肌肉组织、关节囊、神经组织皆发生变性，多数学者认为，其基础病理改变可能是在胎儿发育的关键时期造成肌肉发育不完善和关节活动障碍。各种不同畸形与其神经节段的功能缺陷有关，神经系统病理改变的严重程度，决定着所支配的肢体肌肉的病理改变。

临床表现特点：患儿出生后即存在四肢关节畸形或下肢关节对称性僵硬、肌肉不同程度萎缩、严重运动功能障碍，其中下肢受累者屈膝畸形和足的马蹄内翻畸形最多见。随着患者年龄的增长，因不正常的负重等因素，下肢畸形多缓慢加重，保守治疗无效，松解手术效果不佳，常常复发，临床治疗困难。

一、病例资料

（一）病史

患儿男，6岁，回族。出生后即发现双下肢畸形，一直无法站立行走。曾经在某医院诊断为先天性多发性关节挛缩症，双下肢肌肉萎缩、关节畸形，实施过康复与手术治疗，未获疗效。

（二）体格检查

入院时患者坐轮椅入病房，可跪行，双膝关节重度屈曲挛缩并有少许自主屈膝功能，双足僵硬性马蹄内翻畸形，缺乏伸屈的动力，跟腱可见既往实施手术的切口瘢痕，末梢血运及感觉正常（图 2-1-4 A、图 2-1-4 B）。双上肢、脊柱形态与功能正常。

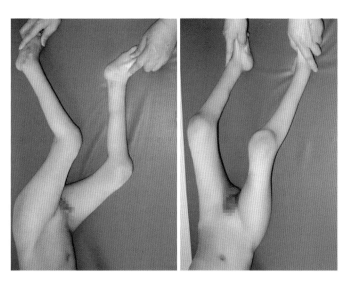

图 2-1-4A　术前双下肢屈膝、僵硬型马蹄内翻足畸形，丧失站立的基本条件

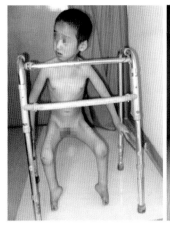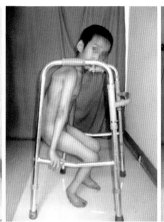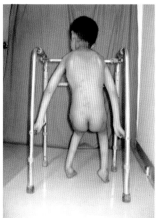

图 2-1-4B　患儿在双上肢支撑下，企图站立的状态

拆除外固定器后需要长期佩戴支具保护下行走。

（三）影像学检查

X线片示：双膝关节屈曲，双足马蹄内翻（图2-1-4 C）。

二、双下肢矫形与重建策略

患儿6岁，其双膝、踝、足皆有畸形，丧失了站立行走能力。应分两期手术矫正，仅实施挛缩的筋膜皮下松解结合Ilizarov技术，不用骨性手术即能矫正。待一条腿畸形矫正能够站立行走，再手术矫正第二条腿，双下肢屈膝马蹄内翻足畸形矫正后，

三、手术方法：Ilizarov技术牵伸矫正屈膝、马蹄内翻足畸形

（一）第一期手术矫正右下肢畸形

术中用尖刀皮下松解挛缩的跟腱、足跖腱膜与半腱肌腱，然后跨膝-踝-足穿针安装lizarov环式外固定器，器械调整达到标准后，术中部分牵拉矫正屈膝及马蹄内翻足畸形。残留的屈膝、足踝畸形术后缓慢牵伸矫正，并定期拍摄X线片观察膝、踝关节位置，以便做出动态调整（图2-1-4D）。

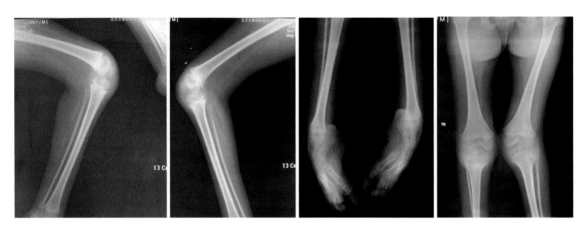

图2-1-4C　X线片示：双膝关节屈曲，双足马蹄内翻，但髋、膝、踝关节基本结构无异常

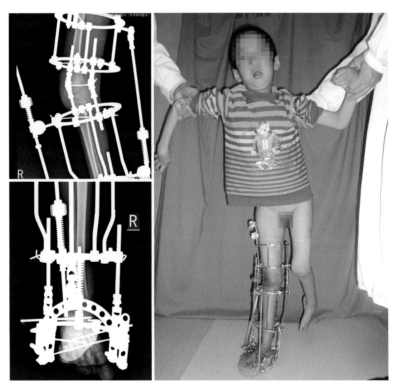

图2-1-4D　右下肢穿针安装Ilizarov膝关节牵伸装置，术后缓慢牵伸矫正屈膝、马蹄内翻足畸形，并牵开膝关节间隙，术后90天右下肢膝、踝、足畸形矫正，能够用单肢全足负重站立

（二）第二期左下肢手术方法与右下肢相同

第二次手术，麻醉下先实施右下肢拆除外固定器，为装配支具取石膏模。然后左下肢消毒铺巾，实施与右下肢相同的皮下松解挛缩的筋膜与穿针安装环式外固定器，术后右下肢佩戴长腿支具，鼓励患者早期双下肢负重锻炼（图 2-1-4E）。

四、注意事项

因此类患儿伸膝肌肉萎缩，几乎没有动力，其在生长发育过程中，还有出现膝关节屈曲挛缩畸形的可能，因此，双下肢畸形全部矫形完成后，必须装配下肢长腿支具保护下行走数年，并定期更换合适的支具，拍摄 X 线片复查，以减少畸形复发（图 2-1-4 F）。

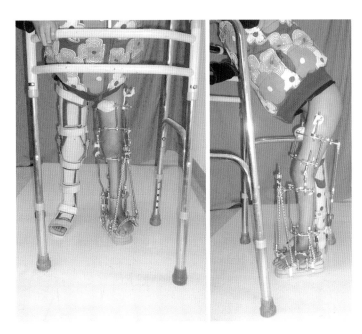

图 2-1-4E　二期实施左下肢 Ilizarov 牵伸术，术后缓慢调整螺纹牵伸杆，矫正左屈膝与足踝畸形。右下肢佩戴长腿支具，双下肢负重行走锻炼

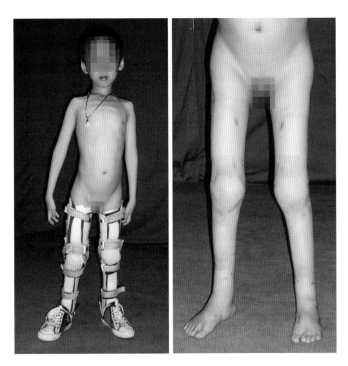

图 2-1-4F　患者处在生长、发育阶段，双膝、踝足关节畸形矫正后，必须长期佩戴合适的支具行走，以防止畸形反弹

五、术后随访

患者右下肢术后 12 个月、左下肢术后 8 个月 X 线检查，双屈膝畸形矫正，骨关节结构正常（图 2-1-4G），嘱咐患者继续佩戴支具。

术后 7 年，作者去其青海家中复查，患者已 13 岁，能徒步行走去上学。秦泗河医生到其家中随访，检查发现其下肢形态与功能非常好。

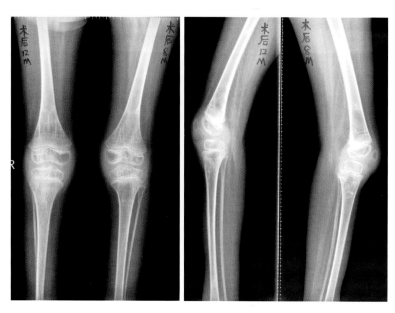

图 2-1-4G 右下肢术后 12 个月、左下肢术后 8 个月 X 线检查，双屈膝畸形矫正，骨关节结构正常

六、专家述评

先天性双下肢多关节屈曲挛缩畸形患者，丧失了直立行走的能力，分二期手术微创松解挛缩的筋膜、肌腱，然后穿针安装 Ilizarov 牵伸器矫正屈膝、足踝畸形，再装配下肢长腿支具辅助下站立行走锻炼，最终达到徒手直立行走的优良效果。术后 7 年随访，畸形未复发，患者能够徒手行走去上学，彻底改变了这个儿童的人生道路。其重建思路与方法，符合应力调控下组织再生延长、模仿自然重建原理，畸形矫正后不会发生明显反弹。在编写这个病例时，

作者与患者父母电话联系，他已经 17 岁上中学了（术后 11 年），其父母在电话中表达了无限感激之情，这是对医者最大的奖赏。

（秦泗河）

参考文献

[1] 秦泗河, 陈建文, 郑学建, 焦绍锋. 膝关节牵伸技术治疗先天性多发性关节挛缩症屈膝畸形[J]. 中华外科杂志, 2004, 42(16):993-996.

病例5　先天性无痛无汗症致下肢畸形形态与功能重建

一、病例资料

（一）病史

患者男，14岁，因"右膝关节骨折后畸形行走障碍6年"入院。患者出生后2个月确诊为"先天性无痛无汗症"，未予特殊治疗；7岁后双下肢多次多处骨折，经骨牵引和石膏固定等治疗，右膝逐渐出现肿胀外翻，分别于9岁和11岁在某医院行右膝关节"八"字钢板骨骺阻滞术期望矫正膝外翻。但骨骺阻滞术后2年膝外翻畸形未能矫正，膝外翻屈曲畸形加重，在原手术医院取出了"八"字钢板。

（二）体格检查

因右膝肿胀行走困难，患者坐轮椅入诊室。患者智力较正常少年差，语言清晰，查体欠配合，全身皮肤干燥，痛温觉消失。左下肢可负重，骨盆右下倾斜，右膝关节异常肿胀，浮髌试验阳性，呈屈曲外翻、小腿外旋畸形，皮肤张力不高，主动屈膝能达到90°，但尚有40°不能完全膝伸直。左踝外翻畸形。四肢肌力和肌张力正常（图2-1-5A）。

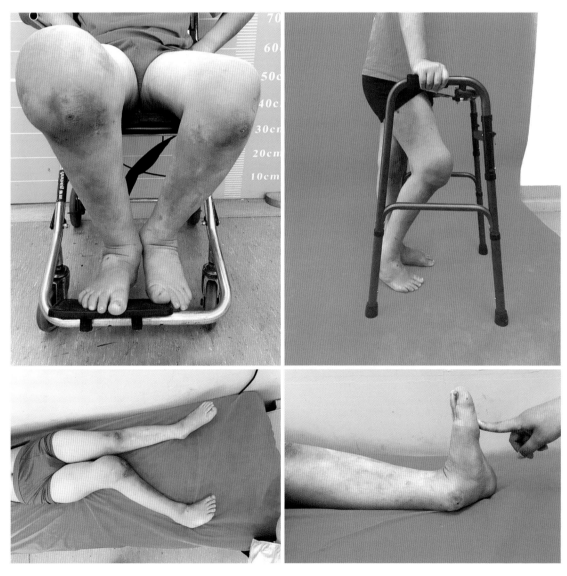

图2-1-5A　术前检查，右下肢屈膝外翻屈曲，左踝外翻畸形，丧失独自行走能力，日常活动依靠轮椅

（三）影像检查

双髋臼发育不良，9岁时曾因膝外翻做过"八"字钢板膝骨骺阻滞术（图2-1-5B、图2-1-5C）。来我院时"八"字钢板已取出。右膝关节外翻、屈膝畸形伴明显肿胀，关节内有无数沙粒状物。1年前因髁上骨折曾经用螺钉固定。

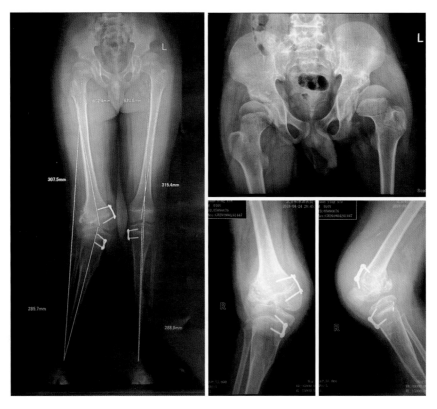

图2-1-5B　双侧髋臼发育不良，双膝曾实施"八"字钢板骨骺阻滞术

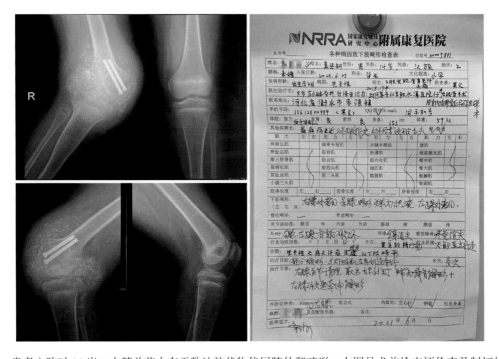

图2-1-5C　患者入院时14岁，右膝关节内有无数沙粒状物伴屈膝外翻畸形。右图是术前检查评价表及制订的手术方案

二、手术指征与手术方法

（一）手术指征明确

右膝关节重度外翻屈曲畸形，关节积液肿胀，关节内存有大量沙粒状游离体，患者丧失了直立负重行走的基本条件，需要手术清理关节内异物，矫正膝外翻畸形，恢复下肢持重力线，才能建立站立行走功能的基础。患者家长有矫正下肢畸形，改善功能的主观要求。

（二）手术方法与基本步骤

膝前外侧切口，打开膝关节清理关节内积液与上百个游离体（图 2-1-5D），取出既往截骨置入的 2 枚螺钉，股骨髁上截骨矫正膝外翻畸形（图 2-1-5E），截骨断端穿针安装组合式外固定器固定（图 2-1-5F）。

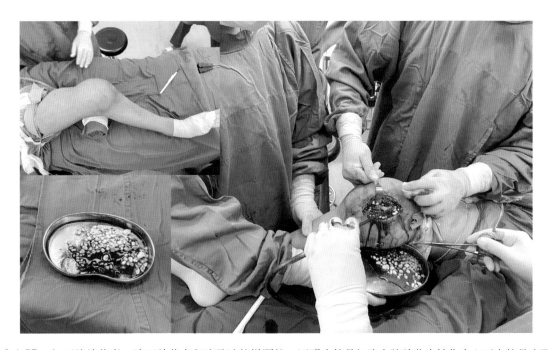

图 2-1-5D 切开膝关节囊，清理关节内积液及沙粒样颗粒，证明为软骨细胞在膝关节内转化为上百个软骨瘤颗粒

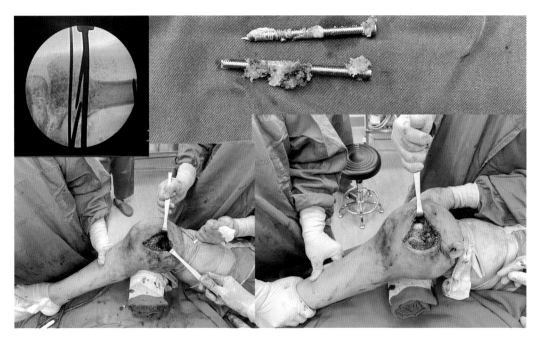

图 2-1-5E 取出 2 枚螺钉，实施股骨髁上截骨矫正膝外翻、屈膝畸形

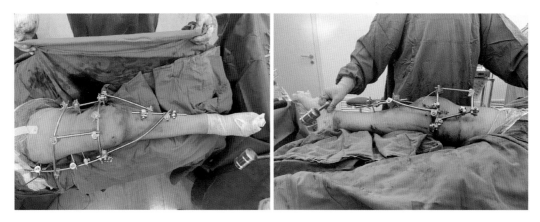

图 2-1-5F 穿针安装组合式外固定器，跨膝关节固定，在矫正屈膝外翻的同时保护松弛的膝关节韧带

（三）术后处理

1.由于患者缺乏排汗功能，术后注意保持皮肤通风散热，与患儿和家长有效沟通，术后无发热，患儿情绪平稳；术后第 6 天出院。

2.术后 2 周门诊复查，伤口愈合良好，指导患者佩戴外固定器负重行走（图 2-1-5G、图 2-1-5H）。

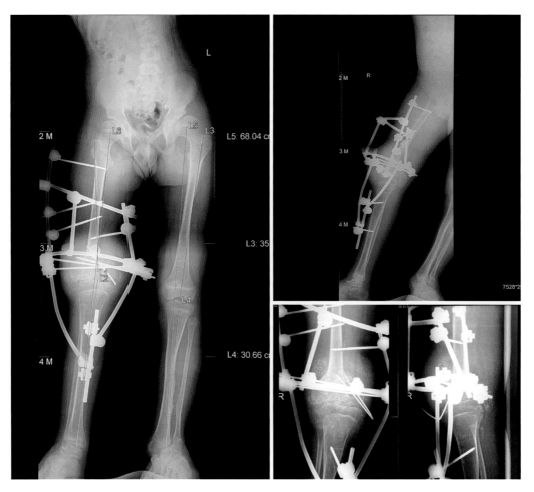

图 2-1-5G 嘱患者佩戴外固定器下床负重行走，摄全长立位 X 线片评价下肢轴线恢复情况

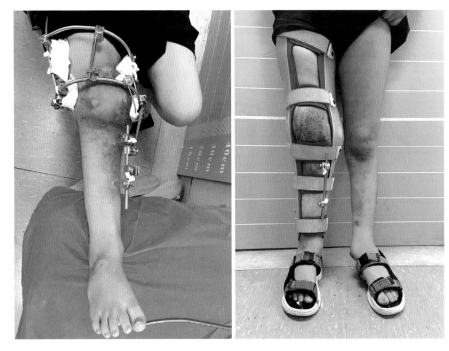

图 2-1-5H 术后 45 天，右股骨髁上截骨愈合拆除外固定器，装配长腿支具负重，以巩固矫形效果

三、第一次右膝关节手术后半年随访

患者术后半年门诊复查，右膝关节肿胀消退，复查 X 线片见截骨已愈合，关节腔内滑膜软骨瘤绝大部分清理。患者佩戴支具可完全负重行走，膝部畸形矫正满意，需要定期追踪随访。

四、第二次手术矫正左踝外翻畸形伴脱位

（一）*左踝外翻畸形程度与性质*

因患者左外踝骺板闭合导致外踝发育停滞，胫骨骺板尚存在，必然发生外踝短缩应力下距骨外移，出现发育性踝关节外脱位明显的踝外翻畸形（图 2-1-5I）。

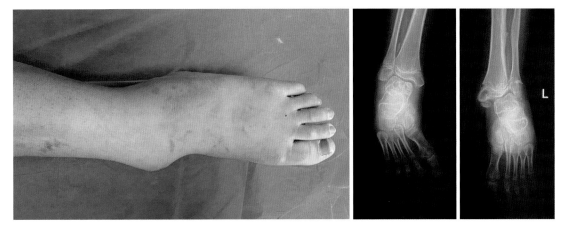

图 2-1-5I 左踝外翻畸形，X 线片显示外踝骺板闭合并短缩，距骨明显向外脱位

（二）第二次手术矫正踝外翻及距骨外脱位

1.左内踝截骨矫正踝外翻畸形并同时融合内踝骨骺。

2.腓骨下段斜行截骨后，安装上螺纹牵伸杆术中即时延长，以X线检测恢复外踝的长度与正常结构（图2-5-1J~图2-5-1L）。

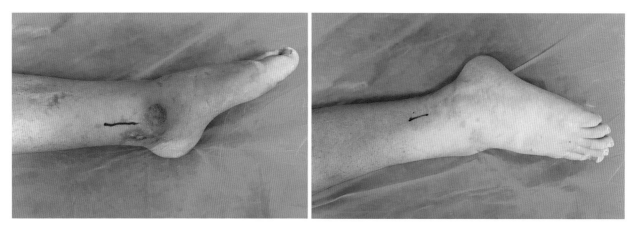

图2-1-5J　秦泗河设计的手术方法：左内踝骺板破坏性截骨，腓骨下段（外踝上）斜行截骨延长以重建外踝的长度，皮肤画线乃手术切口

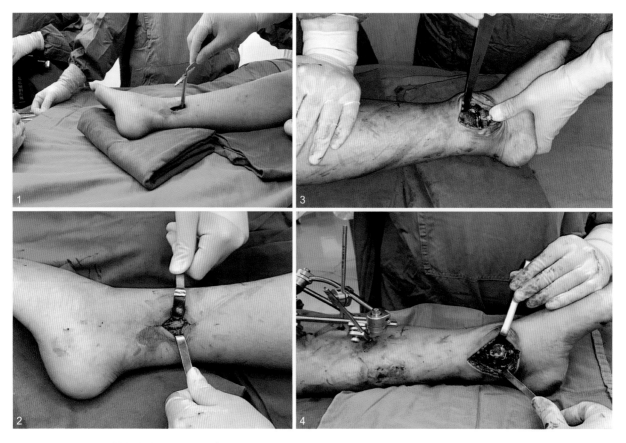

图2-1-5K　1~4.左腓骨下段已完成斜行截骨，内踝上楔形截骨矫正踝外翻畸形

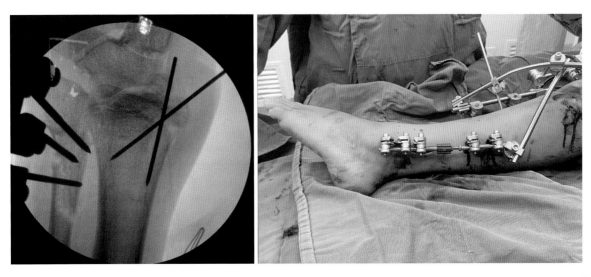

图 2-1-5L　左腓骨下段截骨后用外固定牵伸杆延长，X 线检测显示腓骨延长，外踝下移 2 cm，达到长度标准，内踝上截骨矫形后，用细钢针结合骨外固定器固定

（三）第二次手术后复查

1. 第二次手术后 45 天 X 线复查，左侧内踝截骨处与腓骨延长 2 cm 处良好骨愈合，内踝、外踝的解剖关系恢复正常（图 2-1-5M）。

2. 术后 3 个月 X 线检查，踝外翻畸形及脱位完全矫正，左腓骨截骨延长 2 cm 处已经牢固骨愈合，其骨愈合速度显示较正常人快（图 2-1-5N）。

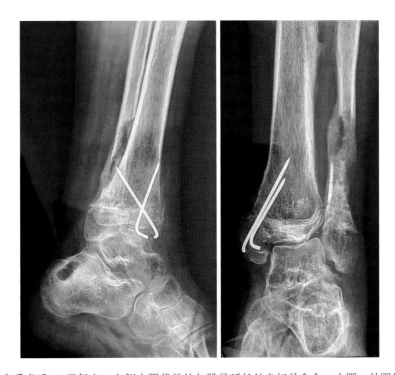

图 2-1-5M　第二次手术后 45 天复查，左侧内踝截骨处与腓骨延长处良好骨愈合，内踝、外踝解剖关系恢复正常

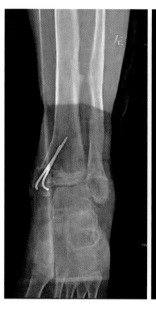
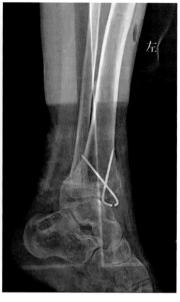

图 2-1-5N　左踝关节矫形术后 3 个月 X 线检查，踝外翻畸形及脱位完全矫正，左腓骨截骨延长 2 cm 处已经牢固骨愈合

五、专家述评

先天性无痛无汗症（congenital insensitivity to pain with anhidrosis，CIPA）临床罕见，该病为单基因遗传病，基因突变致氨基酸合成障碍，神经生长因子信号通路阻断，皮肤中末梢神经生成障碍。主要临床症状和体征包括：①感觉障碍；②全身无汗；③发热；④自残行为；⑤骨折；⑥感染；⑦智力低下。下肢畸形与骨折之间多是因果关系，由于患者缺乏关节损伤、磨损疼痛信号，关节韧带多伴有松弛，少年期间往往需要多次手术才能维持基本的下肢功能。

本例患儿为典型的先天性无痛无汗症，因痛觉丧失缺乏自我保护致关节周围骨折、骨缺失并韧带松弛，进一步发展至右膝 Charcot 关节，丧失了站立行走的基本条件，术前仅能依靠轮椅代步。通过实施右股骨髁上截骨，即时矫正膝外翻畸形，清理关节积液和软骨瘤，外固定控制截骨端并稳定关节，创伤小，不留内植物，力线恢复、关节稳定后，患者可佩戴膝关节支具重建负重行走功能。

第二次手术重建左外踝形态与功能，秦泗河设计了既往文献未报道的"内踝骺板破坏性切除同时截骨矫形踝外翻，腓骨下段斜行截骨延长使外踝下移 2 cm"，一期手术重建了踝关节的结构与功能，获得满意的疗效。嘱咐患者继续佩戴支具（矫形器）

保护下负重行走，预计远期疗效能够稳定。远期疗效需要追踪随访。

特别说明的是，无痛无汗症患者，截骨矫形与骨延长后骨愈合的速度明显快于正常人，其原因可能是患者锻炼、行走过程中没有痛苦，截骨断端自然能接受更早、更大的应力刺激加速了骨愈合。此类患者难以避免再次发生骨折或畸形。

（秦泗河　石　磊）

参考文献

[1] 吕芳，王鸥，徐晓杰，等. NTRK1突变导致以反复骨折为主要表现的罕见先天性无痛无汗症一例家系研究[J]. 中华骨质疏松和骨矿盐疾病杂志, 2016, 9(3): 9-276.

[2] 陈艳瑛，隆彩霞，罗兰. 先天性无痛无汗症1例并文献复习[J]. 中南大学学报(医学版), 2019, 44(10):1203-1208.

[3] 葛海霞，金忠芹，武庆斌，陆惠钢. 酪氨酸激酶受体1型基因突变致先天性无痛无汗症1例报告并文献复习[J]. 中国实用儿科杂志, 2019, 34(1):59-61.

[4] 姜宇，田野，王以朋，等. 先天性无痛无汗症合并Charcot脊柱病1例报道并附文献复习[J]. 中国骨与关节外科杂志, 2011, 4(4):338-343.

[5] 徐慧. 小儿先天性无痛无汗症1例报告并文献复习[J]. 中国误诊学杂志, 2012, 12(2):435-436.

[6] 孙祥水，江波，郑朋飞，等. 儿童先天性无痛无汗症合并四肢长骨骨折的临床分析[J]. 中华小儿外科杂志, 2019, 40(1):48-52.

病例6 先天性重度马蹄内翻足成年期保留踝关节的重建

一、病例资料

患者女，39岁，云南人。自生后即发现左马蹄内翻足，幼年时没有实施手术矫正，从1岁开始站立行走即用足背外侧负重，随着年龄增加足内翻畸形愈发严重，以至用足背负重行走，仅能配穿软性鞋垫的鞋子。30岁开始左足行走出现疼痛，曾去多个医院检查都建议截肢后安装假肢，患者及其家属不接受截肢后装配假肢的医疗方法，经某医院专家推荐来秦泗河矫形外科就医，以先天性左马蹄内翻足畸形成年期收入院（图2-1-6A）。

二、手术矫形重建思路与策略

先天性左马蹄内翻足患者已接近中年，用足背负重行走30余年，整日折磨着患者的身心与行走功能，苦恼于无法购买所有能穿的鞋子。

从现有矫形外科原则与假肢行业的发展分析，

该患者若实施小腿截肢后安装假肢，能快速建立患者下肢形态与满意的行走功能，但患者拒绝截肢。保肢矫形手术，踝关节与三关节截骨融合，并切掉距骨，术中能大部分矫正足内翻畸形。在此基础上穿针安装Ilirarov外固定矫形器，矫正残余的足内翻尤其是前足内收畸形。秦泗河考虑到患者的距骨外脱位不很严重，决定采用保留踝关节的马蹄足内翻畸形矫正术式。

三、手术方法与术后处理

实施跖腱膜皮下切断，蹰展肌皮下松解，跟腱皮下松解，胫后肌Z形延长，三关节截骨，术中部分矫正了足内翻畸形。然后穿针安装Ilizarov环式外固定器，同时行胫骨结节下皮下截骨、腓骨颈部截骨，矫正小腿外旋畸形，佩戴合适的小腿支具（矫形器）保护下负重行走6个月以上，再嘱咐患者穿高帮鞋，由此避免畸形反弹，逐渐适应足底负重行走的习惯（图2-1-6B～图2-1-6H）。

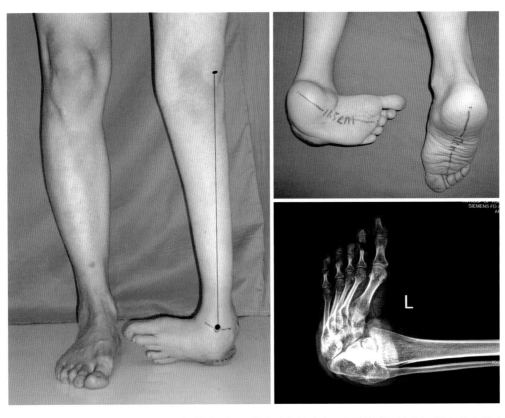

图 2-1-6A 术前左足背负重行走，小腿扭转畸形；X线片示全足内翻，胫距关节面倾斜；踝关节有微小活动

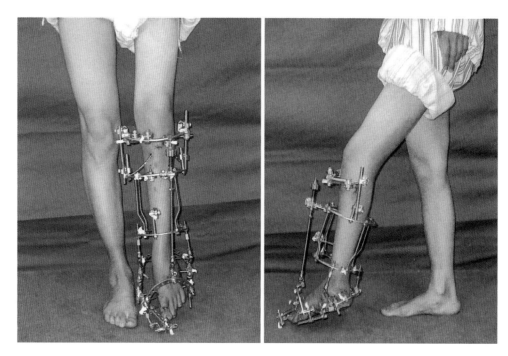

图 2-1-6B　术后在牵拉矫形过程中，鼓励患者下床足底适当负重行走，能促进足的形态与功能重塑

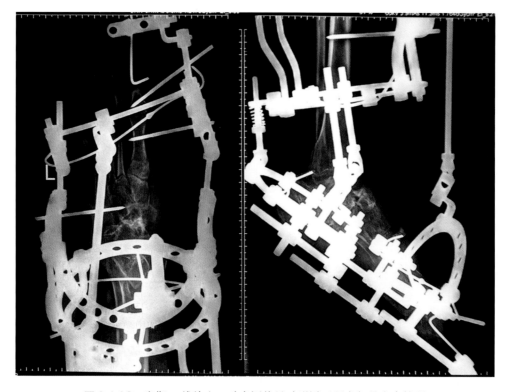

图 2-1-6C　定期 X 线检查，动态评价足畸形矫正程度与骨愈合情况

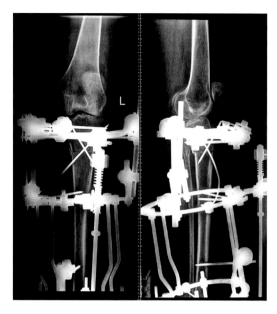

图 2-1-6D 左胫骨结节下内旋截骨后 X 线片

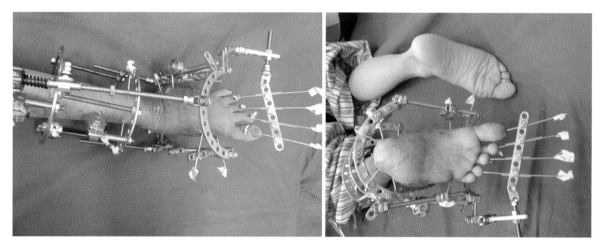

图 2-1-6E 在牵拉矫正足下垂内翻的过程中，屈曲挛缩的踇趾、足趾必须穿针同步牵拉，使其跖趾关节达到背伸的角度

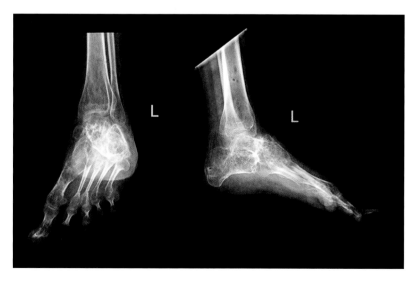

图 2-1-6F 拆除外固定马蹄内翻畸形矫正

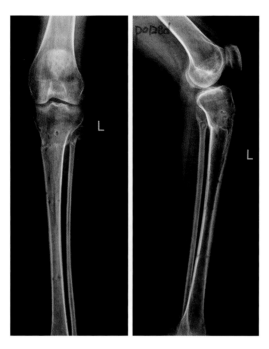

图 2-1-6G　胫骨上段旋转截骨处骨愈合

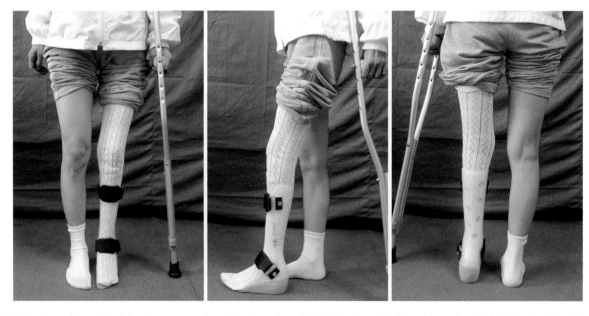

图 2-1-6H　佩戴合适的小腿支具（矫形器）保护下负重行走 6 个月以上，再嘱咐患者穿高帮鞋，由此避免畸形反弹，逐渐适应足底负重行走的习惯

四、术后随访

左足术后 5 年复查，外形接近正常，踝关节有少许活动。足底竟然演化出与健侧足底皮肤相同的皮肤结构，能穿普通鞋子行走。X 线检查显示胫 - 距关节尚存在（图 2-1-6I）。

术后 7 年 5 个月复查，左足外形接近正常。左足 X 线片示足内翻、前足内收畸形矫正（图 2-1-6J、图 2-1-6K）。

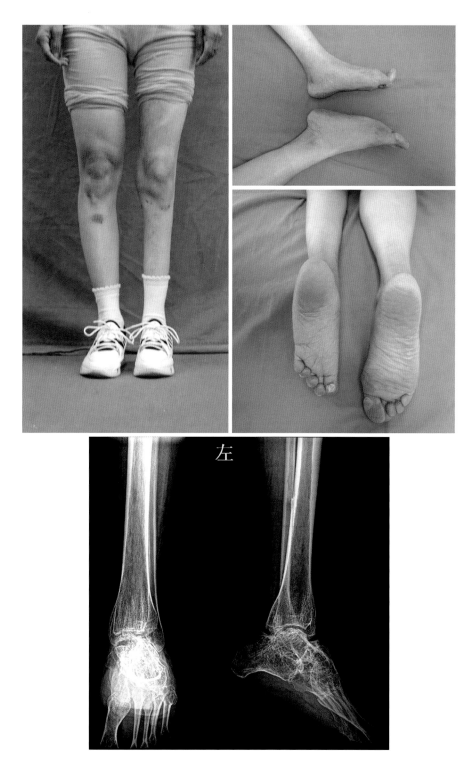

图 2-1-6I　左足术后 5 年复查，外形接近正常，踝关节有少许活动。足底竟然演化出与健侧足底皮肤相同的皮肤结构，能穿普通鞋子行走。X 线检查显示胫 - 距关节尚存在

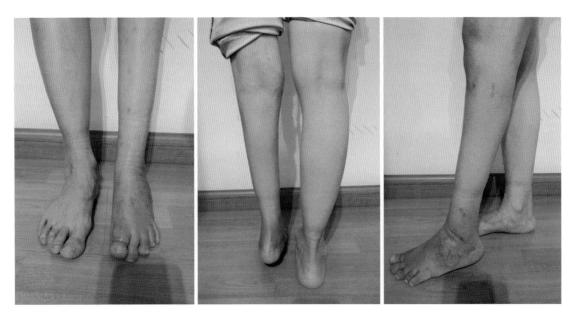

图 2-1-6J　术后 7 年 5 个月复查，左足外形接近正常，由于患肢短缩，踝关节伸屈功能不足 20°，保留适度足下垂角度有利于患肢整体功能的发挥

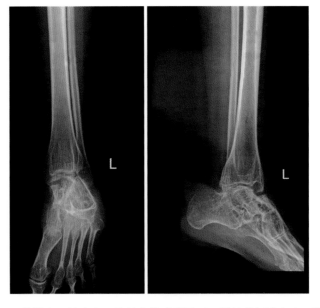

图 2-1-6K　术后 7 年 5 个月左足 X 线检查，足内翻、前足内收畸形矫正，踝关节间隙存在，踝关节保留了 20° 左右的活动度

五、专家述评

　　该患者已经 39 岁，自幼用足背负重行走，30 岁后行走出现疼痛，有强烈的要求保留下肢矫正马蹄内翻足畸形的愿望，最终获得了奇特疗效，满足了患者的愿望。术后长达 7 年零 5 个月随访证明，畸形矫正满意，保留了踝关节一定的活动功能。在足踝外科重建史上记录下这个具有启示意义的案例。

　　本例患者保肢、保踝重建成功的经验是：模仿自然重建，驱动生命之力，控制下再生重建。科学的术前评价、系统性决策、有限矫形手术结合 Ilizarov 技术，术后长达 2 年以上的追踪随访与动态指导，医患默契合作。在思维与理论指导层面，作者相信生命组织只要给予一个改变环境的压力，局部组织就有可能按照医生的要求、患者的希望，朝着正常的形态进化、重建。

（秦泗河）

病例7 先天性胫骨完全缺如完整小腿的再生重建

先天性胫骨缺如（congenital absence of tibia）也称为先天性胫侧半肢畸形，有完全缺如和不完全缺如两类。同侧肢体常合并其他畸形，如髋关节发育不良、股骨短缩、腓骨缺如等。本病通常为散发病例，尽管有家族性常染色体显性或隐性遗传的病例报告，真正病因尚不清楚。秦泗河手术治疗一例右侧胫骨完全缺如患者，从1岁开始，通过多次手术治疗，不断地诱导、刺激生命自然演化的力量，最终游离的小腓骨竟然完成了胫骨化重建，发育、再生重建成一个可用的膝关节与小腿，经过长达26年的医疗过程与追踪随访，其奇特疗效颠覆了经典骨科学的一些理论与临床治疗原则。

一、病例资料

（一）病史

患儿男，5岁，天津人。右下肢先天性胫骨缺如伴重度屈膝短缩畸形，患儿于生后即发现右下肢短缩伴足的内翻畸形，X线检查右股骨下端呈叉状畸形，胫骨缺如，腓骨完好。于1岁时实施了股骨下端修整术（切除股骨下端内侧分叉），3岁时在外院实施膝后软组织松解术矫正屈膝畸形，同时将腓骨下端置于后足，矫正足内翻畸形。术后屈膝畸形复发且随年龄增长逐渐加重，足又发生内翻畸形，于1999年6月12日（5岁）再次找秦泗河诊疗。

（二）查体与影像检查

右下肢短缩18 cm，屈膝畸形95°，腓骨上端与股骨下端构成能够前后脱位的连枷关节，股四头肌肌力0级，屈膝肌肌力3级。足僵硬性内翻畸形，趾的伸屈肌肌力3级，余足的长肌肌力皆0级。X线检查：髋关节正常，胫骨完全缺如，股骨下端成杵状，腓骨发育纤细并弯曲，下端与踝关节已固定，腓骨头与股骨下端成连枷关节，但腓骨上端有较大的前后左右滑动，在屈膝95°位下腓骨头能置于股骨下端中央，足距骨缺如，患儿仅能用左侧单下肢负重行走（图2-1-7A）。

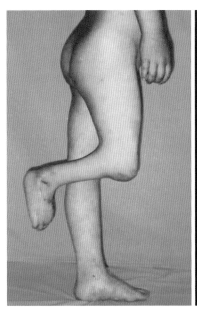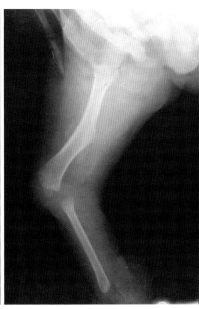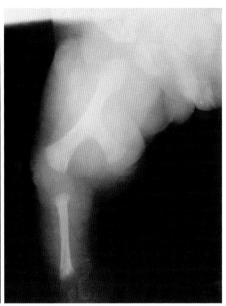

图2-1-7A 左图：患儿5岁，右下肢畸形；中图：2岁时X线片，股骨分叉切除后，小腿处仅见腓骨；右图：生后6个月时X线片，股骨分叉，仅有一个小腓骨显影

二、保肢重建思路：模仿自然，以时间换空间

根据相关文献，对胫骨完全缺如的类型，手术重建原则是膝部截肢后安装假肢，能够很快重建患肢行走功能，但其家属拒不接受截肢的选择，迫切要求保肢重建。

由于患儿仅5岁，秦泗河从模仿自然重建理念角度推论，如果将腓骨头放置在股骨髁之间并牵伸矫正屈膝畸形，在患者行走发育过程中，有可能使得腓骨头与股骨髁间窝之间重建一个可用的膝关节，在外固定器持久牵拉调控负重应力下，期望行走过程中，刺激腓骨发育为接近胫骨的形态与功能。

模仿自然的肢体再生重建，需要几次手术？需要多长的医疗周期？最终疗效如何？这些不确定因素，仅能在漫长的医疗实践过程中，追踪随访，动态评价，看着变，变着看，以时间换来残缺肢体再生重建的空间。

三、第一次Ilizarov技术膝关节重建

1999年6月16日，实施Ilizarov膝关节牵伸技术矫正屈膝畸形，将股骨下端与腓骨头形成膝关节。

穿针安装术前组装好带关节铰链的膝关节牵伸器，术中用外固定器控制将腓骨头对准股骨下端中间。术后在牵伸器关节铰链的控制下，期望形成能够进行被动伸屈运动的膝关节骨性结构（图2-1-7B）。

术后管理：术后5天开始旋转膝后的螺纹牵伸杆，使膝关节逐渐伸直。第一次术后牵伸59天膝关节完全伸直，且腓骨头仍然控制在股骨髁对应位置，嘱患者带铰链牵伸器患肢全荷重行走锻炼。术后6个月拆除牵伸器，配长腿补高支具行走，支具必须控制好腓骨头与股骨髁的位置。

四、第二次Ilizarov技术屈膝畸形牵伸矫正与关节重建

第一次手术后3年患者于2002年6月复查，腓骨头又发生后脱位，屈膝畸形复发35°。二次以同样方法穿针安装固定膝关节牵伸器，将膝关节牵伸固定在中立0°位，患肢全荷重行走。二次手术穿针安装膝关节牵伸器后维持18个月，拆除外固定器，配穿长腿补高支具能够徒手行走。X线检查：腓骨头与股骨下端所形成的关节位置良好，股骨下端及腓骨明显发育变粗（图2-1-7C）。

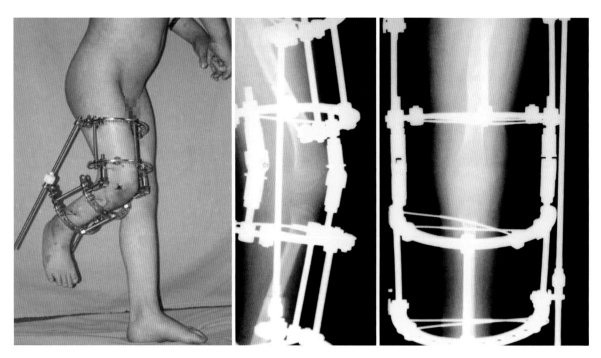

图2-1-7B　5岁时第一次牵伸手术，膝关节牵伸时将腓骨头对在股骨髁中间，期望原位刺激生成一个类似的膝关节结构

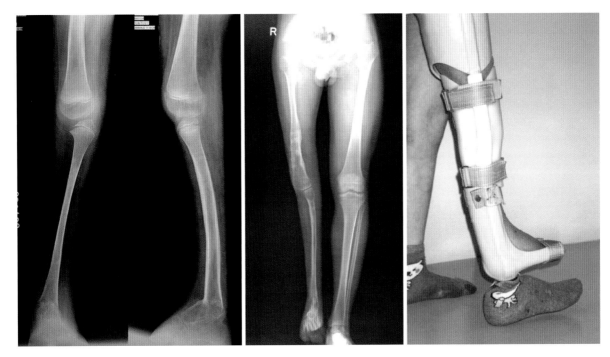

图 2-1-7C 第二次牵伸术后 18 个月复查，腓骨头基本稳定在股骨髁中间，腓骨增粗，配补高支具能徒手行走

五、第三次手术屈膝畸形牵伸矫正与小腿同步延长

2006 年 12 月（患者 12 岁半），发生腓骨胫骨化倾向但腓骨头向外轻度脱位，因右下肢短缩 13 cm，故给予实施腓骨延长术，跨膝关节股骨穿针牵伸矫正腓骨外脱位（加关节铰链）。如此术后既能部分等长双下肢，又能矫正膝关节畸形（图 2-1-7D）。

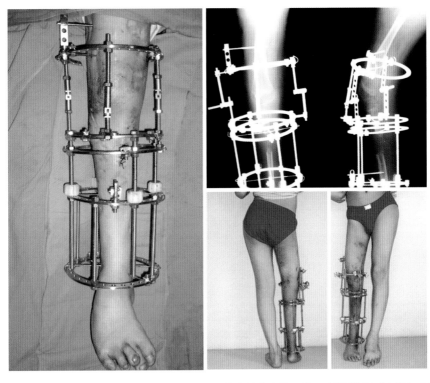

图 2-1-7D 第三次手术实施腓骨上段截骨延长术，跨膝关节牵伸固定，刺激腓骨再生增加右下肢长度

六、18岁时发生右胫骨化的腓骨骨折畸形愈合

患者于 20 岁时来复查。因其 18 岁发生腓骨骨折，在当地医院治疗后，遗留胫骨化的腓骨畸形愈合，膝关节屈膝畸形反弹（图 2-1-7E）。

七、第四次手术股骨截骨矫形与小腿延长

（一）畸形特点与重建目标

患者因创伤右小腿骨折后畸形愈合，膝关节屈膝畸形，致功能减退。23 岁时再次住院要求手术治疗。X 线片示胫骨化的腓骨上段因骨折后倾外翻畸形愈合，股骨下段前弓畸形伴下肢短缩（见图 2-1-7E），希望矫正屈膝畸形，再次小腿延长增加患肢的长度。

（二）手术方法与术后管理

实施股骨髁上后倾截骨，钢板内固定，腓骨上段截骨矫形的同时进行延长。术后 8 个月，大腿佩戴矫形支具与小腿环式架连接维持膝关节伸直位，预防膝关节软组织挛缩，X 线片示腓骨上段后倾畸形矫正良好，延长区骨痂形成良好（图 2-1-7F、图 2-1-7G）。

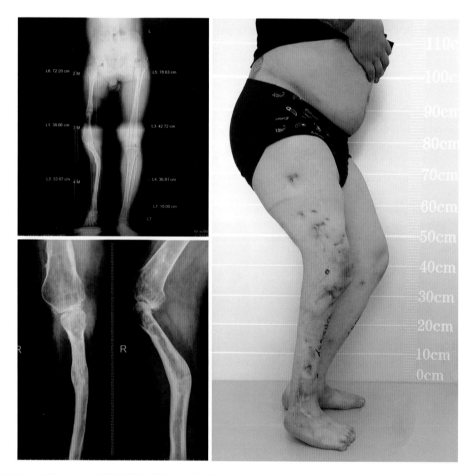

图 2-1-7E　患者 20 岁，腓骨骨折后倾成角畸形愈合，右膝关节屈膝畸形复发约 35°，下肢仍然明显短缩

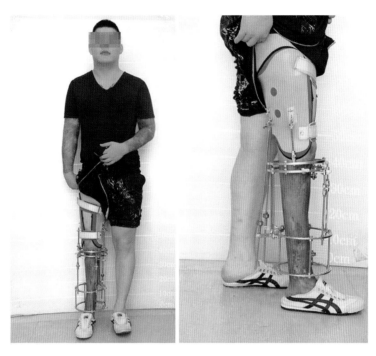

图 2-1-7F　第四次手术（患者 23 岁）实施股骨髁上截骨、胫骨截骨矫形伴延长术，右屈膝畸形矫正，双下肢基本等长

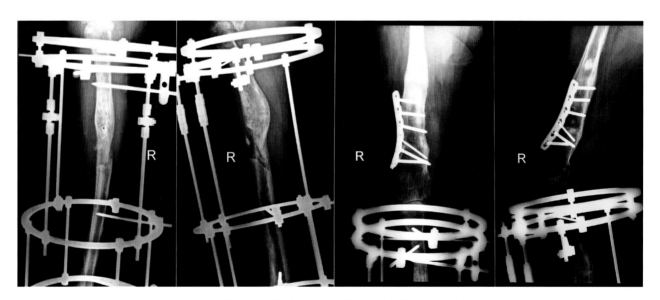

图 2-1-7G　股骨髁上截骨用内固定，胫骨畸形截骨矫正的同时牵拉延长

第四次重建手术后 3 年复查，畸形基本矫正，双下肢基本等长（图 2-1-7H）。

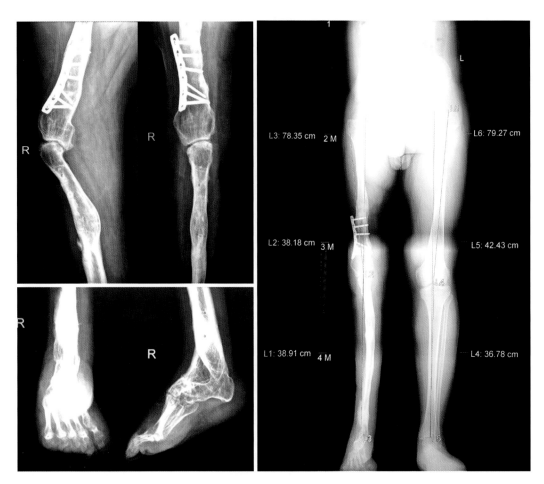

图 2-1-7H　第四次术后 3 年复查，畸形基本矫正，双下肢基本等长

八、最终随访结果

第一次术后 26 年、第四次术后 3 年（患者 27 岁）随访，患者有再生重建的小腿和膝关节，能够徒手行走，膝关节有 30° 伸屈活动（图 2-1-7I）。多次牵拉残腿再生重建实现了如下目标：

（1）腓骨完成了胫骨化发育与塑造。

（2）腓骨头与股骨髁形成了稳定并有少许活动的膝关节（膝伸屈 30°）。

（3）足踝畸形矫正。

（4）双下肢接近等长。

（5）下肢机械轴基本重建达到能够独立行走的要求，仅残留 10° 左右屈膝畸形。

（6）患者不佩戴支具能够徒手常速行走 1 km 以上，远距离行走患者佩戴简易膝部护具。

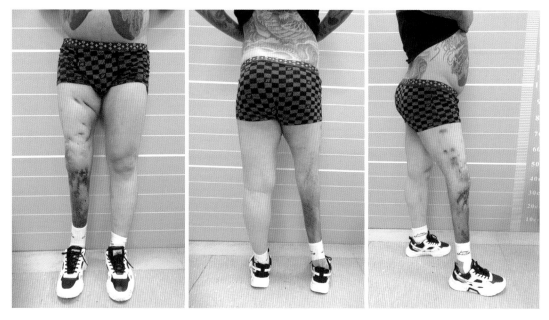

图 2-1-7| 第四次术后 3 年随访，患者有再生重建的小腿和膝关节，能够徒手行走，膝关节有 30° 伸屈活动

九、专家述评

该患者除了 3 岁在外院实施过屈膝畸形松解与踝关节融合，其余 5 次手术全部由秦泗河实施（还不包括麻醉下更换钢针、矫正足踝畸形及调整外固定器）。从第一次手术（1 岁）切除股骨的分叉算起，持续分阶段手术重建与追踪随访 26 年。

该病例保肢成功没有相关文献可依据，再生重建出能够使用的"膝关节小腿"，实属模仿自然重建的奇迹。秦泗河在 Ilizarov 技术与达尔文进化论的启发下，驱动生命自然之力，调动人体组织的自然再生重建的潜能，通过多次手术体外应力调控、牵拉组织再生重建，最终再生重建出一条小腿与一个类似的膝关节结构。这个奇特的结果，值得医学界反思。在此，作者尤其感谢患者与家属执着的保肢欲望，对医生的信赖，这是复杂肢体畸形残缺医疗成功的基本条件。

（秦泗河）

第二节 创伤后遗下肢畸形

病例1 一期手术治愈胫骨骨髓炎伴13 cm骨缺损

一、病例资料

（一）病史

患者男，19岁，因"左小腿外伤骨折后感染骨不连1年"，于2013年2月27日入院。患者1年前车祸创伤致左胫腓骨中段开放粉碎骨折，在当地医院行切开复位钢板内固定后，出现骨髓炎、骨不连、骨外露，经多次清创、皮瓣转移及抗生素骨水泥填充手术无效，仍需扶拐行走。

（二）体格检查

左小腿中段贴骨瘢痕，有皮肤缺损、骨水泥外露，骨水泥边缘有脓性分泌物流出，小腿内翻反屈、马蹄足畸形（图2-2-1A）。

（三）影像检查

X线片示胫骨中段骨硬化、骨缺损、骨水泥占位，腓骨钢板螺钉固定（图2-2-1B）。

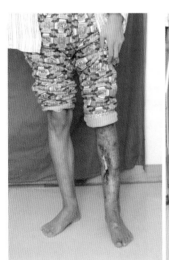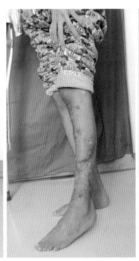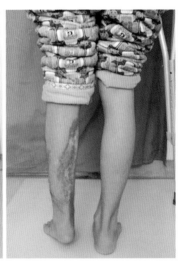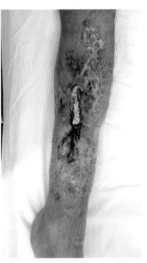

图 2-2-1A　术前左下肢足下垂、胫骨内翻畸形，胫骨中段骨水泥外露

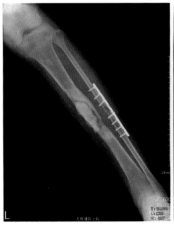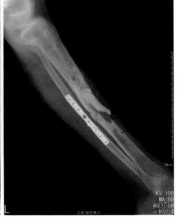

图 2-2-1B　X线片示胫骨中段骨硬化、骨缺损、骨水泥占位

二、手术方法与术后管理

（一）组装测试环式外固定器

依据该患者病情、手术方法，组装好环式外固定器及其安装工具，术前测试合适后消毒备用。

（二）手术方法

1. 术中先进行清洁区胫骨远残段、近残段骨骺电钻打孔微创截骨，暂不断骨。

2. 再行感染区的彻底清创，切除感染骨段（缺损约 13 cm）及周围组织（图 2-2-1C）。

3. 伤口以生理盐水冲洗。

4. 穿针安装环式外固定器（图 2-2-1D）。

5. 纱布填塞伤口。

（三）术后管理

1. 术后 1 周拍摄胫腓骨正侧位片，胫骨缺损 13 cm（图 2-2-1E）。

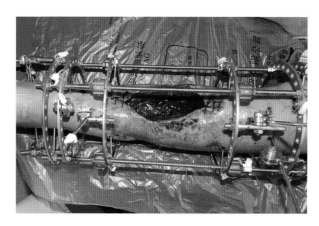

图 2-2-1D　穿针安装环式外固定器

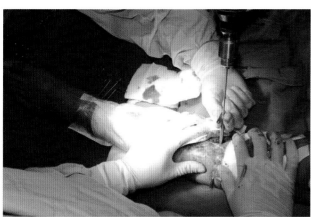

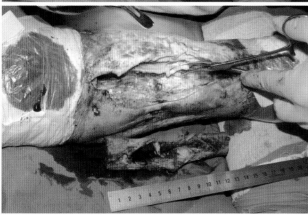

图 2-2-1C　术中先进行清洁区（胫骨远、近干骺端）的微创截骨，再行感染区的彻底清创，切除感染骨段（缺损约 13 cm）及周围组织

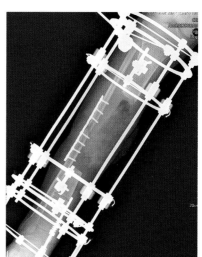

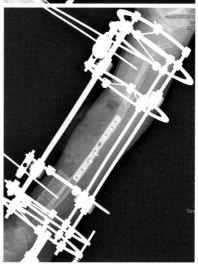

图 2-2-1E　术后 1 周胫腓骨正侧位片示缺损 13 cm，外固定器穿针位置恰当

2.术后 50 天,开放伤口逐渐缩小(图 2-2-1F)。

3.术后 173 天胫腓骨正侧位片,上下搬移段基本汇合(图 2-2-1G)。

4.术后 240 天,伤口愈合,左下肢持重力线正常,足下垂同步矫正(图 2-2-1H)。

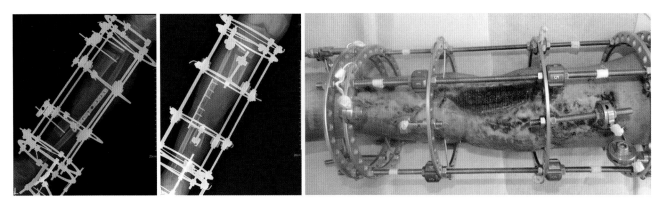

图 4-2-1F　术后 50 天,在上下胫骨块向心性搬移过程中,胫骨缺损范围与伤口皆逐渐缩小

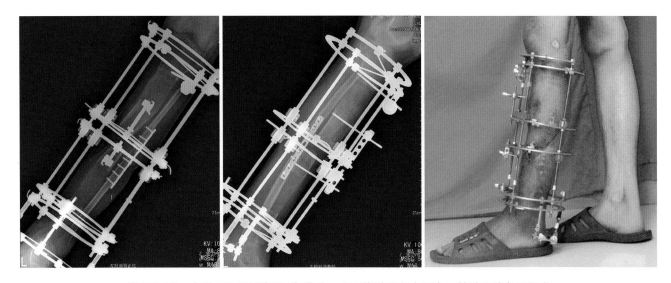

图 2-2-1G　术后 173 天胫腓骨正侧位片,上下搬移段基本汇合,鼓励患肢负重行走

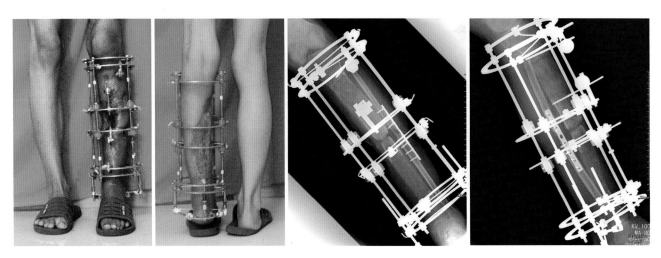

图 2-2-1H　术后 240 天,伤口愈合,左下肢持重力线正常,足下垂同步矫正,骨搬移上下对合端初步骨愈合。上下搬移段骨痂形成良好,简化外固定刚度

三、随访结果

术后 18 个月复查，下肢力线恢复满意，行走步态近似正常人，膝踝关节功能无障碍。胫腓骨正侧位 X 线片示，胫骨近端、远端双截骨搬移延长重建 13 cm 骨缺损，形成连续性胫骨坚强愈合（图2-2-1I）。

四、专家述评

胫骨慢性骨髓炎是临床工作中常见且非常棘手的问题，多见于青壮年，患者常经历多次手术治疗，遗留皮肤缺损窦道、骨不连、骨缺损、成角短缩畸形等，可致肢体残疾，给患者及家庭造成巨大痛苦。Ilizarov 技术结合感染骨端清创是治疗慢性骨髓炎公认的有效手段。本病例采用彻底切除感染骨段，胫骨远近端微创截骨后，应用向心性骨搬移技术，逐渐再生修复胫骨缺损的同时，巨大的皮肤伤口也同时愈合，最终骨搬移再生重建 13 cm 骨缺损且不需要植骨。一期手术解决了骨感染、骨缺损、皮肤缺损与下肢畸形四个难题，恢复了正常行走功能。

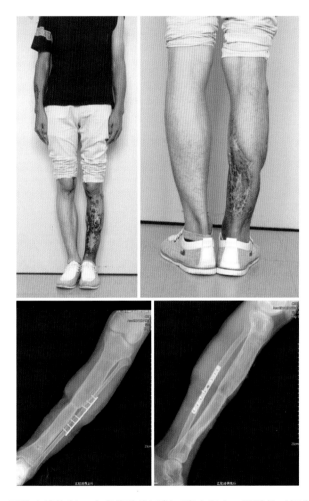

图 2-2-1I 术后 18 个月复查，下肢力线恢复，患者能徒步近似正常人行走。胫腓骨正侧位片显示骨搬移延长区域骨愈合

（彭爱民　夏和桃　张庆彬）

参考文献

[1] 张永红, 秦泗河, 王栋, 刘来有. 骨搬移治疗胫骨慢性骨髓炎, 是否需要加用抗生素骨水泥?[J]. 中国矫形外科杂志, 2017, 25(04):331-335.

病例2　三平面截骨骨搬移治疗胫骨大段感染性骨缺损

一、病例资料

（一）病史

患者男，45岁，主因"左小腿外伤后伤口感染，骨不连接半年"，于2018年10月15日入院。患者入院前半年，因交通伤致左胫骨中上段开放骨折，在当地医院行清创、外固定器固定和皮瓣转移等，共实施了8次手术，骨折仍未治愈。来河北医科大学第三医院找彭阿钦教授治疗。

（二）体格检查

左小腿外固定器固定，小腿中部有大面积瘢痕，皮肤有多处窦道并有炎性渗出。左小腿中部皮温高，足背动脉可触及，左小腿中上部有反常活动，左踝关节背伸略差（图2-2-2A）。

（三）影像学检查

X线片示，左胫骨中上段骨不连接，腓骨上段骨折钢板内固定，腓骨骨折已愈合（图2-2-2B）。

二、手术重建策略

第一次手术进行清创，切除坏死无血运的胫骨，抗生素骨水泥棒放入骨缺损处，伤口愈合后，实施第二次手术取出抗生素骨水泥棒，穿针安装Ilizarov环式外固定器，胫骨上下残段实施三处截骨骨搬移术，期望缩短骨缺损修复时间。术前准备：伤口渗出液做细菌培养＋药敏试验，准备环式外固定支架，钢环的周径应术前测试后备用。

三、分期手术方法

（一）第一次手术：清创

1.沿皮瓣边缘切开皮肤和皮下组织，显露坏死的胫骨部分（图2-2-2C1）。

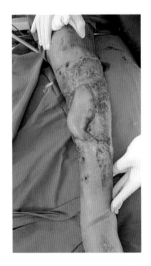

图2-2-2A　左小腿术前去掉外固定器后外观，小腿内翻畸形

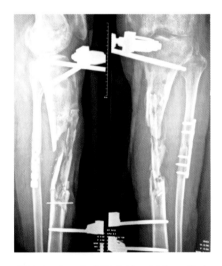

图2-2-2B　左小腿术前正侧位X线片

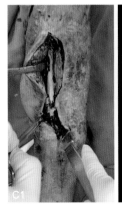
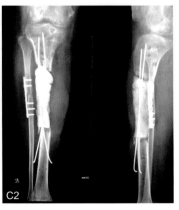

图2-2-2C　（C1）手术清创中发现，颜色发黄、无鲜血渗出的部分为坏死的胫骨，实施彻底切除坏死骨段。（C2）植入抗生素骨水泥棒填充清创后形成的骨缺损

2.切除感染和坏死的胫骨和周围的炎性组织，形成长 13 cm 的胫骨骨缺损。

3.将抗生素骨水泥棒放入骨缺损处并用 2 枚 2.5 mm 克氏针固定（图 2-2-2C2）。

4.闭合伤口。

术后静脉点滴敏感抗生素 1 周，伤口周围软组织感染完全消退。第一次手术后 6 周，伤口愈合良好，拟实施第二次手术。

（二）第二次手术：胫骨上下三处截骨骨搬移术

1.取出骨水泥（图 2-2-2D）。

2.安装环式外固定器。

3.在胫骨近端和远端，用电钻打孔法分别行三处微创截骨。

4.缝合伤口。

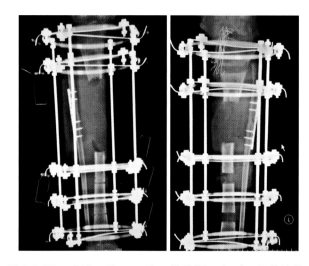

图 2-2-2E　术后 7 天、30 天 X 线检测，上下 3 个截骨段，骨搬移进行顺利

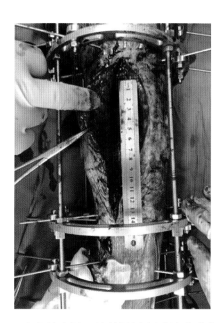

图 2-2-2D　取出骨水泥，见其周围有诱导膜形成，胫骨骨缺损 11.5 cm，安装外固定并截骨

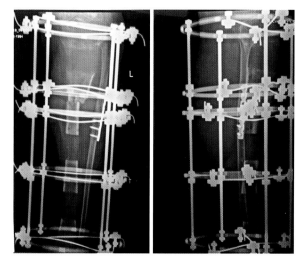

图 2-2-2F　骨搬移后 45 天，骨缺损处断端对接

（三）术后处理

1.术后 7 天开始骨搬移，近端向下，每日 1 mm；远端向上，邻近骨缺损的固定环每日 2 mm，远离骨缺损的固定环每日 1 mm（图 2-2-2E）。

2.术后 45 天，骨缺损处断端对接（图 2-2-2F）。

3.术后 11 个月，骨搬移区骨痂生长良好（图 2-2-2G）。

4.术后 18 个月，骨搬移区实现皮质化，对接点骨性愈合，拆除外固定器（图 2-2-2H）。

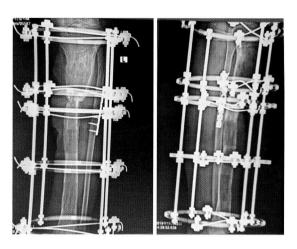

图 2-2-2G　术后 11 个月，3 个骨搬移区的骨痂皆形成矿化良好

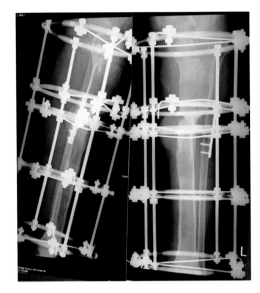

图 2-2-2H　术后 18 个月 X 线检查，具备去掉外固定器的骨愈合强度

（四）去除外固定器后意外发生骨折，实施第三次手术：植骨固定

患者去除外固定器 2 个月后正常行走时突感患肢无力，X 线片示骨搬移对接点发生再骨折（图 2-2-2I），遂再次入院治疗，实施植骨固定手术。

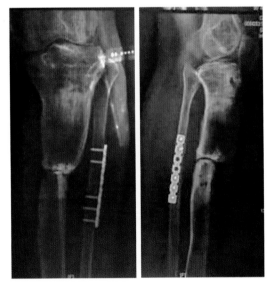

图 2-2-2I　去除外固定器后 2 个月，对接点发生再骨折

（1）先用单边外固定器固定骨折。

（2）再取自体髂骨，并植入骨折端。

（3）术后 4 个月，骨折愈合（图 2-2-2J）。术后 7 个月去除外固定器（图 2-2-2K）。

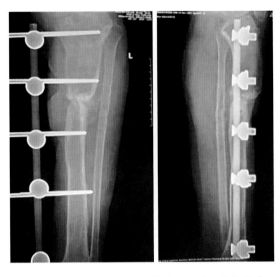

图 2-2-2J　外固定加植骨术后 4 个月，骨折愈合

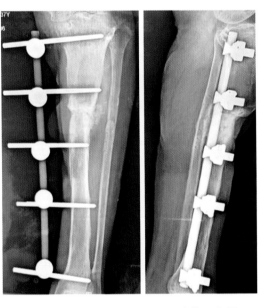

图 2-2-2K　植骨后 7 个月，去除外固定器

四、随访结果

再骨折手术后 10 个月 X 线复查，骨折愈合良好（图 2-2-2L）。患者行走功能已接近正常，恢复了正常工作，感染无复发（图 2-2-2M）。

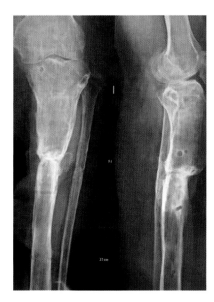

图 2-2-2L　第 3 次术后拆除外固定器后 10 个月 X 线检查，骨折愈合良好

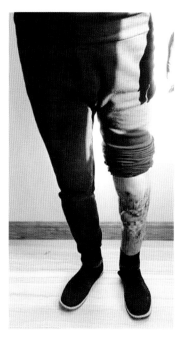

图 2-2-2M　患者行走功能接近正常，已恢复工作

五、经验与教训

（一）三个平面截骨未显示优势

三平面截骨骨搬移文献报道较少，作者进行了初步尝试，试图进一步减少外固定器的佩戴时间，本例患者骨缺损 11.5 cm，外固定指数为 1.6 个月 / 厘米，较双平面截骨修复骨缺损，并没有明显缩小骨愈合的时间，却增加了术后管理的复杂程度。

（二）还需要强化对 Ilizarov 技术的驾驭能力

这个患者胫骨缺损修复成功后，若环式外固定器最后阶段钢针分期拆除，减少固定刚度，并鼓励患肢全荷重行走 3 个月，对接端的骨愈合强度达到牢固愈合，拆除外固定再佩戴支具保护下行走，可能就不会发生再骨折，最后一次再植骨固定的手术就可避免。看来驾驭好 Ilizarov 技术，医生需要复合型能力与持久的实践训练。

六、专家述评

Ilizarov 技术是治疗大段感染性骨缺损的"金标准"，但其缺点之一是佩戴外固定架时间过长，给日常生活带来不便。双平面截骨骨搬移能缩短骨搬移时间，使骨缺损提前对接，并能将一个较大的骨搬移区变成两个相对较小的骨搬移区，缩短其皮质化的时间，从而减少外固定器的佩戴时间。据文献报道，单平面和双平面截骨骨搬移相比，外固定指数由 2.1 个月 / 厘米，减少到 1.1 个月 / 厘米。

骨搬移后对接点若骨愈合强度差，再骨折后可按新鲜骨折处理，单纯外固定器固定即可愈合。如无明显外伤而发生骨折，则按陈旧骨折处理，需行植骨。发生在搬移区的再骨折，无论有无明显的外伤史，皆可单纯应用外固定器固定，无须植骨。

（彭阿钦）

参考文献

[1] 张彦龙, 王泳, 邸军, 彭阿钦. 单平面与双平面截骨骨搬移治疗胫骨大段感染性骨缺损的疗效比较[J]. 中华创伤杂志, 2017, 1(33): 532-538.

病例3 腓骨横向搬移修复胫骨缺损同期小腿延长14 cm

　　幼年或少年骨髓炎发生胫骨大段骨缺损腓骨未受侵袭，在长期的行走过程中，由于患者单纯依靠腓骨支撑整个身体负重行走，腓骨发生代偿性增粗、骨量增加，但发生弯曲、扭转，小腿比健侧短缩。这是一类特殊的畸形，即胫骨缺损内翻畸形，常常伴有短缩畸形。常年的行走使膝、踝关节承受异常的应力，久之则发生骨关节炎。农村患者艰难的求医历程，加上对秦泗河大夫的莫大信任，迫使秦泗河采用系统工程的临床思维与决策，应用腓骨横向搬移、同期纵向延长的方法治疗这个难治性小腿残缺畸形病例。通过一个简单的手术、较低的花费，治愈了这个疑难病例。这个病例的医疗过程相信能给青年医生一定启示。

一、病例资料

（一）病史

　　患者男，26岁，湖南人。幼年时患左胫骨骨髓炎致胫骨重度骨缺损，形成小腿短缩、内翻、内旋畸形，严重影响外观与行走功能。曾去过多个医院就诊没有得到肯定疗效的答复，特来秦泗河大夫处就诊。

（二）体格检查

　　患者跛行，左小腿呈短缩、内翻、内旋畸形，左小腿严重短缩（图2-2-3A）。膝关节活动范围良好，踝关节内翻位僵直。患肢肌力、血运、感觉都良好。

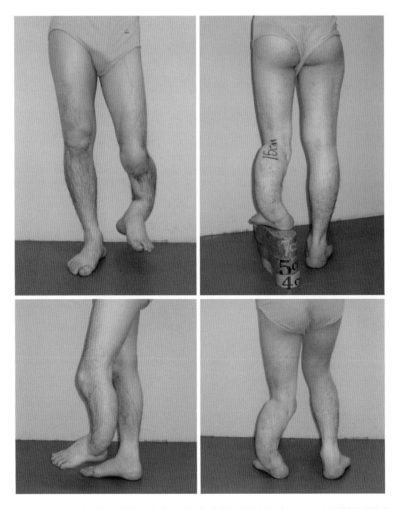

图2-2-3A　左小腿呈短缩、内翻、内旋畸形，足底垫高16 cm下肢接近均衡

（三）影像学检查

X线片显示左小腿胫骨中段骨缺损，胫骨近端和远端残端变细、变尖，缺损距离约3 cm，腓骨异常增粗，呈前弓内弯畸形。

双下肢全长X线片显示左下肢较对侧短缩约18 cm，腓骨弯曲，在下肢负重力线内移（图2-2-3B）。

二、胫骨缺损分型

秦泗河等根据骨缺损长度、部位及有否明显骨干成角畸形将成人胫骨缺损分为5个类型，如下：

Ⅰ型：1 cm＜中下／上段缺损≤6 cm，骨干无＞7°成角畸形。

Ⅱ型：6 cm＜中下／上段缺损≤10 cm，骨干无＞7°成角畸形。

Ⅲ型：6 cm＜中段缺损≤10 cm，骨干无＞7°成角畸形。

Ⅳ型：6 cm＜上下两段缺损≤10 cm，中段残留活骨≥6 cm，骨干无＞7°成角畸形。

Ⅴ型：胫骨缺损＞10 cm，合并骨干＞7°成角畸形。

本例属于Ⅴ型胫骨缺损。

三、重建策略

（一）重建思路

1.胫骨上下段截骨后，骨段滑移术修补胫骨缺损，是成熟的技术。但该患者胫骨缺损太多、胫骨短缩18 cm，残端太少，不适合这个手术方法。

2.胫骨、腓骨截骨后，Ilizarov技术先牵拉延长，腓骨内移修补胫骨缺损，一期手术期望达到畸形矫正，胫骨缺损修复，双下肢基本等长。

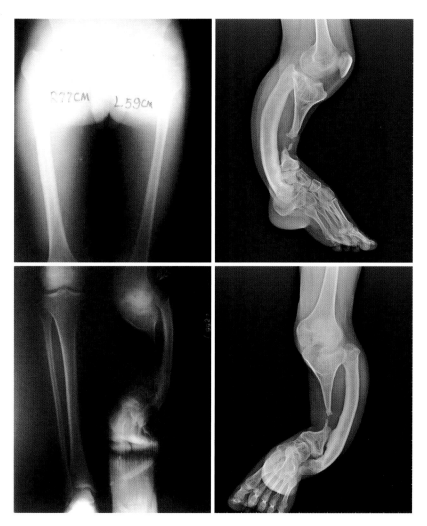

图2-2-3B　双下肢全长X线片显示左下肢较对侧短缩18 cm，胫骨中段骨缺损，腓骨增粗，呈前弓内弯畸形

（二）确定用纵向延长、腓骨横向搬移修复胫骨缺损

腓骨横向搬移中心化修补胫骨缺损，然后在腓骨上端与胫骨连接处实施延长术，即腓骨横向搬移后再行纵向延长术，一期手术修复胫骨大段缺损与下肢短缩。

四、手术方法与术后管理

（一）腓骨横向搬移后再纵向延长手术操作步骤

1. 先在胫骨上下残端行小切口，将胫骨残端尖状的硬化骨用窄骨刀打碎即可，骨缺损处所有纤维瘢痕组织不做处理。

2. 在弯曲的腓骨中段穿 3 根螺纹针备用。

3. 然后于腓骨颈部、腓骨下段切口，将腓骨上下两处截断。如此腓骨中段即完全游离，能够满足术后纵向牵拉与横向搬移的要求。

4. 穿针安装术前测试好的环式外固定器。应按照术后能方便调控的要求，穿针安装妥当。

5. 术中进行纵向牵拉测试外固定器械构型是否合适，腓骨横向搬移需要术后体外改变外固定构型。

（二）术后管理

1. 先缓慢纵向牵拉延长，其目标是：胫骨缺损间隙拉开的长度、空间能够满足截骨后的腓骨横向搬移，填充胫骨缺损空间。在此基础上体外改变能够横向搬移的构型，将游离的腓骨段缓慢推拉到胫骨缺损空间位置（图 2-2-3C ）。

2. 停止调整 2 周，使腓骨与胫骨上段残端结合处形成初期骨痂，再实施腓骨与胫骨残端结合处的小腿延长术，延长速度需要依据延长区域的成骨影像决定（ 2-2-3D ）。

3. 在骨延长过程中，鼓励患者负重行走（图 2-2-3E ）。

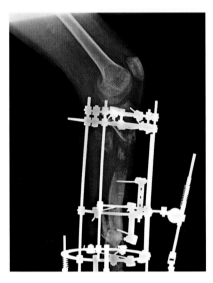

图 2-2-3D　腓骨与胫骨界面延长重建过程，术后 45 天，已经延长 2 cm，显示成骨影像不佳，减慢延长速度

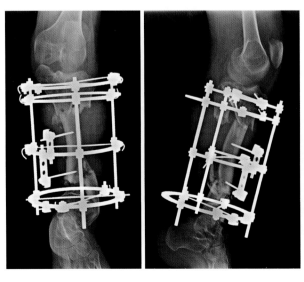

图 2-2-3C　腓骨上下两处截骨，横向搬移至胫骨缺损处

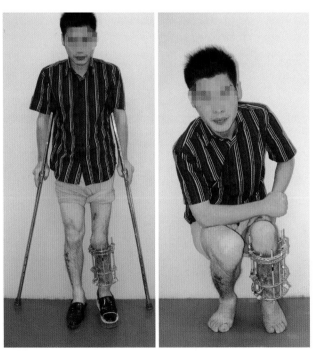

图 2-2-3E　术后 5 个月，患者坚持扶双拐术肢适当负重行走，膝关节功能良好

达到预定延长长度和解剖轴线后，维持固定，逐渐减少固定钢针，降低固定刚度，待骨牢固愈合后再拆除外固定器，遵循"宁晚勿早"的原则。本患者共延长了 14 cm，双下肢长度基本均衡（图 2-2-3F、图 2-2-3G）。

术后 28 个月 X 线检查，左腓骨横向骨搬移胫骨化完成，同期延长小腿 14 cm，骨愈合达到拆除外固定器标准，且未出现针道感染（图 2-2-3H）。

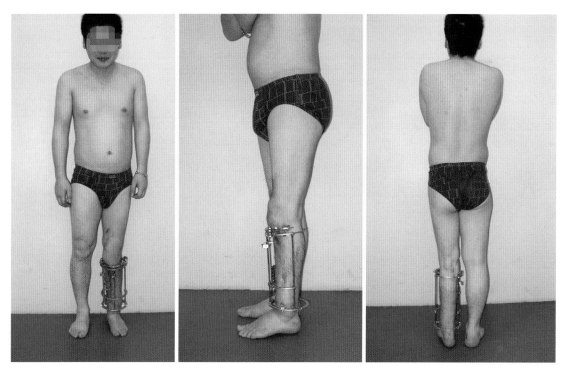

图 2-2-3F 术后 28 个月，患者来医院复查，站立位双下肢基本均衡

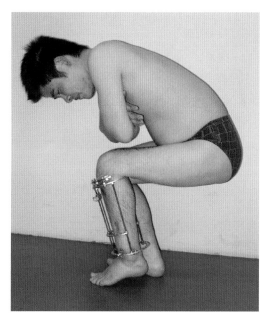

图 2-2-3G 下蹲屈膝无障碍，左踝关节轻度僵直

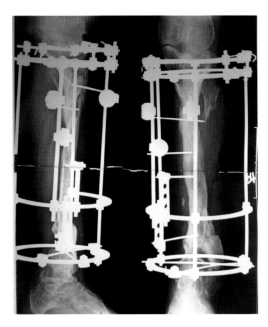

图 2-2-3H　术后 28 个月 X 线复查，左腓骨横向骨搬移完成胫骨化重塑，并同期延长小腿 14 cm，延长区域骨愈合强度达到拆除外固定器标准

五、随访结果

术后 28 个月（2 年 4 个月）拆除外固定双下肢立位全长 X 线片检测，双下肢力线恢复满意，膝关节功能良好。胫骨相差由术前 18 cm 变为差别＜4 cm。由于踝足有轻度下垂位僵直，患者自感双下肢使用长度等长。

六、专家述评

（一）中国化的Ilizarov技术引入自然重建理念

Ilizarov 技术不但可以修复大段骨缺损，同时可以使骨缺损与肢体短缩、软组织损伤一期治疗。具有手术创伤小、固定可靠、并发症少、可早期活动负重功能锻炼的优点，而且骨搬移术比短缩加压技术在减少并发症方面更具优势。

（二）优化组合手术，因势利导，动态调控

对于这种成年复杂下肢残缺畸形，先牵开延长出间隙部分矫正小腿弯曲畸形，再将游离的腓骨段横向推移至胫骨缺损部位，待到腓骨与胫骨接触部位有软性骨痂后，缓慢牵拉延长小腿 14 cm。这种创造性手术方法与对外固定器的时空应力驾驭，同期解决了胫骨的巨大缺损、腓骨弯曲、旋转，小腿短缩畸形问题，一期手术实现疗效目标，这也正是

Iliarov 技术的魅力所在。

（三）牵拉成骨适时调控

治愈骨缺损是系统工程，需要手术者对 Ilizarov 技术熟练掌握，有能力一次手术解决骨缺损及其伴随的问题。因此，系统检查、全面考虑、正确评估（包括医师自身能力的评估）、确定治疗目标、设计手术步骤及术后管理程序，并适时评估治疗过程的合理性非常重要。

（四）特别说明

该患者住在湖南省较偏远的一个县，没有条件多次来北京复查调控。他有修理自行车等机械的能力。腓骨横向搬移到胫骨后，2 年多时间小腿延长外固定器调控操作皆是患者自己在家完成。小腿延长与骨愈合期间照样工作，并生育了一个健康的孩子。

（秦泗河　郑学建）

参考文献

[1] 秦泗河, 郭保逢, 彭爱民, 等. 成人胫骨缺损新分型与骨搬移治疗策略: 附58例报告[J]. 中华骨与关节外科杂志, 2020, 13(05):402-408.

病例4 皮肤瘢痕性跟骨缺损牵拉再生重建

当足部损伤并发跟骨骨髓炎、缺血性骨坏死或骨骺损伤等严重并发症时，常造成跟骨缺损。作为足部负重的重要支撑结构，跟骨的缺损会造成患者站立和行走功能的严重受损，重建其形态和功能是临床中的挑战。

目前对跟骨缺损治疗的报道主要集中在显微外科，利用带血管的腓骨瓣、髂骨瓣或者皮瓣、肌皮瓣结合大块骨移植的方式进行跟骨重建。该手术设计复杂，风险较大，往往需要牺牲供区的组织器官为代价，造成患者新的损伤。

Ilizarov 技术以张应力法则为理论基础，以牵拉组织再生为核心技术，以最微创的方式实现局部组织的再生和重建。但将此技术用于跟骨缺损的重建尚鲜有报道。

一、病例资料

（一）病史

患者男，20 岁，因"左侧重度马蹄足畸形合并跟骨缺损 14 年"就诊。患者 4 岁时左小腿及后足被汽车碾压致小腿后侧及足跟大面积软组织缺损，跟骨部分缺损，经清创及植皮等治疗创面瘢痕愈合，但后遗了马蹄足畸形及跟骨短小畸形，并随生长发育逐渐加重。

（二）体格检查

左重度马蹄足畸形，站立及行走时仅 5 个跖骨头及足趾负重，小腿后内侧及足跟广泛皮肤瘢痕，足与小腿呈跖屈 110° 僵直，无跟骨结节突起，各足趾屈伸活动正常，踝关节活动度为 0。足背动脉搏动正常，足部感觉正常（图 2-2-4A）。

（三）影像学检查

左跟骨后部少许残存，胫距关节间隙存在，胫骨下端与距骨后上相关节，重度马蹄高弓足畸形（图 2-2-4B）。

二、足踝畸形矫正与跟骨重建策略

（一）第一期手术牵拉矫正马蹄足畸形

只有马蹄足畸形牵拉矫正，患足能够负重行走，才能为跟骨截骨牵拉再生重建创造条件。本患者应用 Ilizarov 技术牵拉矫正马蹄足畸形（图 2-2-4C ～图 2-2-4E）。

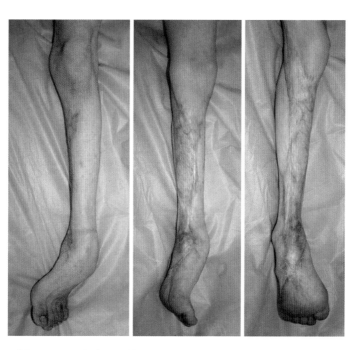

图 2-2-4A 术前左足外观，跟骨外形几乎缺损，踝后广泛瘢痕

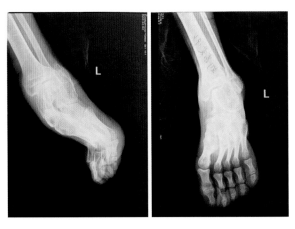

图 2-2-4B　X 线检查，跟骨有少许残存，重度足下垂高弓畸形

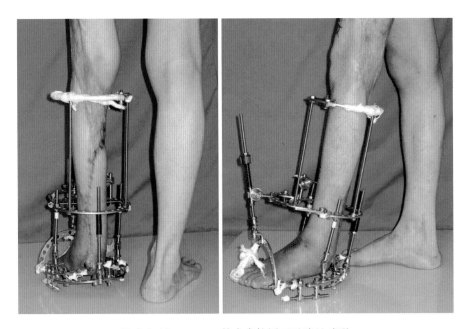

图 2-2-4C　Ilizarov 技术牵拉矫正马蹄足畸形

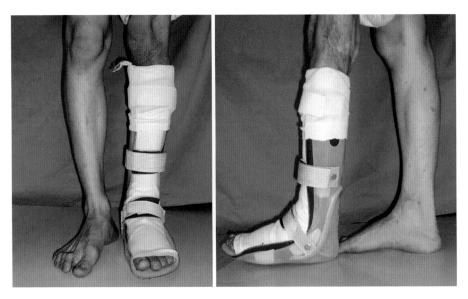

图 2-2-4D　马蹄足畸形矫正后佩戴支具巩固疗效

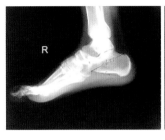
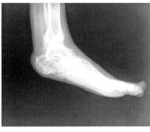

图 2-2-4E　X 线片显示左侧跟骨缺损

（二）第二期手术牵拉跟骨再生重建

秦泗河等于 2011 年在《中华骨科杂志》上首先报道了用 Ilizarov 牵拉成骨技术修复创伤性跟骨缺损，而后又在《中华创伤骨科杂志》报道用结合游离皮瓣移植，治疗创伤后贴骨瘢痕性重度马蹄足畸形伴跟骨缺损获得成功，为此类疾病的治疗提供了新的思路和方法。牵拉再生重建跟骨缺损，从全世界看现有报道的病例非常少，尚未有统一的观点和意见，结合文献报道和我们自己的经验，总结跟骨延长重建的手术适应证如下：

1. 先天跟骨发育不良的小跟骨，距下关节发育尚好患者。

2. 后天创伤及跟骨感染控制后遗留有跟骨的大部分缺损，距下关节相对完好。

3. 开放性跟骨骨折并大部分缺损，跟骨截骨后远端有 1~1.5 cm 的残留。

（三）牵拉跟骨重建手术操作方法与术后管理

1. 将残缺的跟骨小切口截骨。

2. 穿针安装环式带关节铰链的牵伸器（图 2-2-4F）。

3. 术后缓慢牵拉，跟骨远截骨端，牵拉的速度、角度体外可控。

4. 跟骨牵拉区域逐渐再生成骨重建。

5. 跟骨血液循环丰富，延长区域骨愈合较骨干延长快（图 2-2-4G）。

6. 跟骨重建注意 X 线检测牵拉长度、角度（图 2-2-4H）。

7. 骨愈合后拆除外固定，必须装配足踝支具保护下行走 6 周。

三、随访结果

本例术后 16 个月随访，与健侧跟骨比较，患侧跟骨形态基本恢复，足行走功能改善（图 2-2-4 I）。X 线片显示：双侧跟骨影像检查比较基本等长，足弓恢复良好（图 2-2-4J）。

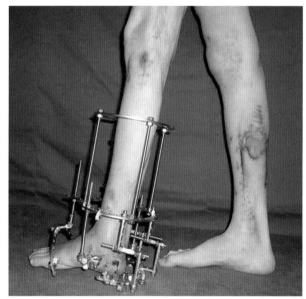

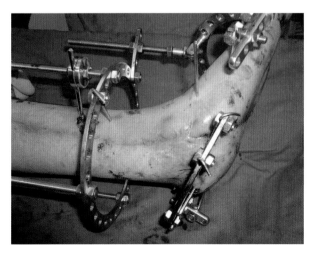

图 2-2-4F　实施跟骨截骨并 Ilizarov 延长重建术

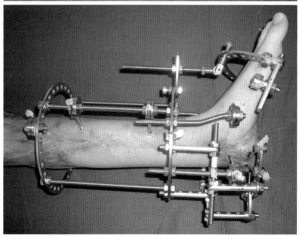

图 2-2-4G　术后将跟骨远端按预定的方向进行牵拉延长

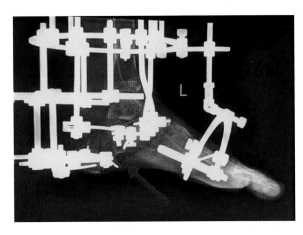

图 2-2-4H X 线显示跟骨再生的长度、角度达到重建目标

四、专家述评

采用微创截骨 Ilizarov 技术行跟骨重建具有与传统治疗方法，如皮瓣扩张术结合自体大块骨植入术或肌骨瓣重建跟骨相比无法比拟的一些优势，它以相对较小的代价取得了最大的功能和外形的恢复，方法简单但疗效奇特，基本上规避了严重并发症，为此类严重足踝畸形伴跟骨缺损患者的治疗提供了一种全新、有效的治疗方式，值得推广。

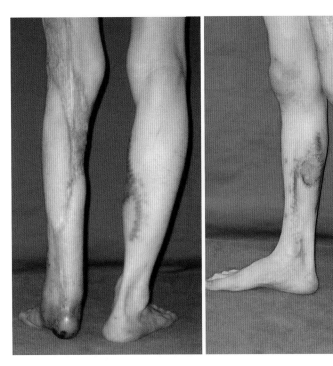

图 2-2-4I 拆除外固定器，与健侧比较，左侧跟骨的形态与负重区域基本恢复

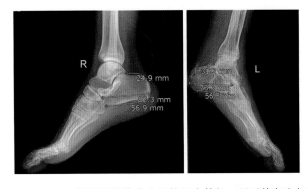

图 2-2-4J 双侧跟骨影像检查比较基本等长，足弓恢复良好

（秦泗河 郑学建）

参考文献

[1] 秦泗河, 葛建忠, 焦绍锋. 牵拉成骨技术修复创伤性跟骨缺损一例报告[J]. 中华骨科杂志, 2011, 31(3):273-274.

[2] Wang B, Zhang X, Huo Y, et al. Calcaneal lengthening for partial traumatic loss of the calcaneus[J]. Injury, 2019, 50(3):796-803.

病例5 毁损性右膝关节畸形伴股骨短缩22 cm重建

组合性手术结合骨外固定技术，能治疗重度四肢残缺畸形等骨科疑难杂症。但是术前的系统分析是否到位？不同手术方法如何优化组合？手术操作步骤如何精准有序？矫形手术与内、外固定技术怎样结合才能相得益彰？漫长的术后下肢再生修复重建过程如何调控与纠错？实施2次以上手术的时机如何把握？医患如何做到相互信任？医生临床经验、智慧与现代高科技手段如何合理结合？以下介绍的这一疑难病例从术前病情分析、2次手术操作以及长达1年以上的术后管理调控过程与追踪随访结果，秦泗河在一定程度上解答了以上所提问题。

一、病例资料

（一）病史

患者男，26岁，安徽人。因"右膝关节化脓性关节炎后遗症"，于2018年12月13日入院。患者1岁半时，患右膝关节化脓性关节炎，炎症治愈后，右股骨下段骨骺发生不均衡性破坏，随着年龄增长右膝关节逐渐出现发育性畸形且逐渐加重，右下肢重度短缩，仅能艰难地弯腰迈步行走。近年曾去过几家大医院骨科检查，皆建议切掉膝关节矫正畸形的同时，置换特制的人工膝关节。患者及其家属拒绝接受人工假体置换的手术方法，特来找秦泗河教授诊疗。

（二）体格检查

右膝关节重度外翻伴屈膝畸形，小腿重度外旋扭转，右股骨远端向内弯曲畸形，髌骨脱位在膝外侧，右膝关节严重伸屈功能障碍。术前步态：仅能健侧膝关节屈曲半蹲位行走，右膝外侧有既往实施手术治疗的条索状瘢痕（图2-2-5A）。

（三）影像学检查

双下肢全长立位X线片，测定右下肢短缩22 cm（短缩畸形在股骨）。CT三维重建，右下肢股骨髁重度复合畸形、胫骨平台外旋半脱位（图2-2-5B）。

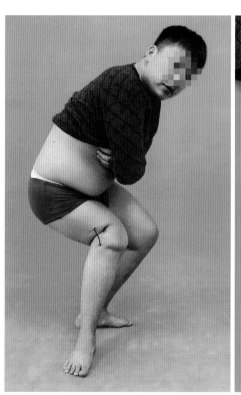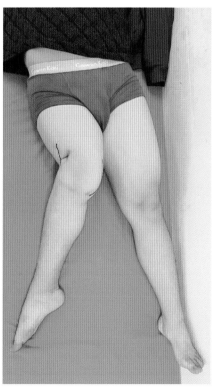

图2-2-5A 右下肢严重复合畸形，患者站立时状态，小腿外旋 >90°

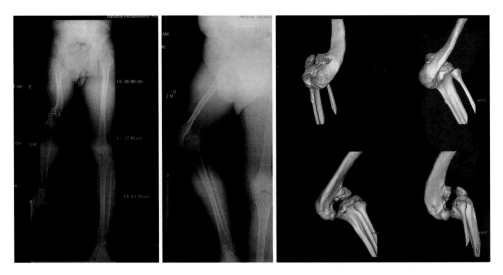

图 2-2-5B　膝关节结构毁损性破坏，胫骨脱位，双下肢立位全长 X 线片测定，右下肢短缩 22 cm。CT 三位重建显示：多维度畸形，失去了基本膝关节骨性结构

二、重建策略

分两期手术矫正膝关节畸形与股骨延长。

三、第一期手术

（一）关节内截骨重建膝关节基本结构，内外结合固定

1. 手术切口应充分显露膝关节，直视下再评价分析畸形程度、性质、范围，由此决定股骨下段膝关节内截骨的策略。

2. 截下的股骨髁骨块修正后，含有软骨的骨块重新植入，钢板内固定。

3. 术中测定，矫正股骨旋转、膝关节外翻畸形，使股骨内外髁恢复基本解剖形态。

4. 残留膝关节软组织挛缩畸形，穿针安装跨膝关节外固定器，术后再调整牵伸矫正（图 2-2-5C）。

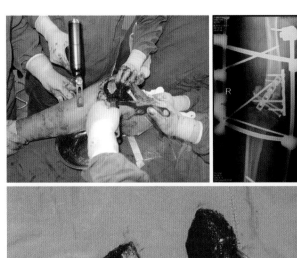
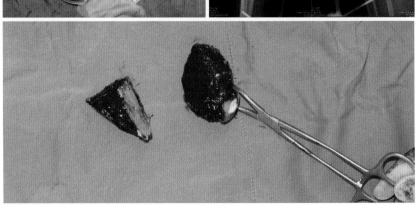

图 2-2-5C　膝关节内截骨恢复股骨内外髁平衡，术中大部矫正畸形后，将带有髁关节面的骨块回置，用重建钢板固定。缝合切口后，穿针安装跨膝关节的外固定器。右上图为术后 1 周 X 线检查，显示已经恢复了一个相对正常的膝关节骨性结构

（二）第一期手术后处理

术后通过外固定器调整逐步矫正残余畸形，定期打开跨膝外固定杆，适当活动膝关节。术后 4 个月截骨处愈合拆除外固定器，右膝关节畸形基本矫正，下肢负重力线基本恢复。拍摄双下肢立位全长 X 线片测定，右股骨仍短缩 16.6 cm（图 2-2-5D）。

四、第二期手术实施右侧股骨延长15 cm

（一）手术时机与器械选择

第一次术后 1 年，患者右下肢配补高支具能较好地行走，可以实施右下肢延长以平衡肢体。由于股骨需要一期延长 15 cm，适合选择 OrthOfix 单边外固定延长器。

（二）手术方法

1. 股骨中上段 2 cm 皮肤切口，微创连孔截骨器电钻打孔后，股骨先不折断。注意必须用新钻头，避免电钻打孔时对截骨处热灼伤。

2. 在 X 线透视下，截骨上、下骨段各穿 3 枚 6 mm 螺纹钉。

3. 安装上单臂延长器固定可靠后，用窄的骨刀截断股骨。

4. X 线透视检测螺纹钉穿针位置及股骨截骨部位是否合适（图 2-2-5 E）。

5. 手术结束，螺纹钉与皮肤界面之间用干纱布缠绕。

（三）术后管理调控

1. 术后再让患者足底垫高确定短缩程度，如此能提高患者恢复双下肢均衡的信心（图 2-2-5F）。术后 1 周拍摄 X 线片后，开始旋转延长杆，1 mm/d，分为 4~6 次旋转。鼓励患者延长期间持助行器下肢适当负重行走，并活动膝关节。

2. 延长 3 cm 后，依据延长区域成骨的影像情况，适当降低延长速度，改为 0.6 mm/d。并教会患者在家自我实施延长术。

3. 延长 6 cm 后，告知患者每延长 2 cm 就需要拍摄 X 线片复查。延长杆不够长度时可以替换。螺纹钉针道不能用消毒剂经常擦拭，仅仅用无菌纱布定期更换缠绕即可。

4. 大范围股骨延长后，膝部前后肌肉、肌腱必然拉紧压迫膝关节，可以在胫骨中上段穿针加个半环，与股骨延长器相连牵开膝关节间隙并维持一段时间。

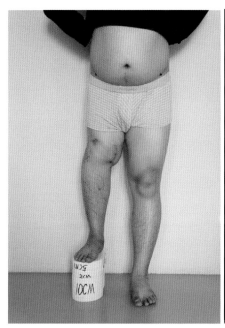
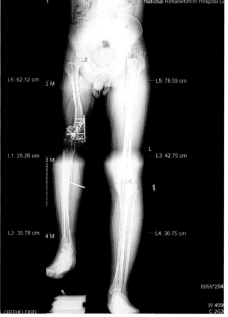

图 2-2-5D 第一次手术结束后外观及 X 线检查，右膝关节畸形矫正满意，下肢力线接近恢复，但右股骨短缩 16.6 cm，嘱咐患者配补高支具锻炼行走

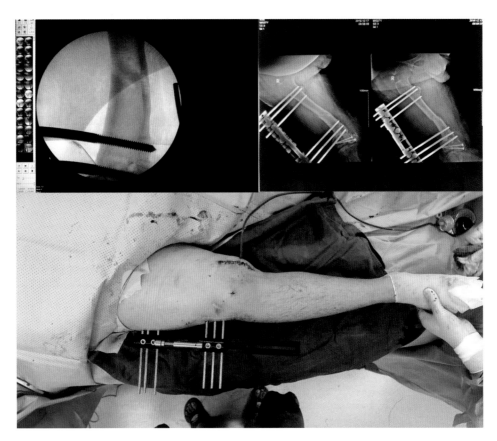

图 2-2-5E   第二次手术行股骨远端微创斜行截骨，穿针安装 OrthOfix 单边外固定延长器

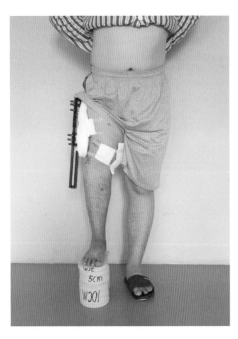

图 2-2-5F   股骨延长术后 1 周外观，延长开始前测定下肢短缩程度，足底木块垫高 17 cm 双下肢均衡

5. 该患者股骨共延长 15 cm，患者自感双下肢等长了，应停止延长（图 2-2-5G），鼓励患肢训练肌肉收缩，建议患者锻炼负重行走。一定让患者明白，促进骨愈合最有效的药物是行走。

五、术后随访

（一）右股骨短缩延长 15 cm 术后 290 天随访

右股骨短缩延长 15 cm 术后 290 天随访，右下肢畸形基本矫正，延长区域骨愈合重塑影像符合早期阶段的表现。双下肢使用长度均衡，但并发膝关节纤维僵直（图 2-2-5H）。

（二）术后 27 个月（2 年 3 个月）随访

第一次术后 27 个月（2 年 3 个月）复查，患者能够徒手行走 2 km 以上，右膝关节已经恢复 40° 伸屈功能（图 2-2-5I）。随着时间延长膝关节功能必然进一步改善。X 线检查，右股骨延长区域骨结构基本正常，但冠状位膝关节仍有少许倾斜畸形（图 2-2-5J）。患者对最终结果非常满意。

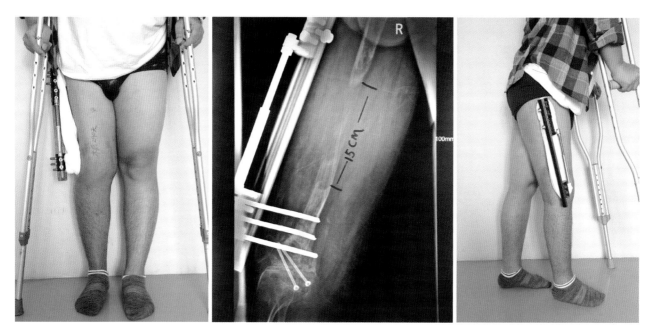

图 2-2-5G　右股骨延长 15 cm 复查，双下肢基本等长，因此停止延长。鼓励患者锻炼行走，提高延长区域成骨速度

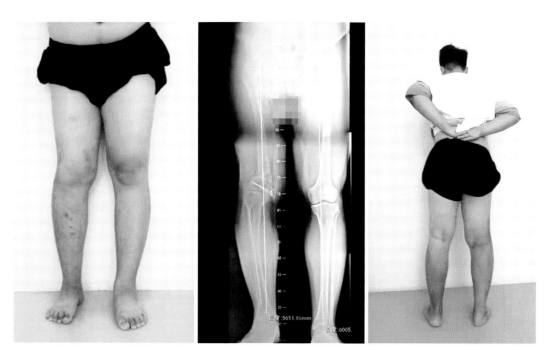

图 2-2-5H　股骨延长 15 cm 术后 290 天拆除外固定器，双下肢基本等长，延长区域显示骨愈合，可以适当徒手锻炼行走，但膝关节发生纤维僵直，需要训练恢复膝关节活动功能

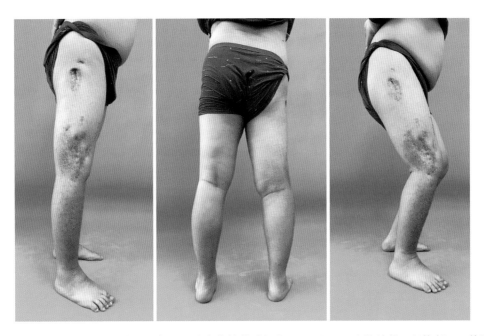

图 2-2-5I　第一次术后 27 个月（2 年 3 个月）复查，患者能够徒手行走 2 km 以上，右膝关节已经恢复 40° 伸屈功能。随着时间延长膝关节功能必然进一步改善。

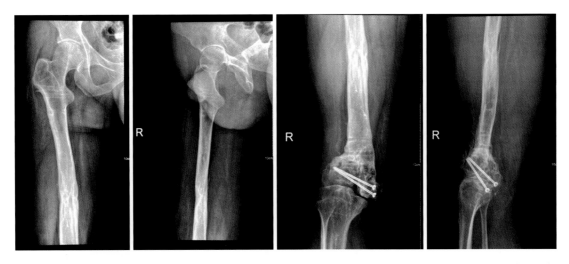

图 2-2-5J　第一次术后 27 个月 X 线复查显示，右髋关节与股骨上段延长区域骨结构基本正常，但冠状位膝关节仍有少许倾斜畸形

六、专家述评

该患者经过 2 次手术，术前没用 3D 打印建模分析，在保留膝关节的前提下矫正了膝关节复杂畸形。短缩的股骨延长 15 cm，其间并没有植骨，也没有应用促进骨愈合的药物，最终骨延长区域完成骨的牢固愈合与骨重建。其下肢轴线、长度基本恢复，屈膝功能仍在恢复过程中。股骨整个延长骨重建过程，基本上是患者在家自我操作延长，分管医生通过微信指导，没有发生影响疗效的并发症。

第一次术后 27 个月随访时下肢形态与行走功能的恢复，超出了术前患者的期望，且医疗费低廉。显示了模仿自然，驱动肢体生命组织自我再生重建的力量，颠覆了西方矫形外科学的一些临床原则，值得临床医学与从事基础研究者借鉴思考。

（秦泗河　彭爱民　郑学建　张庆彬）

病例6　创伤后遗足踝严重扭转残缺畸形形态与功能重建

一、病例资料

（一）病史

患者女，22岁。幼年左足踝部严重创伤、感染，治疗不当，逐渐继发足踝部严重蜷曲畸形，随生长发育，畸形逐渐加重，并出现小腿短缩，曾去多家医院就诊，建议截肢后安装假肢，患者及家属不接受截肢疗法。于2008年5月，特来找秦泗河、夏和桃诊治。

（二）体格检查

重度短肢跛行，小腿远端触地行走，足踝部向前外上方蜷曲，足底朝向前外上方，用胫骨负重。小腿短缩超过8 cm，踝关节无活动度，各足趾运动基本正常，踝足部血运、感觉均正常（图2-2-6A）。

（三）影像学检查

术前踝足部X线片显示足位于胫腓骨远端外侧，无正常踝关节结构（图2-2-6B）。

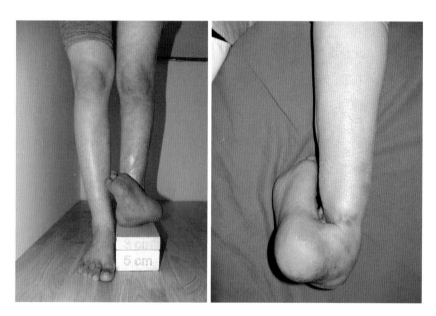

图2-2-6A　术前外观：站立位，后面观，踝足完全扭转，足底朝上，小腿短缩8 cm

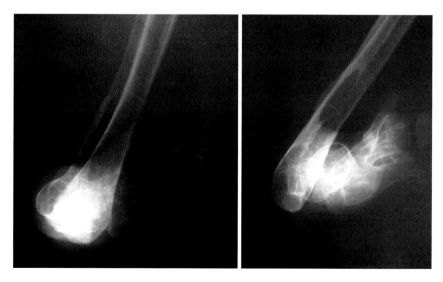

图2-2-6B　踝足部正侧位X线片示丧失了足的基本形态

二、病例分析与重建目标

（一）该病例保肢重建第一期手术需要解决的问题

1.矫正足踝部畸形使其能达到跖行足。

2.其踝上广泛挛缩的瘢痕组织必然伴随血管、神经的挛缩，不能实施软组织松解，因此第一期手术需要踝上短缩截骨矫形，以缓解血管、神经的张力。

（二）第二期手术实施小腿延长

必须等待第一期手术足踝畸形矫正、患肢能负重后再实施二次手术。

三、第一期手术：矫正足踝畸形

第一期手术将畸形的踝部切除，术中即能大部矫正足的畸形，残留畸形穿针安装 Ilizarov 外固定器术后牵拉矫正。术后 7 天开始调整外固定器矫正残余的足踝部畸形。畸形矫正达到目标后（图 2-2-6C），继续维持外固定器固定 2 个月，拍摄 X 线片显示胫骨远端与距骨骨性愈合，再拆除外固定器。

四、第二期手术：左胫骨近段截骨延长术

第二期手术后左小腿再生延长了 8 cm，并没有植骨（图 2-2-6D）。由于患者没有踝关节功能，患肢需要比对侧短 2 cm 左右，有利于相对平衡地站立行走。

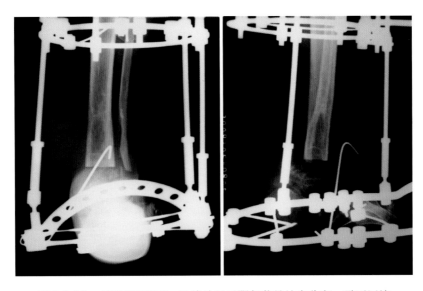

图 2-2-6C　足踝畸形矫正，X 线片显示踝部截骨处有分离，需要压缩

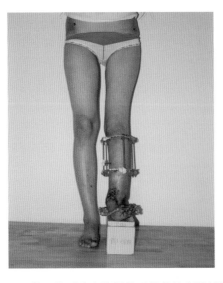

图 2-2-6D　第二期手术实施胫骨近端截骨小腿延长术后

五、随访结果

术后 15 个月随访，患者足跟畸形矫正，恢复跖行足，双下肢等长，遗留轻度跛行步态，患者对治疗结果满意（图 2-2-6E）。

六、专家述评

本患者属于经典矫形手术无法重建的濒临截肢的残缺畸形，通过实施二期手术结合牵拉成组织技术保肢成功，获得满意的畸形矫正与功能重建结果。这提示临床医师的智慧与 Ilizarov 技术结合后，能呈现出"救生船"效应。

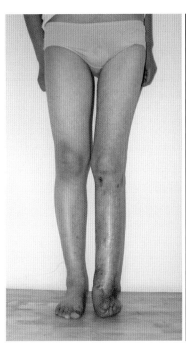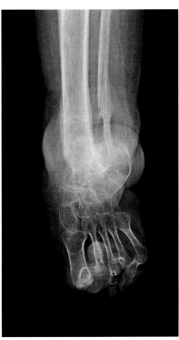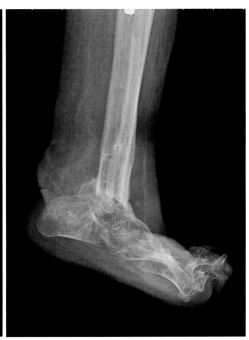

图 2-2-6E　第二期手术结束后 15 个月随访，双下肢基本等长，足跟畸形矫正，胫距关节愈合好，双下肢能较平衡地站立行走

（秦泗河　夏和桃　韩义连）

参考文献

[1] 秦泗河, 陈建文, 郑学建. 改良 Ilizarov 技术救治濒临截肢的下肢残缺畸形[J]. 中华骨科杂志, 2010, 4: 423-426.

病例7 髂骨、臀部广泛瘢痕挛缩致髋外展畸形形态与功能重建

一、临床资料

（一）病史

患者女，24岁，出生10个月时，在家乡卫生所实施左臀部肌内注射后，发生广泛软组织感染，在当地医院实施多次清创换药后创面愈合，但左侧臀部形成广泛瘢痕挛缩。在生长发育过程中逐渐继发髋外展、外旋畸形。曾去多个医院就诊，建议实施瘢痕切除取背阔肌皮瓣移植修复。患者家属不接受背部再遗留切口瘢痕的手术方法。24岁时来秦泗河矫形外科就诊治疗。

（二）查体与X线检查

左臀部可见不规则瘢痕紧紧贴敷在髂骨上，长达27 cm（图2-2-7A）。已没有臀肌的轮廓，证明幼年感染时臀部肌肉广泛坏死。髋关节被动内收受限，旋转动作基本丧失。

瘢痕牵拉性骨盆倾斜（左下倾）致站立位左下肢明显增长，行走时呈现长短腿步态，身体倾斜状态可以部分下蹲。骨盆X线平片显示骨盆倾斜，腰椎继发侧凸（图2-2-7B）。

二、左臀部形态与功能重建思路

患者腹部没有瘢痕，且女性皮肤相对松弛，将贴骨瘢痕切除后，将腹背部正常皮肤广泛皮下游离后，用外固定技术逐渐牵拉覆盖切除的创面。只要彻底切除了瘢痕组织，松解挛缩的关节囊，髋外展、骨盆倾斜畸形自然能矫正（图2-2-7B）。

三、手术方法与操作步骤

患者侧卧位，将长达27 cm瘢痕切除，切口边缘的皮肤广泛游离。在切口上下的髂骨上将游离的腹部皮瓣牵拉后，插入2排钢针将皮瓣与髂骨固定，由此闭合切口。将髂骨的钢针与大腿钢针连接，术后体外逐渐调整外固定器，分阶段内收、内旋大腿促进皮肤延展，使得切口在减少张力下愈合，并矫正髋外展畸形（图2-2-7C~图2-2-7F）。

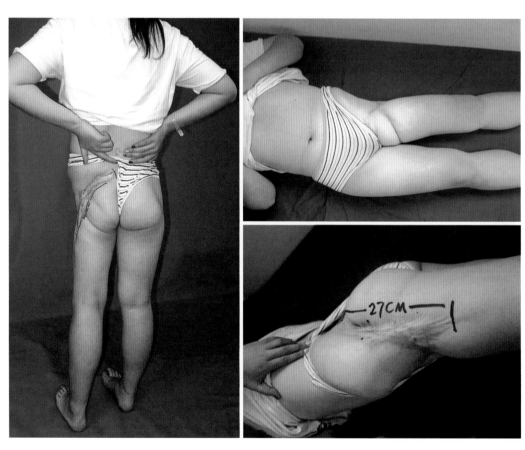

图2-2-7A 左髂骨、臀部广泛的贴骨瘢痕，继发髋外展挛缩畸形，骨盆倾斜

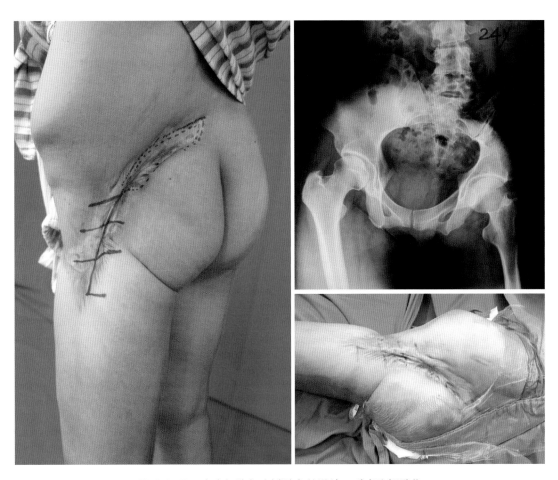

图 2-2-7B　瘢痕切除与皮瓣游离的设计，手术取侧卧位

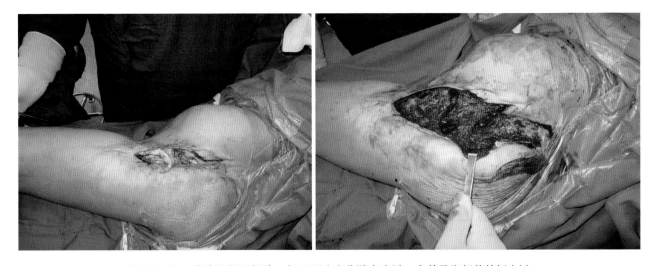

图 2-2-7C　瘢痕组织已切除，切口两边充分游离皮瓣，尤其是腹部前外侧皮瓣

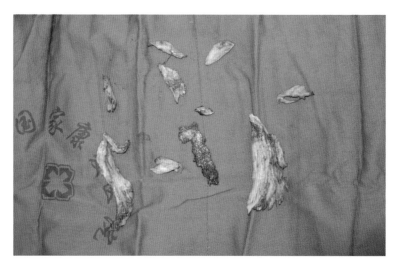

图 2-2-7D   切除的纤维瘢痕组织

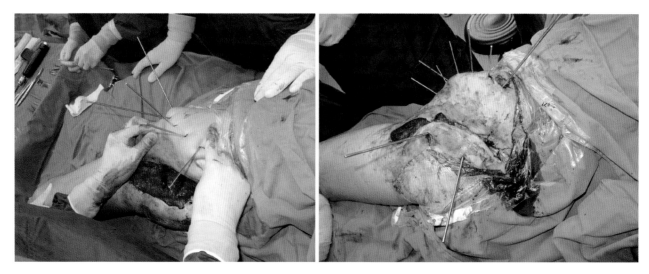

图 2-2-7E   将腹部皮肤向切口缘推拉，以成排的钢针固定在髂骨上

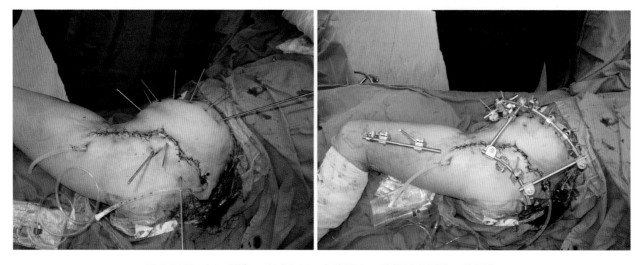

图 2-2-7F   切口闭合，为减少切口皮肤张力，维持适当屈髋、外展位

四、术后处理

注意切口皮肤张力，通过多次松开调整髂骨 - 股骨之间外固定杆之间的角度，逐渐矫正髋外展、外旋畸形。让皮肤切口在没有张力的状态下愈合，防止针道松动与感染（图 2-2-7G、图 2-2-7H）。

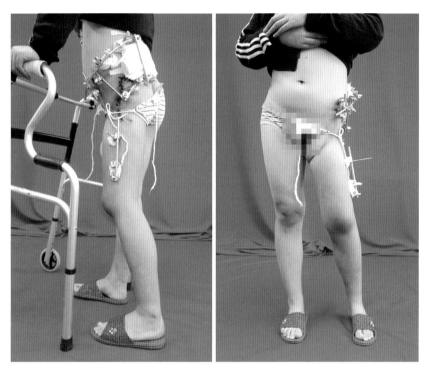

图 2-2-7G　术后下床负重行走，通过多次调整外固定，逐渐矫正髋外展、外旋畸形

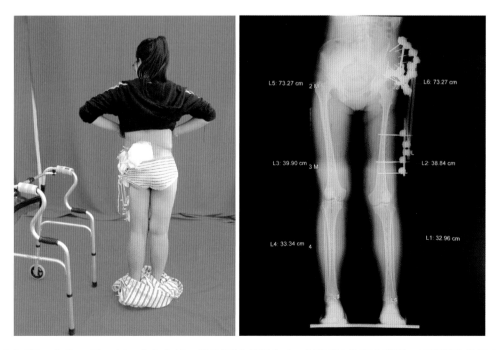

图 2-2-7H　术后 27 天，切口愈合良好，骨盆倾斜畸形矫正，右臀部皮肤张力降低，可以拆除外固定器

五、随访结果

术后 67 天复查结果及术后 5 个多月随访结果见图 2-2-7I、图 2-2-7J。

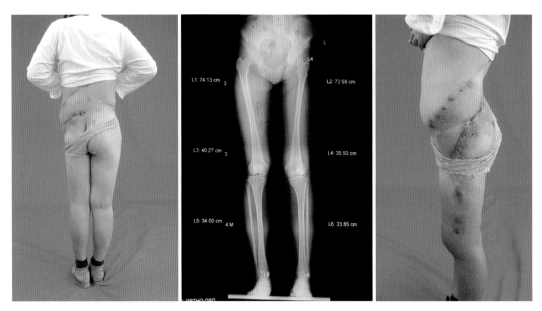

图 2-2-7I　术后 67 天复查，右臀部贴骨瘢痕消除，骨盆倾斜矫正，双下肢均衡站立

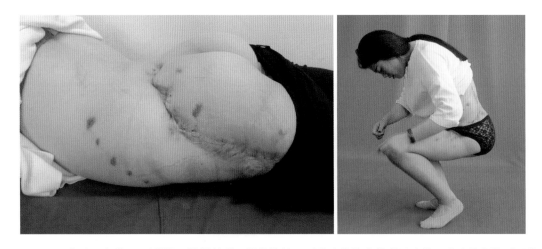

图 2-2-7J　术后 5 个月 20 天随访，臀部外形已部分恢复，下蹲功能较术前明显改善，步态恢复接近正常

六、专家述评

此病例治疗是秦泗河依据病情，系统分析后，设计独创的手术重建方法。一个长达 23 年病程、27cm 长的瘢痕一次手术切除，切口边缘的皮瓣分离后，仅用骨外固定牵拉的方法，既消除了瘢痕，又矫正了骨盆倾斜、腰椎侧凸畸形，疗效满意。这也证明，临床决策智慧、手术技巧与骨外固定技术结合，在软组织重建方面尚有巨大的研究与应用空间。

（秦泗河）

病例8 幼年骨关节感染后遗极重度骨性屈膝短缩畸形形态与功能重建

这是一例采用经典矫形骨科手术无法实现保肢性重建、濒临截肢的下肢畸形，经过秦泗河团队二期手术，长达3年多的治疗过程，最终结果不但成功保肢，且再生重建下肢长度 >36 cm，满意地重建了下肢形态与行走功能。

一、病例资料

（一）病史

患者女，23岁，广东湛江人。5岁时左股骨与膝关节发生化脓性感染，经过2年多感染治愈后，膝关节完全破坏，在屈膝位骨性融合，随着生长发育其屈膝畸形明显加重，且未能在少年期实施矫形治疗，以至仅能用右单侧下肢直立行走。曾经就诊过多家医院，皆建议截肢后安装假肢，但患者渴望保留自己的腿行走，于2013年10月来北京秦泗河矫形外科就诊。

（二）体格检查

患者身体健康，性格活泼。左骨性屈膝畸形130°伴有皮肤瘢痕，屈髋畸形15°左右。持双拐用右下肢单肢负重行走，直立时膝部距离地面 >60 cm（图2-2-8A、图2-2-8B）。

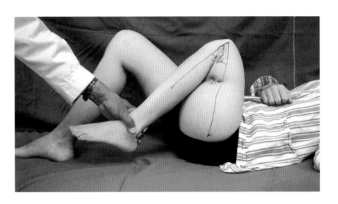

图 2-2-8B 术前检查屈膝畸形130°，大腿-小腿之间瘢痕贴附在一起

（三）X线检查

膝关节融合于屈膝 >130°位，股骨、胫骨纤细，髋、踝关节骨性结构基本正常（图2-2-8C）。

二、病例分析与手术重建策略

（一）有明确的畸形矫正与功能重建手术指征

患者对左下肢治疗的诉求是：保肢，骨性融合的膝关节完成伸直位，期望达到双下肢接近等长，能用两条腿负重行走。

（二）需要分期手术

解决的难题就是患者的几个诉求，依据秦泗河

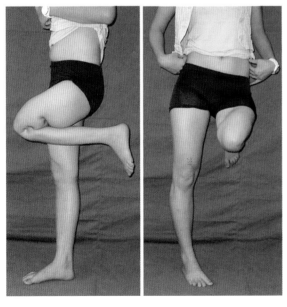

图 2-2-8A 左骨性屈膝畸形130°伴有皮肤瘢痕，屈髋畸形15°左右。仅能用右下肢单肢站立，持双拐单腿负重行走

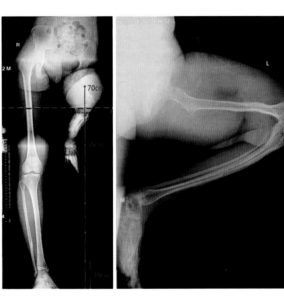

图 2-2-8C 站立时膝部距离地面 >60 cm。说明如将下肢伸直，双足能平衡负重行走，需要伸长下肢长度 >30 cm以上，将是一个艰巨的下肢重建工程

矫形外科的临床经验与技术能力，有把握通过 2 次或以上的手术实现患者所期望的医疗目标。基本重建策略是：第一期手术矫正屈膝畸形并大部分恢复下肢长度，实现两条腿行走的目标；第二期手术短肢延长，等长双下肢。

（三）医生、患者共同需要克服的难度与风险规避

屈膝畸形＞130°，且膝后有部分瘢痕牵缩，股骨、胫骨皆纤细，实施骨延长，骨愈合肯定缓慢，有可能会发生迟延骨愈合。手术目标要达到膝部伸直，双下肢基本等长，能够满足双下肢负重行走，需要 2 次以上手术方能牵拉再生出＞30 cm 的长度，治疗恢复周期 2 年以上。患者有强烈的希望恢复双下肢行走的愿望，能积极配合医生的治疗过程。

三、第一期手术：膝部楔形截骨结合Ilizarov 技术牵拉矫正屈膝畸形

（一）手术基本步骤

1. 2013 年 10 月，实施第一次手术，

2. 左膝关节部位楔形短缩截骨，周围的贴骨瘢痕适当松解。

3. 术中即可矫正约 40° 屈膝畸形。

4. 缝合切口后，穿针安装 Ilizarov 膝关节牵伸器。

5. 患者麻醉清醒后检查腓总神经、胫神经没有牵拉性麻痹，小腿血液循环正常，送回病房。

（二）术后管理

1. 术后 5 天拍摄 X 线片后开始牵拉矫正屈膝畸形，教会患者及其家属自我体外调整牵伸杆，缓慢牵伸矫正残留的屈膝畸形，牵拉矫形的速度凭患者感受自我掌握（图 2-2-8D）。

2. 术后牵拉 97 天，屈膝畸形基本矫正，足底配补高鞋垫能够负重行走（图 2-2-8E）。

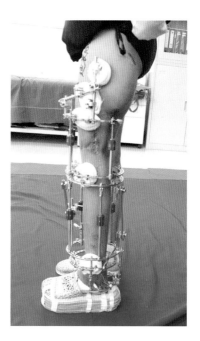

图 2-2-8E　术后牵拉 97 天，屈膝畸形基本矫正，配补高垫患足可以负重锻炼

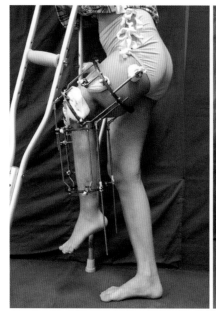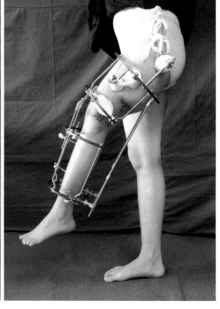

图 2-2-8D　膝部截骨后安装 Ilizarov 膝关节牵伸器，术后缓慢牵伸矫正屈膝畸形

3. 术后 128 天 X 线检查膝部截骨处骨愈合（图 2-2-8 F）。

4. 第一次术后 4 个月患者回医院复查，屈膝畸形基本矫正，能够双下肢负重行走，患者第一次体验到双下肢负重行走的感觉，非常高兴。由于左下肢尚短缩 16 cm，患者执意要求实施左下肢延长，基本恢复双下肢的长度。

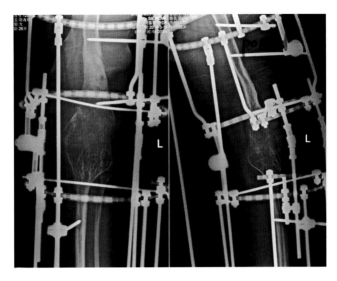

图 2-2-8F　术后 128 天 X 线检查膝部截骨处骨愈合

四、第二期手术：实施股骨、胫骨双截骨延长术

由于左屈膝畸形矫正后，下肢仍存在 16 cm 的短缩，需要延长 10 cm 以上才能较好地平衡双下肢。采用股骨下段、胫骨上段两处横断截骨延长术，安装环式外固定器，术后两处截骨同步缓慢延长，共再生延长了 12 cm，其间由于胫骨延长区域骨愈合差，做了 1 次骨延长区域钢针刺激性手术，以促进骨愈合（图 2-2-8G～图 2-2-8L）。

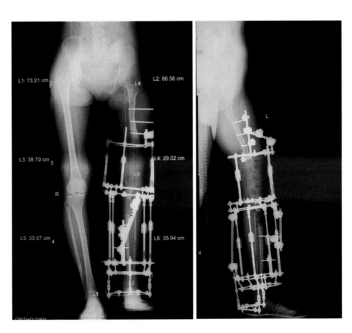

图 2-2-8G　第二次手术实施双截骨术后 97 天，已延长 10 cm

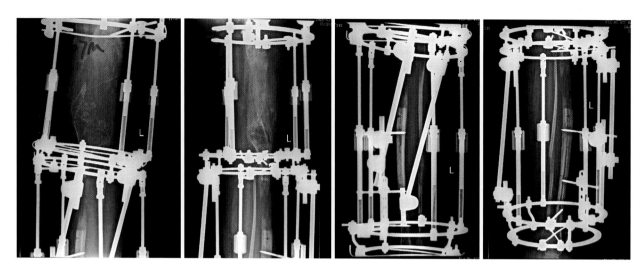

图 2-2-8H   延长 12 cm 后停止延长，术后 7 个月复查，胫骨延长区域骨愈合差

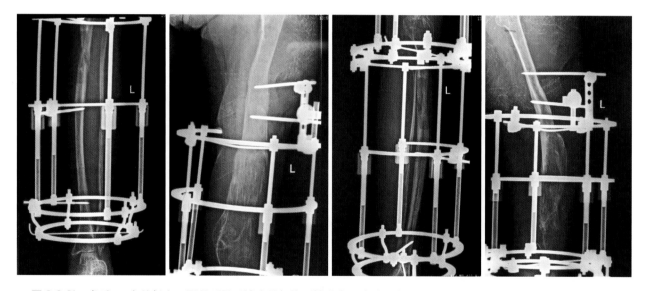

图 2-2-8I   术后 23 个月复查，胫骨延长区域成骨仍然不够强度，麻醉下实施了延长区域插入钢针刺激，以促进成骨

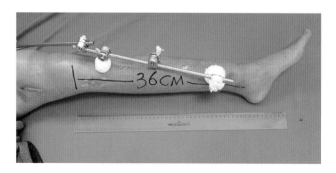

图 2-2-8J   屈髋、屈膝畸形矫正及下肢延长术，与术前相比，该患者术后下肢长度增加至少 36 cm

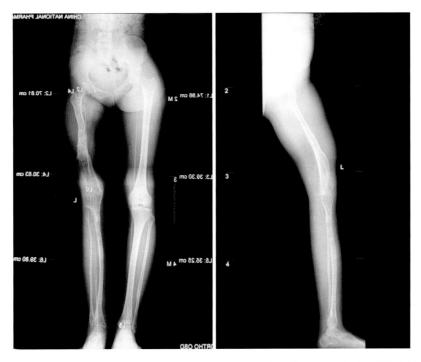

图 2-2-8K　术后 3 年 X 线检查，双下肢正位、侧位机械轴线都达到了术前设计的疗效目标

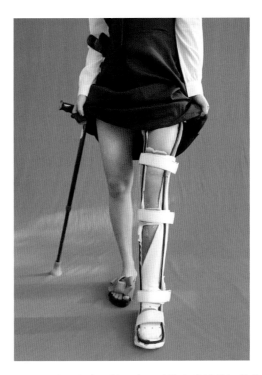

图 2-2-8L　胫骨上段延长区域骨愈合不够强度，建议患者继续佩戴支具保护下锻炼行走

五、随访结果

1. 第一次手术后 3 年患者来复查，屈膝畸形矫正，股骨延长区域骨愈合良好，双下肢基本等长，达到了能用双下肢负重行走的治疗目标，没有出现任何影响疗效的并发症。

2. 术后 7 年半 X 线检查，骨密度及股骨、胫骨周径明显改变（图 2-2-8M）。腿的粗度增加，患者能徒手行走 5 公里以上（图 2-2-8N）。

3. 秦泗河应邀在深圳市宝安区人民医院会诊时，该患者去复查并与作者合影（图 2-2-8O）。

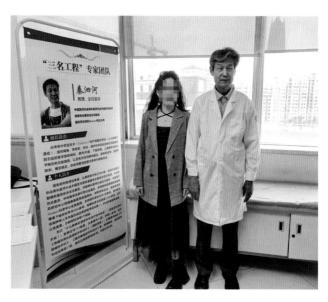

图 2-2-8O　术后 7 年半，患者在深圳与秦泗河合影

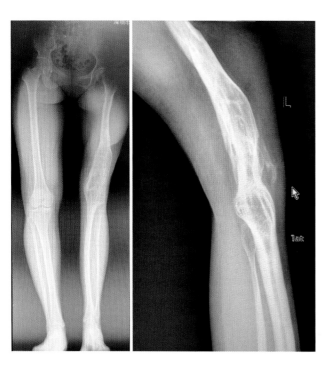

图 2-2-8M　术后 7 年半 X 线检查，下肢持重力线恢复，管状骨周径增加

六、专家述评

这个患者有如此严重的畸形，术前仅用单腿行走。通过 2 次截骨手术结合 Ilizarov 牵拉组织再生延长术，长达 3 年多的治疗恢复周期，获得了奇特疗效，创造了下肢畸形矫正、再生延长重建 >36 cm 的奇迹，整个矫形延长过程中没有植骨，没有发生任何影响疗效的并发症。最终疗效比术前预计的目标还要好。

治疗成功依赖于以下三大因素：术前系统、科学的评价与手术设计，医生精湛的手术操作与术后追踪调控的管理，患者积极向上的心态与医生的默契配合。

（秦泗河　焦绍锋）

参考文献

[1] 李刚，秦泗河. 牵拉成骨技术的基础研究进展与带给骨科的启示[J]. 中华外科杂志, 2005, 43(8):540-543.

[2] 秦泗河. Ilizarov 技术与骨科自然重建理念[J]. 中国矫形外科杂志, 2007, 15(8):595-596.

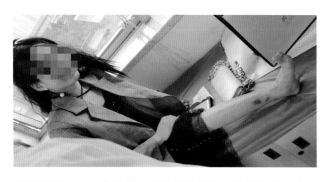

图 2-2-8N　与术前相比，下肢明显增粗，踝足关节功能基本正常

病例9 创伤后瘢痕性膝关节反屈僵直畸形屈膝功能重建

创伤后膝关节纤维僵直是骨科疾病常见并发症，一般由股骨干骨折、膝关节周围骨折及延迟愈合甚至感染等导致，病理改变主要包括股中间肌粘连或纤维化、髌骨与髁间窝粘连、股四头肌扩张部与髁间粘连、股直肌瘢痕挛缩等。病程长者常伴有关节内粘连，股四头肌以及皮肤均有不同程度挛缩。但是，幼年创伤感染后致大腿中下段皮肤及皮下组织广泛瘢痕挛缩，在生长发育过程中继发膝反屈位僵直畸形，且30余年未能得到有效治疗者则罕见。作者诊疗一例，采用有限手术松解结合 Ilizraov 技术推拉牵伸治疗，获得了较满意的膝关节屈伸功能重建。

一、临床资料

（一）病史

患者男，41岁，四川人。3岁时右大腿前侧软组织外伤后感染，治愈后股前侧皮肤形成广泛瘢痕，致膝关节伸直位挛缩，屈膝功能丧失。患儿在生长发育过程中，因为膝前瘢痕挛缩的组织不能随腿的生长而同步延展，膝前瘢痕牵拉逐渐出现膝反屈畸形。患者从15岁开始曾经去过多家医院检查，会诊专家认为如此广泛的膝前瘢痕无法实施股四头肌成形术，而实施大的带血管游离皮瓣移植，置换股前的瘢痕组织存在较大手术风险，不建议手术治疗。患者35岁后，行走时出现膝关节前侧疼痛，经推

荐找到秦泗河大夫诊疗。

（二）体格检查

患者入院时呈右膝反屈跛行步态，大腿前侧从上中段开始广泛瘢痕挛缩，其中髌骨上形成贴骨性瘢痕，股四头肌重度萎缩，膝关节反屈畸形45°，被动屈膝仅能达到 −20°，髋关节及踝关节活动度正常。患肢站立负重膝反屈加重，行走依靠屈髋与骨盆旋转迈步。行走较久出现膝前疼痛（图 2-2-9A、图 2-2-9B）。

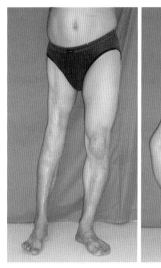
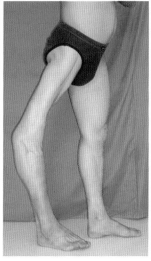

图 2-2-9B　术前显示右大腿中下段广泛瘢痕挛缩，站立和行走时膝关节都处于反屈畸形

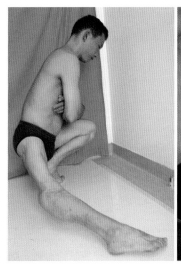
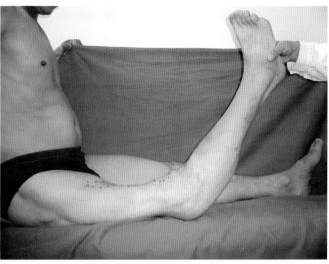

图 2-2-9A　术前患者下蹲姿势，右膝反屈畸形 45°，因胫骨平台后移位，表现为腘窝部位明显突出

（三）影像学检查

X线与CT三维重建示右胫骨平台与股骨髁塌陷的前部成关节，且已发生骨性关节炎改变，髌骨明显上移，正常股骨下段应有的前弓角消失（图2-2-9C）。

二、屈膝功能重建策略与疗效目标

（一）重建策略

有限手术松解挛缩的髂胫束，切除广泛瘢痕化的股直肌、股间肌、髌上囊部位的瘢痕组织。然后安装膝关节牵伸器，术后通过牵伸、加压逐渐改善屈膝角度。

（二）重建目标

向患者说明手术后可部分改善屈膝功能，能解除膝前部疼痛。屈膝功能改善的疗效，取决于患者术后外固定调整的程度、时间、功能训练的强度等因素。

三、手术方法与术后处理

（一）手术方法

行股骨下段前外侧切口，发现皮下广泛的纤维瘢痕与股骨粘连，切除瘢痕组织后，由于皮肤张力较大，最大被动膝关节屈曲只能到0°位。然后穿针安装Ilizarov膝关节牵拉矫形器，术后缓慢推拉逐渐增加屈膝角度（图2-2-9D）。

（二）术后处理

1. 术后7天开始牵拉矫正膝关节僵直，先牵开增大膝关节间隙，为胫骨平台后移屈膝回缩创造条件（图2-2-9E）。

2. 经过200天缓慢牵拉，患者膝关节屈曲超过55°。维持固定20天后，开始练习膝关节屈伸运动，练习后仍然固定于最大屈曲位（图2-2-9F）。

3. 拆除外固定器，继续用CPM机每天练习膝关节屈伸运动。该患者外固定器佩戴了7个月（图2-2-9G），证明患者为了改善屈膝功能自觉忍受持久的痛苦。

四、随访结果

术后19个月随访，患者膝关节伸-屈活动度0°~55°，膝关节疼痛完全消失。屈伸膝幅度能满足日常行走的要求，常速行走没有明显跛行，患者对疗效十分满意（图2-2-9H）。膝关节X线检查，术前上移的髌骨下移、胫骨平台后移，恢复近似正常的膝关节骨性结构（图2-2-9I）。

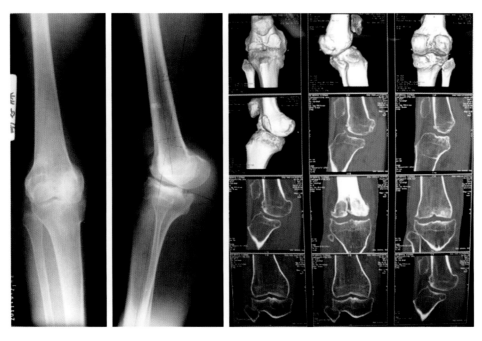

图2-2-9C　因长期膝反屈位行走，胫骨平台前移仅与股骨髁前部成关节，呈现出骨性关节炎改变

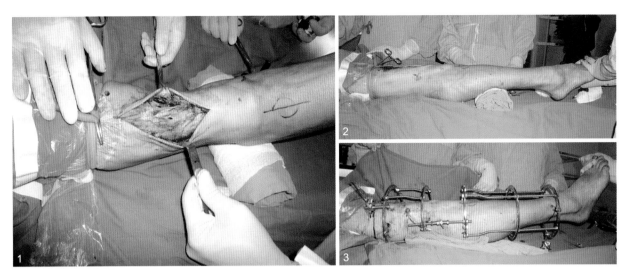

图 2-2-9D　术中发现右股直肌、股间肌中下部完全纤维瘢痕化，没有任何肌肉纤维，将瘢痕组织切除后，膝关节被动屈曲因股骨前侧皮肤组织张力的限制，仅能达到 0° 位。全层缝合皮肤切口后，穿针安装 Ilizarov 外固定牵伸器

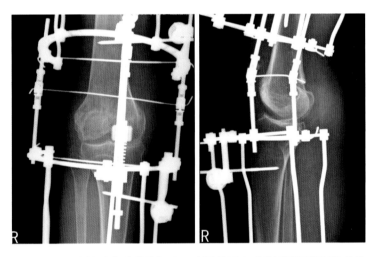

图 2-2-9E　牵拉开大膝关节间隙，为胫骨平台后移屈膝回缩创造条件

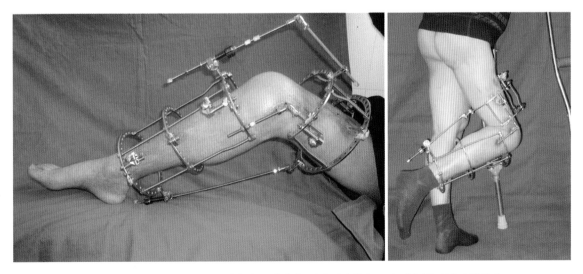

图 2-2-9F　推拉回缩增加屈膝角度，定期松开膝后牵伸杆，主动与被动活动膝关节

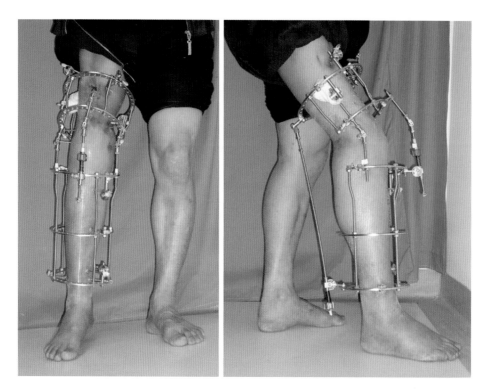

图 2-2-9G　膝关节牵拉重建屈膝功能期间，患肢可以负重行走，该患者外固定器佩戴了 7 个月

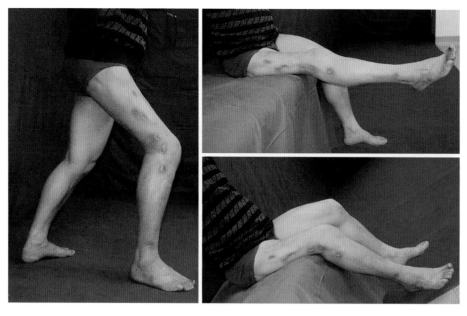

图 2-2-9H　术后 19 个月复查，伸膝能达到 0°，屈膝能达到 55°

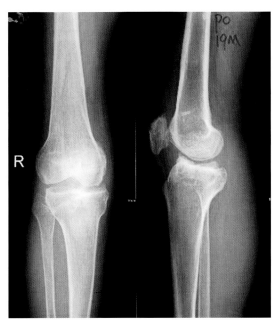

图 2-2-9I 术后 19 个月 X 线检查，髌骨下移、胫骨平台后移，侧位恢复近似正常的膝关节结构

五、专家述评

本例患者大腿中下段前侧广泛瘢痕挛缩，股骨下段贴骨瘢痕，髌骨上移，由此继发罕见的反屈性膝僵直畸形，胫骨平台前移并继发骨性关节炎，所有经典的膝关节僵直松解术、股四头成形术对这个患者皆不能实施，也不会产生疗效。

秦泗河创新性通过股骨下段前外侧切口，松解挛缩的髂胫束，切除纤维瘢痕化的股直肌、股间肌，创造了能够通过外固定器推拉改善屈膝的条件。然后再穿针安装 Ilizarov 牵伸器，术后通过缓慢推拉，使得膝关节逐渐增加屈膝角度，最终获得屈 - 伸膝 55° 的疗效。

患者术后 5 年，秦泗河在成都开会时又约他在会场随访，发现术前僵硬的瘢痕组织软化、松弛，说明瘢痕组织通过牵拉也能发生组织再生，向正常皮肤组织转化。这个现象几乎颠覆了既往瘢痕组织越牵拉越加重的经典医学认知，使我们对 Ilizarov 技术有了新的认识，扩展了其手术指征的边界。

（秦泗河 臧建成）

病例10 截肢残端修整与残段延长重建

若截肢时没有遵循规范、标准的方法，残端缺乏筋膜组织包裹，仅有皮肤覆盖，下肢佩戴假肢后负重行走，皮肤在骨残端上滑动，必然出现压力性疼痛甚至发生磨损性残端皮肤溃疡，失去了佩戴假肢的条件。遇到这种情况，则必须再手术修整残端，重建截肢残端筋膜与皮下组织的覆盖，创造安装假肢行走时接受腔的适配条件。

如果截肢残端保留太短，则只能装配超关节假肢，如大腿截肢后股骨残留不足 10 cm，需要佩戴超髋关节假肢（髋离断假肢）；小腿残端不足 5 cm，需要佩戴超膝关节假肢（大腿假肢）。

若能够实施截肢残端再生延长术，增加残肢长度，可以减少装配假肢的难度及假肢重量。秦泗河矫形外科近年做了一些有益的探索与实践，特介绍 2 个病例（病例 10、病例 11）供同道借鉴。

一、病例资料

（一）病史

患者女，21 岁，河北人，3 年前因车祸双下肢严重毁损伤，曾实施过十几次手术（包括多次植皮术）。最终，右下肢保肢治疗后，遗留了僵直性屈膝畸形，右足僵硬性足下垂畸形。左下肢小腿中上段截肢，由于胫骨遗留的残肢端缺乏筋膜覆盖，无法装配合适假肢站立行走，患者仅能依靠轮椅代步（图 2-2-10A）。

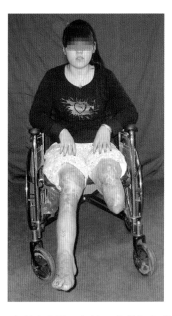

图 2-2-10A 患者丧失站立条件，术前仅能乘坐轮椅代步

（二）体格检查

右下肢屈膝畸形 30°，膝关节瘢痕性僵硬，右膝伸屈范围 15°，僵硬性马蹄畸形 70°。左胫骨中上段截肢，骨残端突出在皮肤下，用手可以清晰摸到皮下骨残端，重按压骨残端患者感到疼痛。

（三）影像学检查

左胫骨截肢残端突出在皮肤下，缺乏筋膜组织覆盖的影像。右足下垂畸形，踝关节间隙狭窄（图 2-2-10B、图 2-2-10C）。

二、重建策略与手术方法

（一）重建策略

右下肢矫正屈膝与马蹄足畸形，左胫骨残端修整，筋膜包裹重建术，术后便于装配假肢。疗效目标：重建患者双下肢站立行走能力。

（二）手术方法

1. 右下肢股骨髁上截骨矫正屈膝畸形，钢板内固定。

2. 松解挛缩的股四头肌，改善屈伸膝功能。

3. 右足跟腱皮下松解后，穿针安装 Ilizarov 牵伸器，术后牵拉矫正马蹄足畸形。

4. 左胫骨残端修整后，筋膜包裹重建截肢残段筋膜附着点（图 2-2-10D~ 图 2-2-10F）。

三、术后管理

1. 术后 7 天拍摄 X 线片，检测左残端钢针固定及右股骨髁上截骨位置是否合适（图 2-2-10G）。

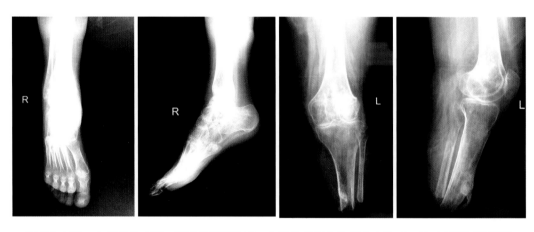

图 2-2-10B　右足下垂畸形，踝关节间隙狭窄。左胫骨残端直接顶在皮肤下，缺乏筋膜覆盖影像

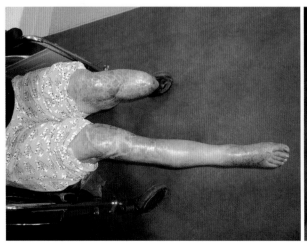
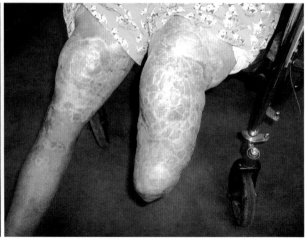

图 2-2-10C　双下肢皮肤广泛瘢痕，右膝关节屈曲、马蹄足畸形，左胫骨残端呈锥状，左膝关节伸屈 40°

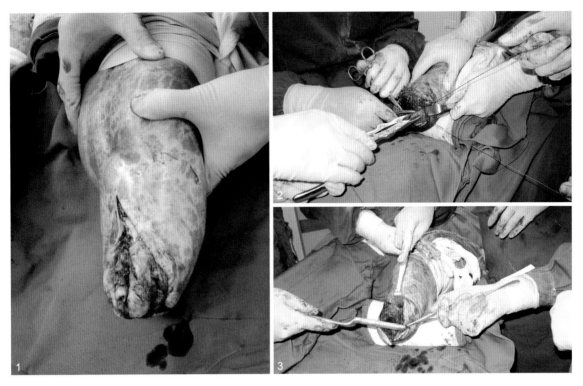

图 2-2-10D　充分显露胫骨残端，向近段分离筋膜、肌腱组织，用线锯截除部分胫骨残端，骨搓摩擦残端呈圆柱光滑状

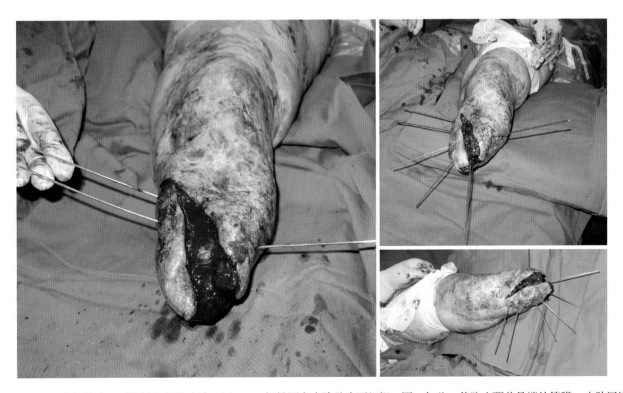

图 2-2-10E　牵拉筋膜达到能够包括骨残端，用 2 mm 钢针固定皮肤及皮下组织一圈，如此，能防止覆盖骨端的筋膜、皮肤回缩

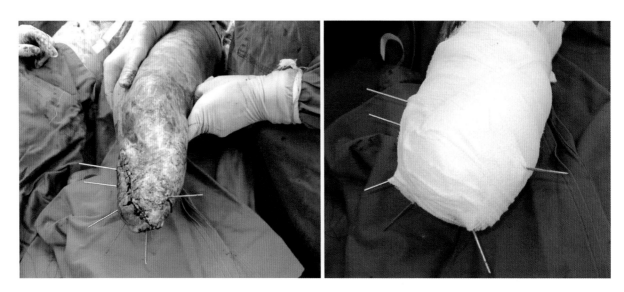

图 2-2-10F　皮肤在无张力状态下缝合，先用敷料包扎后，再用半环固定钢针

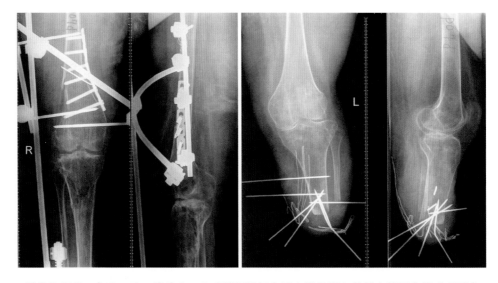

图 2-2-10G　术后 7 天 X 线检查，左残端钢针固定及右股骨髁上截骨内外固定皆达到要求

2.固定残端筋膜、皮肤的钢针应保留 6 周，使残端软组织在没有张力的状态下愈合。

3.缓慢调整外固定牵拉杆矫正马蹄足畸形，锻炼膝关节增加屈膝 - 伸膝功能的角度。术后 2 个月拆除足踝外固定器（图 2-2-10H）。

4.拆除外固定后，左下肢装配假肢，右足踝配穿矫形鞋。

四、随访结果

术后 27 个月随访，右足可以穿普通鞋子，左下肢装配假肢后可以良好地徒手行走，无并发症（图 2-2-10I），患者对疗效满意。

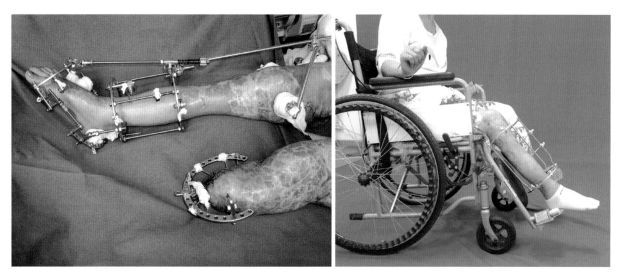

图 2-2-10H　左图：左残端修整术后 14 天，手术切口基本愈合。右图：术后 2 个月足踝外固定器拆除，右膝伸屈功能范围增加

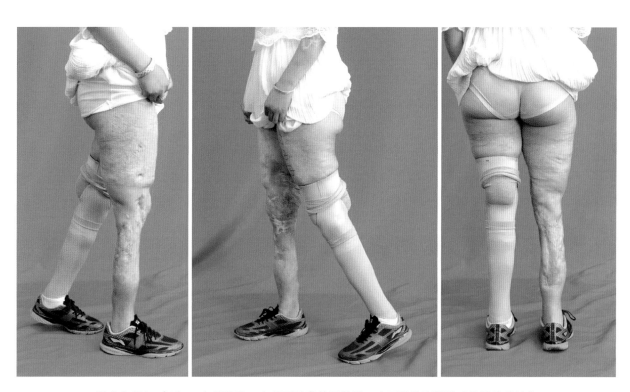

图 2-2-10I　术后 27 个月随访，右足可以穿普通鞋子，左下肢装配假肢后能够徒手行走

五、专家述评

这个年轻女孩遭遇了很大不幸，创伤治愈后，遗留下双下肢畸形，丧失了装配假肢直立行走的基本条件。通过本次手术，最终可以装配合适的假肢，重建了直立行走的功能，一定程度上改变了她的人生轨迹。

这个患者初住院时，由于截肢骨残端修整后会更加缩短，作者曾建议先实施胫骨残端延长术6 cm，第二期手术再做修整。由于患者既往遭受的手术次数太多，希望尽快站起来行走，因此采用：右下肢膝 - 踝 - 足畸形矫正，左胫骨残端修整，装配假肢后能站立行走的手术方案。手术结果证明，患者选择这个方案是正确的。

（秦泗河　焦绍锋）

病例11 小腿截肢后胫骨残端延长术

截肢后的残段延长与重建，为装配合适的假肢创造条件，国内做的病例少。以下为一个尚未完成治疗过程的病例，介绍其手术方法及术后管理流程。

一、病例资料

（一）病史

患者女，11岁，上海人，车祸致右下肢小腿截肢术后功能障碍1年，于2022年2月28日入院。患者于2021年3月11日，因车祸致右下肢严重创伤，在某医院保守治疗45天后因感染无法控制，施行右小腿上段截肢。截肢手术后皮肤创面行多次手术植皮、系统康复、理疗等，仍遗留广泛瘢痕、多点皮肤反复破溃流水。经推荐来秦泗河教授处诊治。

（二）体格检查及X线检查

右小腿残段膝关节僵硬，仅有极少屈伸膝活动。残肢全是瘢痕皮肤，多处破溃。患者智力、语言及全身状况正常（图2-2-11A）。

（三）影像学检查

X线检查，右胫骨残留长度为7.5 cm，骨质明显疏松，皮肤全为瘢痕覆盖，具备残段截骨延长的手术指征（图2-2-11B）。

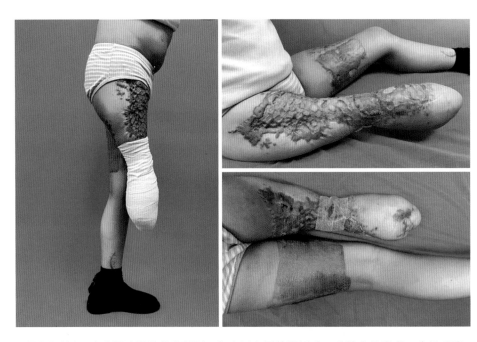

图 2-2-11A 右小腿残段膝关节僵硬，仅有极少屈伸膝活动，残肢全是瘢痕，多处破溃

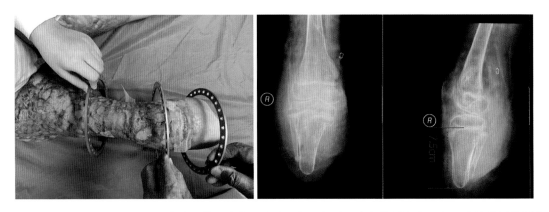

图 2-2-11B 依据胫骨残段7.5 cm长度，术前组装测定合适的外固定延长器，确定截骨部位。由于膝关节纤维僵直，同期实施膝关节间隙牵开

二、临床重建思路与手术方法

（一）临床思路

截肢残段伴膝关节纤维僵直，皮肤广泛瘢痕，血液、淋巴回流不畅（皮肤内残留有皮肤缝合钉），故反复出现皮肤破溃。在实施胫骨残段延长的同时，给予牵开膝关节间隙增加膝伸屈活动功能，同时希望改善残肢的血液循环，消除反复出现的皮肤破溃。

（二）胫骨残段延长与膝关节牵伸手术方法

胫骨残段中间皮下电钻打孔截骨后，暂不断骨，穿针安装环式外固定延长器，然后上下钢环打开旋转断骨，股骨下段穿一组钢针，便于术后牵伸膝关节（图 2-2-11C～图 2-2-11E）。

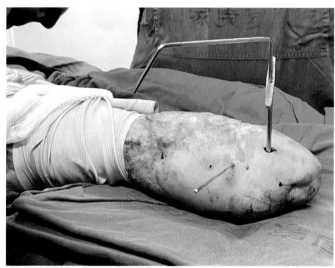
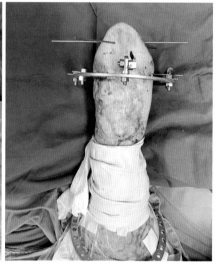

图 2-2-11C　皮下截骨后，先穿截骨近段钢环，再穿远端钢针

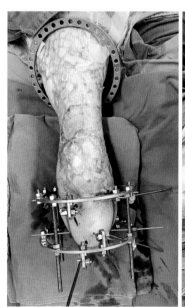
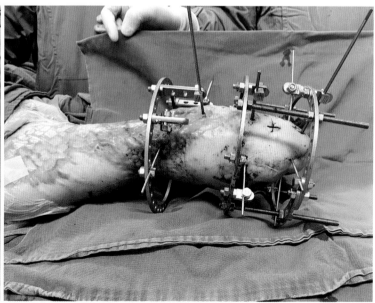

图 2-2-11D　延长器安装后，膝上安装全环术后牵拉膝关节

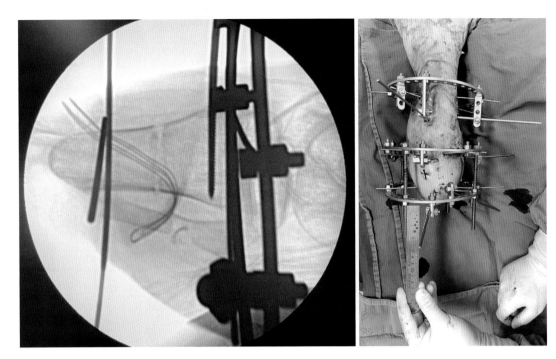

图 2-2-11E　X 线检测截骨平面，预留出 6 cm 的螺纹延长杆

三、术后管理

　　术后 5 天拍摄 X 线片检测，胫骨残段开始缓慢延长，1 mm/d，分 4 次实施，外固定器的针道完全暴露（图 2-2-11F）。

　　由于患者残肢骨质已经很疏松，为增加应力刺激，特制作了行走支具与延长器相连，如此，残肢延长期间能负重行走（图 2-1-11G）。

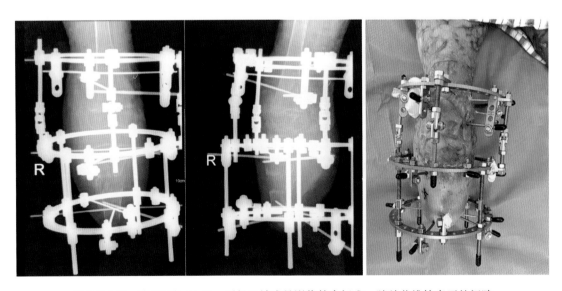

图 2-2-11F　残段延长 21 天，延长区域成骨影像符合标准，膝关节维持牵开的间隙

术后 62 天残端延长了 5.5 cm，计划延长 6 cm。膝关节牵伸后伸屈功能有所改善，于术后 70 天拆除大腿的外固定（图 2-2-11H）。

本患者残段延长重建计划即将完成，令患者、家属、医生欣慰的是，术前反复破溃的瘢痕皮肤溃疡，在胫骨延长的过程中逐渐减轻消失，证明残肢延长的刺激，一定程度上能改善残段的血液、淋巴循环，远期疗效需要追踪随访。有关大腿截肢股骨残段延长与重建，手术方法与重建结果，请阅读本丛书《小儿肢体形态与功能重建》第十二章第三节。

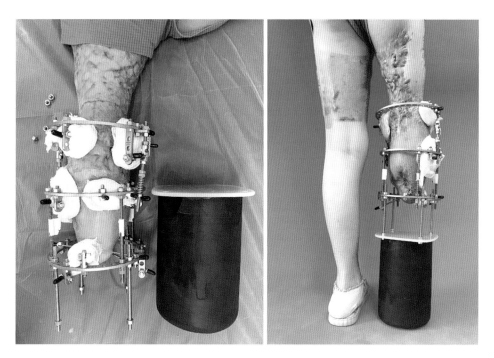

图 2-1-11G　在延长器上装配可伸缩的轻便行走器，在延长过程中，患肢负重行走增加患肢应力刺激

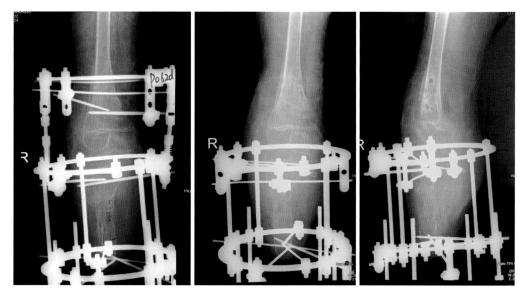

图 2-2-11H　术后 62 天胫骨残段延长 5.5 cm，膝关节重建了少许伸屈活动。术后 70 天拆除膝上外固定

（秦泗河　郑学建）

第三节　神经源性下肢畸形

病例1　膝后软组织自然挛缩法矫正麻痹性膝反屈畸形

在脊髓灰质炎后遗症的下肢畸形中，膝反屈畸形手术矫正方法多、创伤大，但效果均不确切。通过膝后软组织、关节囊自然挛缩法矫正膝反屈畸形，是秦泗河基于"自然重建"理念设计的治疗方法，在屈膝位固定过程中，诱导膝后软组织包括肌腱、筋膜、膝后关节囊达到自然挛缩，从而重建膝关节形态与功能。这是 Ilizarov 技术中国本土化后，秦泗河矫形外科临床实践中的突破性原始创新之一。

一、病例资料

（一）病史

患者女，39 岁。患者 1 岁时突发高热，随后开始出现双下肢无力、变形，活动不便。就诊时双膝反屈畸形，脊柱侧弯，靠双手扶木凳行走。以"脊髓灰质炎后遗双下肢膝反屈畸形"收入院。

（二）体格检查

患者双手扶木凳步入病房。脊柱向左侧弯曲畸形明显，各棘突和椎旁肌无压痛、叩击痛，骨盆向左侧倾斜，双侧下肢萎缩，双髋关节活动度尚可，左髋关节脱位，髋外展、内收肌力均 0 级，无明显屈曲畸形，双膝关节屈伸肌力均 0 级，伴关节松弛，双踝足关节残存屈伸肌力 3 级（图 2-3-1A）。

（三）影像学检查

X 线片示：左膝反屈畸形，股骨下段前弓角变小（图 2-3-1B）。

二、治疗方法选择

（一）麻痹性膝反屈畸形分类

导致麻痹性膝关节反屈畸形的原因主要有两类：第一类是膝关节伸肌和屈膝肌均麻痹，膝关节失去控制重心的能力，在负重时完全依靠关节韧带的交锁和后关节囊的张力来维持，身体重心前移，迫使膝关节呈过伸位，久之韧带和后关节囊被拉松，形成逐渐发展的膝反屈畸形，严重者膝反屈畸形超过 50°。第二类，股四头肌肌力正常而腘绳肌大部瘫痪，站立行走时强大的股四头肌收缩力缺乏屈膝肌力的拮抗导致发生膝反屈。本患者为第一类。

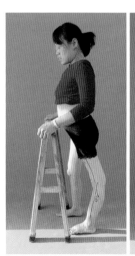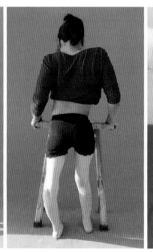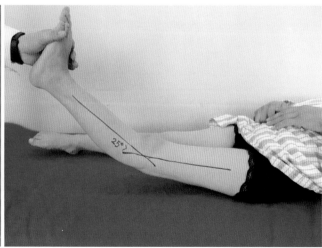

图 2-3-1A　39 岁脊髓灰质炎后遗症患者，双下肢广泛肌肉瘫痪，左侧麻痹性膝反屈畸形 25°，患者仅能扶持高凳子站立艰难迈步

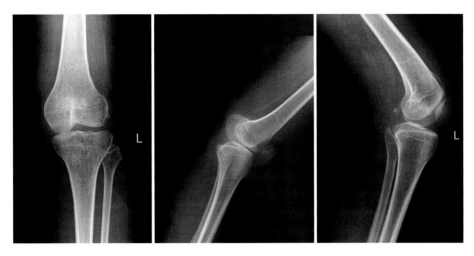

图 2-3-1B　术前左膝正侧位 X 线片、反屈位 X 线片显示膝后关节囊松弛

依据麻痹性膝反屈畸形的病理改变，将膝反屈分为软组织型、软组织骨骼混合型。前者实际上是膝反屈发生发展的早期阶段，后者是膝反屈发展的必然结果。

（二）矫形原则依据骨科自然重建理念

骨性膝反屈畸形手术矫正的原则：实施股骨髁上前倾截骨矫正骨性反屈畸形，截骨断端用钢板内固定，再用外固定器固定一段时间，促使膝后软组织挛缩。

该患者为麻痹性软组织松弛性膝反屈畸形，无明显骨性畸形改变。若实施经典膝后韧带交叉重建矫正膝反屈，创伤大且疗效难以确定。

根据秦泗河提出的"自然重建"理念，采用非手术序贯性外固定方法促使膝关节周围软组织自然挛缩，最终重建膝关节相对稳定结构。采用外固定屈膝位长期固定，然后分期更换下肢辅具站立位行走。

三、手术方法与术后处理

（一）穿针安装外固定器固定

膝部没有手术切口，仅行穿针安装组合式外固定器固定（图 2-3-1C）。由于该患者同时存在左跟行外翻足畸形，术中一期实施了左跟距关节融合加腓骨长肌移位代跟腱术。

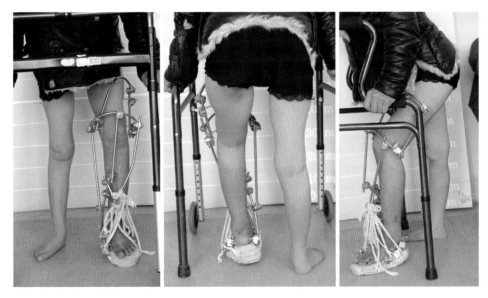

图 2-3-1C　左膝关节外固定器控制屈膝 40° 位，术后 2 个月调整为屈膝 30°，促进膝后关节囊及肌腱挛缩。鼓励患者足负重行走锻炼

（二）术后处理

术后 3 个月拆除外固定器，保持屈膝位进行支具取模，然后石膏托临时固定于膝关节屈曲位（图 2-3-1D ）。更换支具后调节屈膝角度缓慢伸直膝关节；最终保留 5° 左右的屈膝角度佩戴支具维持下行走。

四、治疗结果与术后随访

术后 18 个月（1 年半）随访，膝反屈畸形完全矫正，站立位左膝关节承重时反屈畸形也不会出现（图 2-3-1E ）。患者自诉行走有力，能够扶持助行器行走，对治疗结果满意。

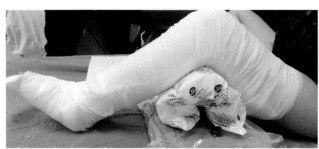
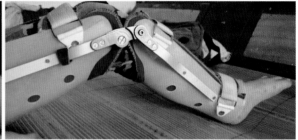

图 2-3-1D　术后 3 个月拆除外固定器后临时石膏外固定控制屈膝位，然后佩戴带膝关节铰链的可调式支具，逐渐改变固定角度缓慢伸膝至 0° 位

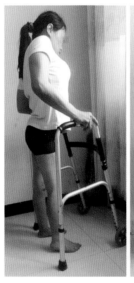
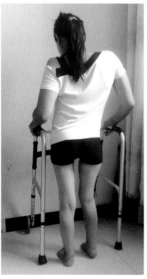
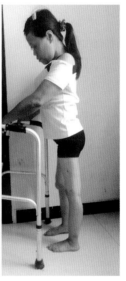

图 2-3-1E　术后 1 年半随访，患肢站立时左膝反屈畸形完全矫正，嘱患者在助行器保护下锻炼行走

五、专家述评

该患者左膝关节仅通过穿针外固定控制屈膝位以及更换石膏、支具的序贯治疗，即获得膝关节后方组织的自然挛缩而矫正膝反屈畸形。术后 1 年半随访，患者在非保护状态下站立位，下肢可保持伸直位。这个病例治疗过程及结果，证明遵循模仿自然重建理念，将牵拉成组织技术反向应用，静态固定一段时间，促使松弛的筋膜、肌腱组织挛缩，可把一些复杂、疑难病例的治疗，简单化、微创化、哲理化。

（秦泗河　臧建成）

参考文献

[1] 秦泗河. Ilizarov 技术与骨科自然重建理念[J]. 中国矫形外科杂志, 2007, 8:595-596.
[2] Sihe Qin, Jiancheng Zang, Shao fengJiao, Qi Pan. Lower Limb Deformities: Deformity Correction and Function Reconstruction[M]. Springer, 2020.

病例2　重度髋外展挛缩、骨盆倾斜、屈膝畸形一期手术矫正

脊髓灰质炎后遗症无论是肩颈部麻痹、上肢麻痹、脊柱畸形、髋关节疾患，还是下肢的肌肉麻痹、关节畸形或短缩，皆能影响骨盆的平衡即发生骨盆倾斜（pelvic obliquity）。骨盆倾斜造成的障碍远不止骨盆倾斜本身。也只有恢复骨盆平衡，才有可能恢复双下肢正常的持重力线和负重功能，避免由骨盆倾斜所继发的脊柱、髋关节、下肢的其他畸形。骨盆倾斜按其发生原因可分为盆上型、盆部型和盆下型。以下介绍1例重度骨盆倾斜伴有下肢复合畸形手术治疗过程及结果。

一、病例资料

（一）病史

患者男，27岁。1岁时罹患脊髓灰质炎遗留左下肢后遗症，少年时曾经实施过2次手术治疗，效果不佳。

（二）体格检查

患者左屈膝35°，重度髋外展、外旋畸形；行走时左屈髋外展，屈膝压股步态；直立时，左屈髋、外展、屈膝，骨盆左下倾。患者行走时呈现手压腿重度跛行（图2-3-2A）。

（三）影像学检查

双下肢全长立位X线片显示，左髋呈重度外展；左下肢负重时骨盆重度左下倾斜，腰椎代偿性侧凸（图2-3-2B）。

二、畸形分析与重建思路

患者1岁患病，27岁来治疗，畸形发展、演变经过了20多年，双下肢、骨盆、腰椎都继发畸形改变，且明显影响患者的心态、性格。

患者存在如下几个畸形与病理改变：

1. 左侧骨盆重度下倾继发腰椎代偿性侧凸。

2. 骨盆倾斜原因是左侧髂胫束、髋外展肌广泛挛缩，股骨上段也有畸形改变。

3. 右侧股四头肌瘫痪，屈膝畸形20°。

4. 术前用左手压腿支撑下行走。

手术必须解除导致骨盆倾斜的因素，恢复下肢的持重力线，骨盆倾斜矫正后腰椎代偿性侧凸自然改善。

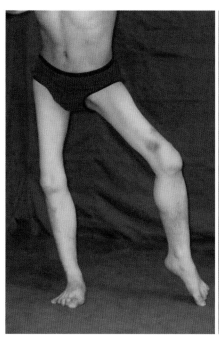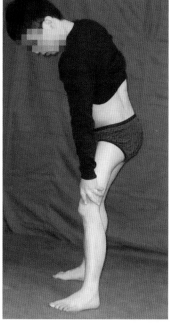

图2-3-2A　站立正位，左下肢屈髋、屈膝、外展畸形，腰椎代偿性侧凸；用左手按压膝关节方能支撑行走

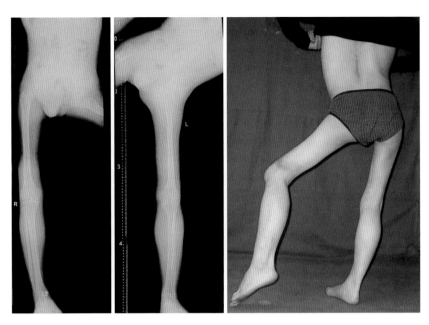

图 2-3-2B　下肢站立位 X 线检查，骨盆重度倾斜畸形。右图：患者站立后面观腰椎代偿性侧凸

三、手术策略与步骤

（一）手术策略

广泛松解左侧髂骨前外侧附着的肌肉、筋膜，包括缝匠肌、阔筋膜张肌、臀肌、股直肌起点、髋关节纤维囊、髂胫束。左侧股骨髁上截骨术矫正屈膝畸形。

由于患者病程长，髋外展侧皮肤有挛缩，手术结束后用组合式外固定器行骨盆 - 股骨之间固定，如此能控制术后的体位，残留的髋外展畸形术后通过调控进一步矫正。

（二）手术方法与基本步骤

1. 消毒铺巾后，术者再次测试髋、膝畸形的程度及性质（图 2-3-2C）。

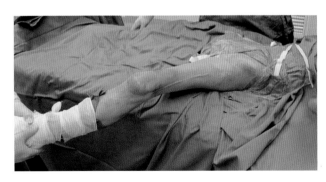

图 2-3-2C　消毒铺巾后，再次测试左下肢髋、膝关节畸形的程度及性质

2. 取髋部前外侧切口，显露并松解挛缩的髋外展组织，注意游离并保护股外侧皮神经，广泛松解挛缩的髋外展筋膜、肌肉组织，矫正髋外展畸形（图 2-3-2D）。

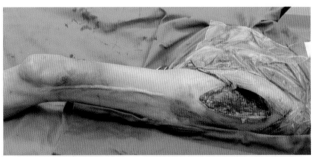

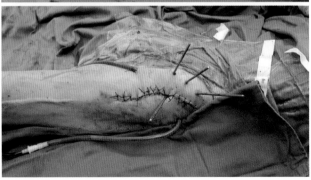

图 2-3-2D　先广泛松解挛缩的髋外展肌群，使得大腿能够内收。由于切口皮肤张力大，髂骨部切口缝合后，髂骨上穿针有助于减轻皮肤切口的张力

3. 股骨髁上楔形截骨矫正屈膝畸形。穿针安装组合式外固定器，控制膝关节达到矫形的位置（图2-3-2 E）。

4. 用六孔胫骨锁定钢板固定股骨截骨端，如此内固定可减少应力遮挡（图2-3-2F）。

5. 从骨盆、股骨到胫骨穿针，用组合式外固定器跨越髋关节、膝关节固定，如此能控制膝关节伸直位。术后连接双侧髂骨固定器后，能逐渐推移内收左髋关节，矫正残留的髋外展畸形（图2-3-2G）。

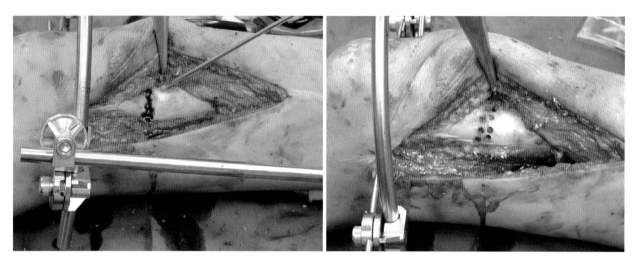

图 2-3-2E 股骨髁上电钻打骨洞后，穿针安装组合式外固定器，使得截骨矫形幅度达到矫形需要的角度

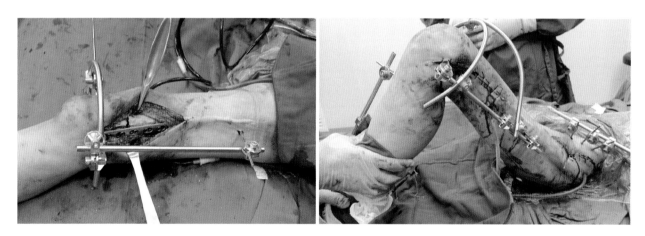

图 2-3-2F 矫正股骨下段前弓及髋外旋畸形，用外固定器固定于矫形需要的位置后，再安装钢板内固定

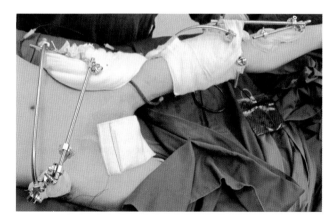

图 2-3-2G 术中测试矫形的程度是否合适，由于受到髋外侧皮肤张力的限制，将骨盆 - 股骨 - 胫骨固定于适当髋外展角度。术后分次推拉调整外固定器，矫正残留的髋外展畸形，达到大腿内收中立位

（三）手术风险规避

1. 髋部广泛松解注意保护股外侧皮神经、股神经、血管。

2. 双侧髂骨穿针，全部用 3.5~4 mm 骨圆针，用锤子敲击进入，不用螺纹针和电钻，以避免骨盆内血管、脏器损伤。

3. 术中应注意前外侧髋关节囊的松解不宜过于广泛，否则髋内收时容易出现髋关节脱位。

四、术后外固定调控与矫正畸形动态评价

（一）分次调整外固定矫正残留髋外展畸形

1. 术后尽可能维持髋内收位置，术后 8 天复查 X 线片，左股骨下段前弓矫正满意，内固定可靠；髋外展畸形、骨盆倾斜大部矫正（图 2-3-2H）。

2. 分次调节跨髋关节的外固定连接杆，矫正残余的髋外展畸形与骨盆倾斜，后拍摄双下肢全长片，显示骨盆倾斜明显矫正。再间断调整外固定器矫正髋外展畸形，术后 3 周，左髋外展引起的骨盆倾斜基本矫正（图 2-3-2I）。

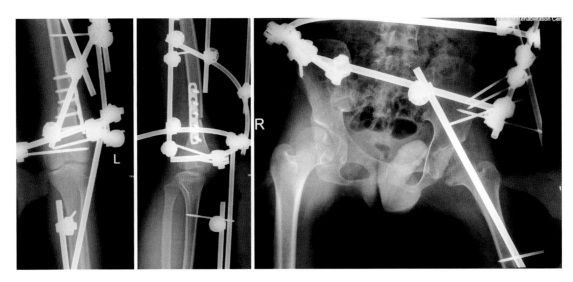

图 2-3-2H　术后 X 线检查，股骨髁上截骨用短钢板固定，骨盆与股骨间的外固定链接便于调控矫正残余的髋外展挛缩、骨盆倾斜

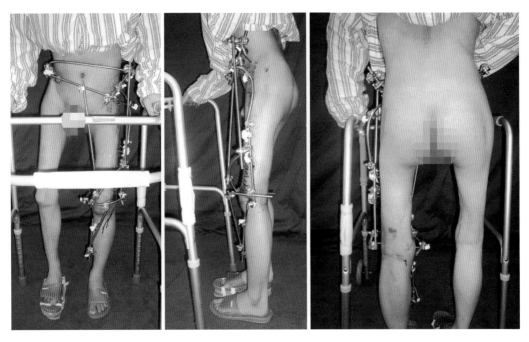

图 2-3-2I　外固定器多次调整，术后 3 周骨盆倾斜及屈膝畸形大部矫正

（二）患肢适度负重行走有利于骨盆倾斜畸形矫正

1. 术后 30 天复查，骨盆倾斜基本矫正，双下肢可以平衡地站立（图 2-3-2 J）。

2. 拆外固定器前后的 X 线片比较，骨盆倾斜矫正满意，下肢持重力线基本恢复（图 2-3-2K）。

（三）动态评价骨盆-下肢平衡对称的角度

术后 36 天拆除外固定，膝部佩戴支具锻炼行走（图 2-3-2 L）。

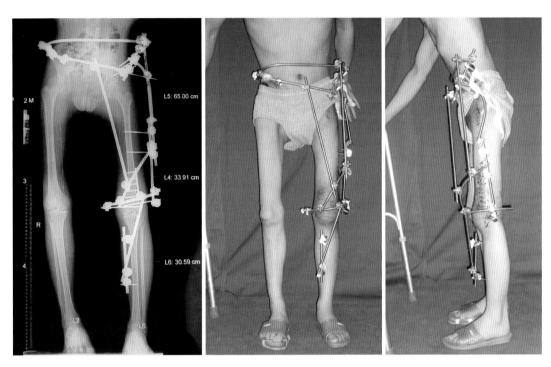

图 2-3-2J　术后 30 天来医院复查，畸形大部矫正，双下肢接近平衡

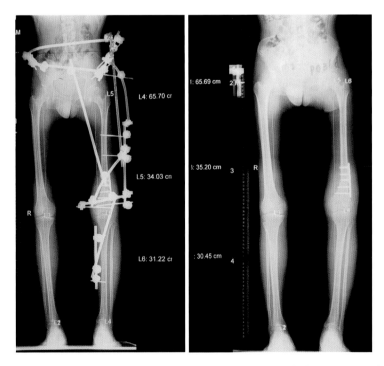

图 2-3-2K　拆除外固定器前后双下肢全长立位 X 线片检查，骨盆倾斜完全矫正，下肢机械轴恢复

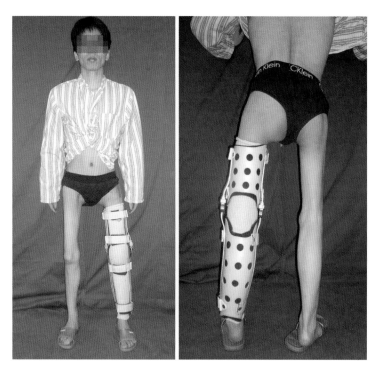

图 2-3-2L　术后 36 天，拆除外固定器，佩戴左膝关节支具保护下锻炼行走，站立后位显示术前代偿性腰椎侧凸自然矫正

五、随访结果

术后 11 个月复查，双下肢立位全长 X 线片示骨盆倾斜矫正，冠状位下肢机械轴接近正常。患者能长距离行走，尚有轻度跛行，无并发症发生，对治疗效果满意（图 2-3-2M、图 2-3-2N）。但患者右下肢尚有股骨下段前弓畸形，应行手术矫正。

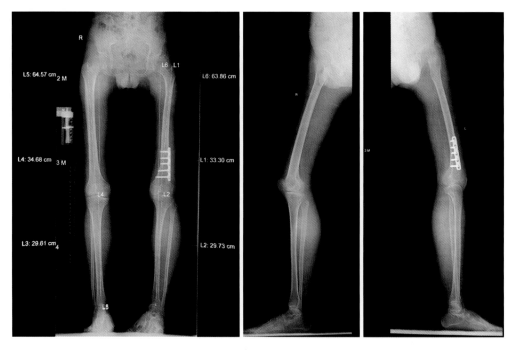

图 2-3-2M　术后 11 个月，双下肢立位 X 线片，术前重度的左髋外展、骨盆倾斜畸形矫正，双下肢接近均衡。其右股骨下段尚有前弓畸形，建议患者再行截骨手术矫正

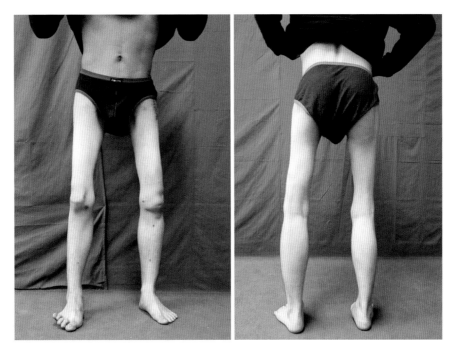

图 2-3-2N 术后 11 个月随访，双下肢基本能平衡站立，能够长距离徒手行走，屈膝功能无障碍

六、专家述评

该患者是一个复杂的伴有股四头肌瘫痪的下肢复合畸形病例，秦泗河用一期手术，矫正了极度的髋外展挛缩、骨盆倾斜、屈膝挛缩、股骨下段前弓畸形。内固定结合骨盆、股骨、胫骨之间的固定，通过术后外固定器体外的分次调整，巧妙地矫正了残留的髋外展挛缩、皮肤张力与骨盆倾斜，术前腰椎代偿性侧凸同期获得矫正。

术后双下肢站立、行走获得均衡，肢体外形及行走功能获得显著改善。这个病例的术前检查、策划及外科治疗过程，并没有应用高科技手段，也没有应用昂贵的器材，但体现了术前科学的系统评价、正确决策、完美的手术操作以及术后调控矫形的综合能力。

（秦泗河 潘 奇 焦绍锋）

参考文献

[1] 潘奇,秦泗河,焦绍锋,等. 有限软组织松解结合骨外固定技术治疗重度髋关节外展外旋畸形[J]. 中国矫形外科杂志, 2017, 025(004):361-364.

[2] 秦泗河. 脊髓灰质炎后遗症外科治疗[M]. 北京：人民卫生出版社, 2006.

病例3 爬行蹲移型下肢瘫痪畸形直立行走功能重建

截至 2017 年 12 月底，秦泗河矫形外科手术治疗 683 例爬行、蹲移患者。2019 年 8 月，在英国利物浦召开的第四届世界肢体重建大会（4th world combined congress of the ASAMI-BR& ILLRS Societies）上，秦泗河投稿的"如何使爬行患者站起来行走"被大会推选为全球四位大师（亚洲唯一）演讲之一，并被安排在大会开幕式后第一位演讲。以下通过一例患者的治疗过程，介绍爬行、蹲移患者矫正的临床思维、手术方法与术后管理流程。

一、病例资料

（一）病史

患者男，19 岁，1 岁时患脊髓灰质炎后遗留双下肢部分肌肉瘫痪，并逐渐继发了双下肢多关节畸形，丧失了直立行走能力，只能蹲移或坐轮椅出行（图 2-3-3A）。

（二）体格检查

左下肢屈膝畸形 90°，股四头肌肌力 0 级，股内收肌肌力 0 级，其他肌肉肌力 4 级；右侧下肢屈膝畸形 60°，小腿外旋畸形约 60°，足背伸外翻肌力0 级，股四头肌肌力 0 级，臀肌肌力 0 级，小腿三头肌肌力 3 级，屈膝肌群肌力 0 级。

（三）影像学检查

骨盆 X 线片显示骨盆轻度右上倾，右侧骨盆及股骨近端发育差；双膝关节 X 线检查显示屈曲畸形，胫骨平台后移，股骨远端呈"烟斗样"畸形改变；右足踝 X 线片显示马蹄内翻畸形无明显骨性改变（图 2-3-3B）。

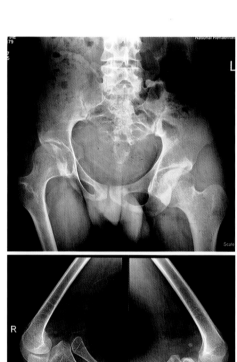
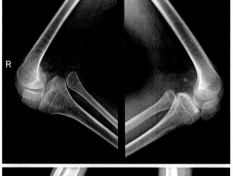
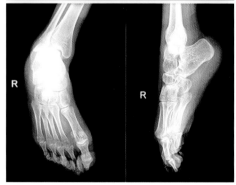

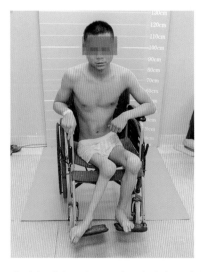

图 2-3-3A 脊髓灰质炎后遗双下肢重度瘫痪屈膝畸形，丧失直立行走能力。术前依靠轮椅代步，仅能在地上蹲位移动

图 2-3-3B 术前骨盆倾斜，膝关节屈曲及足踝下垂内翻畸形

二、双下肢矫形重建目标与策略

矫正双下肢畸形，稳定足踝关节，恢复双下肢持重力线，借助支具获得直立行走能力。

1. 该患者有明确的下肢矫形与重建手术指征。

2. 患者站立行走的欲望迫切。

3. 先矫正肌肉瘫痪较轻的左侧下肢畸形，术后让患者能够持助行器单腿站立起来，从而提高患者对治疗的自信心。

4. 然后再实施右下肢组合性手术。

三、左下肢手术方法与术后处理

第一期左下肢重建方案——组合性手术结合Ilizarov技术。

（一）手术方法

1. 左侧下肢髂胫束松解，股二头肌腱延长，腓总神经松解。

2. 股骨髁上短缩（4 cm）后倾截骨（钢板内固定），术中能大部矫正屈膝畸形。

3. 残存的屈膝畸形穿针安装Ilizarov环式外固定器，术后缓慢牵伸矫正（图2-3-3C～图2-3-3E）。

（二）左下肢术后处理

1. 左下肢术后通过外固定牵伸杆牵伸30天，屈膝畸形矫正（图2-3-3F），患者能够持助行器用左下肢站立，为防止膝关节面挤压伤适当牵开膝关节间隙。

2. 术后40天，屈膝畸形大部分矫正，扶双拐练习术肢负重行走（图2-3-3G）。

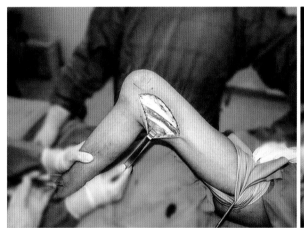
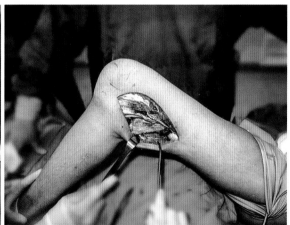
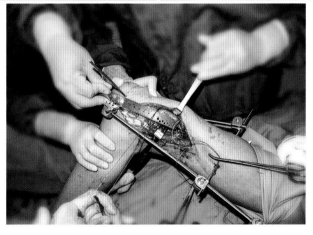

图2-3-3C　左下肢手术操作步骤：显露松解挛缩的髂胫束、股外侧肌间隔和股外侧肌，Z形切断松解股二头肌腱。股骨下段短缩截骨约4 cm，截骨断端适当后倾能增加矫正屈膝畸形的角度

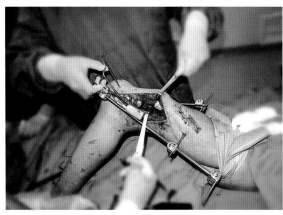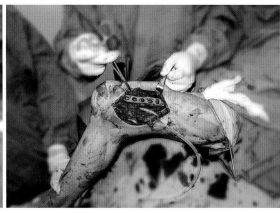

图 2-3-3D   股骨短缩截骨后用钢板固定，切口内放置引流管

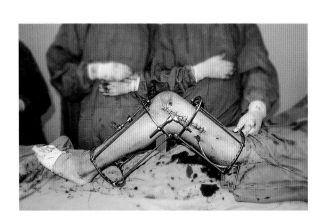

图 2-3-3E   穿针安装 Ilizarov 膝关节牵伸器

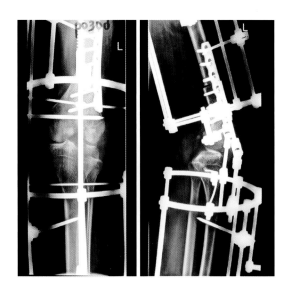

图 2-3-3F   术后 30 天 X 线片，屈膝畸形大部矫正，但胫骨平台后移

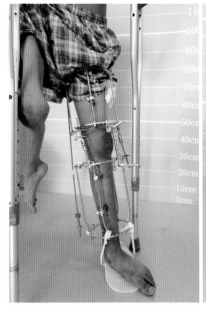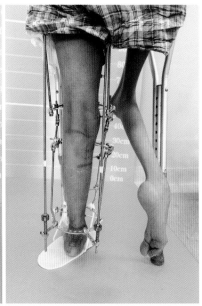

图 2-3-3G   术后 40 天，屈膝畸形大部分矫正，扶双拐练习术肢负重行走，膝关节前侧安装牵拉装置，将胫骨向前牵拉，矫正胫骨后脱位。左图：站立位正面观；右图：站立位背面观

3. 术后 60 天，畸形矫正满意，X 线片显示膝关节间隙牵开，膝关节无脱位（图 2-3-3H）。

4. 术后 5 个月，左侧膝关节屈膝畸形无复发，膝关节屈曲部分受限，最大屈膝角度约 30°，X 线片显示股骨截骨端已愈合。患者再次入院行右下肢手术（图 2-3-3I）。

四、第二期实施右下肢组合性矫形手术

1. 右下肢膝关节屈膝畸形矫正手术方法与左下肢相同，但右足有下垂内翻畸形，同期实施跟距关节融合加胫骨后肌腱前外置移位代替趾长伸肌腱、踇长伸肌腱（图 2-3-3J）。

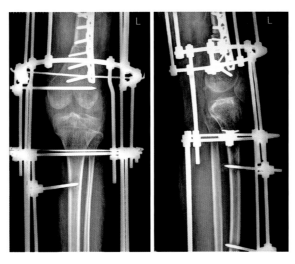

图 2-3-3H　术后 60 天，畸形矫正满意，X 线片显示膝关节间隙牵开，膝关节无脱位

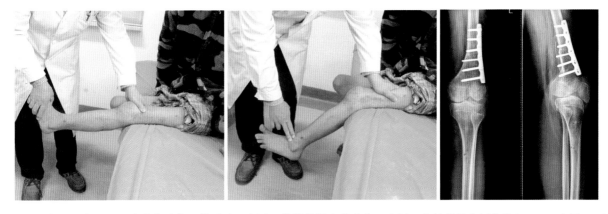

图 2-3-3I　术后 5 个月，左膝关节最大屈伸活动。左图：膝关节最大伸直位；中图：膝关节最大屈曲位仅 30°；右图：X 线片股骨截骨处牢固愈合，屈膝畸形矫正

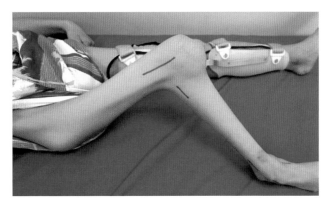

图 2-3-3J　右下肢膝关节部手术切口

2. 术后处理原则与左下肢相同（图 2-3-3K ~ 图 2-3-3M）。

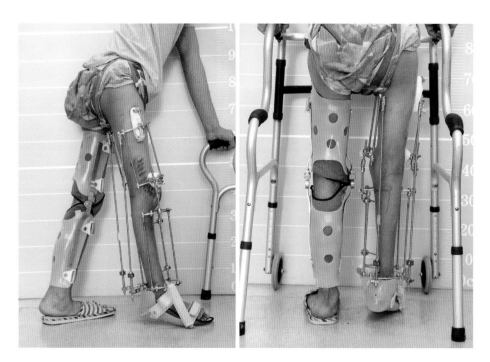

图 2-3-3K　术后 42 天，右下肢屈膝畸形矫正。左图：站立位侧面观；右图：站立位背面观

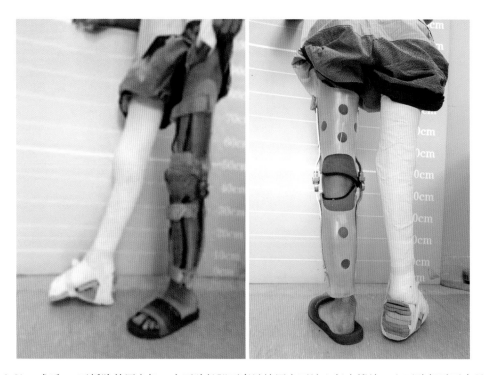

图 2-3-3L　术后 45 天拆除外固定架，右下肢长腿石膏继续固定下站立行走锻炼。左下肢仍需要支具保护

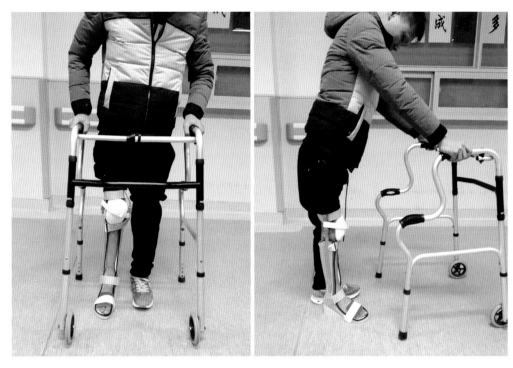

图 2-3-3M　术后 3 周拆除石膏后更换为支具固定。左图：站立位正面观；右图：站立位侧面观

五、随访结果

左下肢术后 12 个月、右下肢术后 6 个月随访，患者可以带双侧长腿支具短距离直立行走。从术前蹲行爬行，到术后能直立行走，且保留了部分双膝关节活动功能，从此改变了他的人生轨迹与命运，患者及家属十分满意。预计随着患者康复时间的增加，行走功能会进一步改善。

六、专家述评

该例脊髓灰质炎后遗双下肢多发性肌肉瘫痪，继发了膝关节重度屈曲挛缩畸形，丧失了直立行走的基本条件。术前系统评估、科学决策，通过优化组合手术与 Ilizarov 技术巧妙结合，科学的术后管理过程并结合应用支具，最终获得双下肢直立行走的奇特疗效，未发生影响疗效的并发症。

（秦泗河）

参考文献

[1] 焦绍锋, 秦泗河, 王振军, 等. 成年脊髓灰质炎后遗症重度屈膝畸形的手术治疗[J]. 中华骨与关节外科杂志, 2021, 14(06): 474-479.

[2] Sihe Qin, Jiancheng Zang, Shao fengJiao, Qi Pan. Lower Limb Deformities: Deformity Correction and Function Reconstruction[M]. Springer, 2020.

病例4   腰脊柱裂成年期重度马蹄内翻足手术重建

一、临床资料

（一）病史

患者男，24 岁，因腰脊柱裂脊髓拴系，自幼年即发现双足有下垂畸形，后逐渐发展为双马蹄内翻足伴有踝以下的感觉障碍，用足背外侧负重行走。因足背感觉障碍，负重行走多时发生破溃，且伴有大小便功能障碍，故患者很少出家门。自幼未上学，仅在家自学读书。曾经去过多家医院就诊，建议截肢后安装假肢，但患者不接受截肢手术。患者四处奔波求医，曾于 2010 年在某医院实施过腰脊髓神经松解术，术后小便功能略有改善，但下肢的感觉运动未有变化。于 2011 年 2 月来秦泗河矫形外科诊疗，患者及其家属的希望是在保肢的基础上，矫正双足畸形，能够用足底负重行走。

（二）体格检查

患者双足极重度马蹄内翻畸形，跟腱、胫后肌腱、足趾肌腱、跖筋膜都有屈曲挛缩，仅能用足背着地负重短距离行走，踝以下感觉大部丧失，支配踝关节的长肌、内在肌肉完全瘫痪（图 2-3-4A）。

（三）X 线检查

腰椎 5~ 骶椎板缺损（图 2-3-4B）。双足极重度内翻畸形骨性改变，踝关节间隙尚存在。髋、膝关节结构未见异常。

二、手术矫形与功能重建策略

（一）术前畸形性质评价

该患者双足畸形性质包括：踝足肌肉全瘫痪伴足底的感觉障碍，足跖腱膜挛缩，跟腱、胫后肌腱、足趾肌腱以及胫后血管、神经全部严重挛缩，三关节及前足重度内收、内旋畸形。因此，重建的目标必须达到全足底均匀地负重行走，又必须保留踝关节的功能。

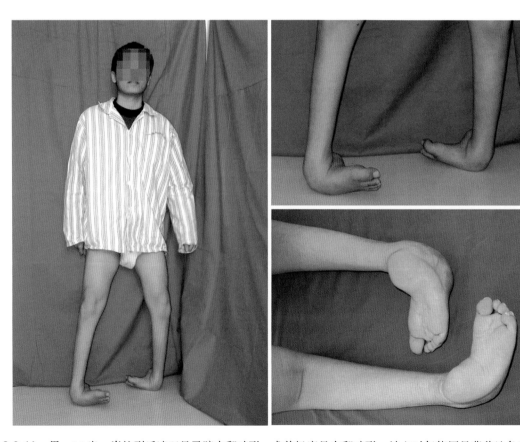

图 2-3-4A   男，24 岁，脊柱裂后遗双足马蹄内翻畸形。术前极度足内翻畸形，站立时仅能用足背着地负重行走

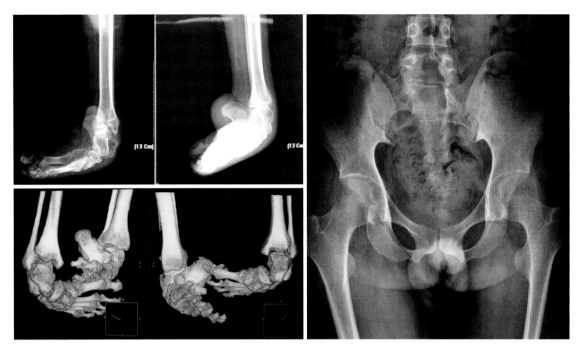

图 2-3-4B 术前 X 线检查，内翻高弓畸形的部位主要发生在中足、前足，胫 - 距关节内翻畸形较轻，为保留踝关节的重建创造了基本条件。骨盆平片显示腰 4 及骶骨椎板缺损

（二）重建策略

挛缩的肌腱延长、筋膜松解、骨性畸形截骨手术，结合 Ilizarov 技术缓慢牵伸矫正。两个足需要分期手术，一个足手术后能负重站立行走时，再实施另一只足的手术。

三、手术方法及步骤

（一）第一期左足手术方法及手术步骤

1. 患者仰卧位，在跟腱内侧做一个纵行切口。

2. 通过这一个手术切口，显露完成跟腱延长，胫后肌腱延长，姆长屈肌腱、趾长屈肌腱延长，松解挛缩卡压胫后神经、血管的深筋膜。

3. 跖腱膜用尖刀皮下松解，缝合切口。

4. 实施三关节截骨融合，术中即能矫正大部马蹄高弓内翻足畸形。

5. 由于胫后神经、血管的限制，残留马蹄内翻足畸形，穿针安装 Ilizarov 环式外固定器，术后缓慢、持续地牵拉矫正残余畸形（图 2-3-4C、图 2-3-4D）。

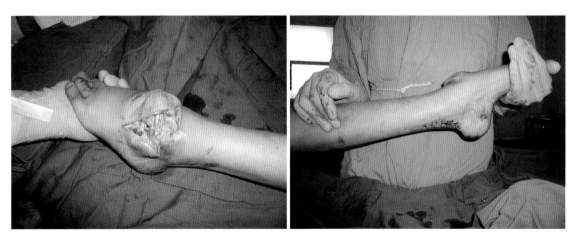

图 2-3-4C 术中先松解跖内侧挛缩的软组织后，再实施三关节截骨矫形，部分矫正马蹄内翻足畸形。然后再穿针安装 Ilizarov 环式外固定器

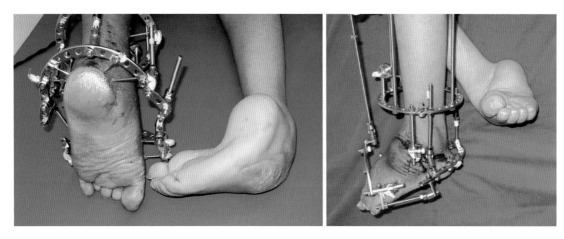

图 2-3-4D　左足内翻畸形术后体外缓慢牵拉矫正，矫形过程中鼓励患足负重行走

（二）第二期右足手术方法及术后管理与左足相同

　　见图 2-3-4E、图 2-3-4F。

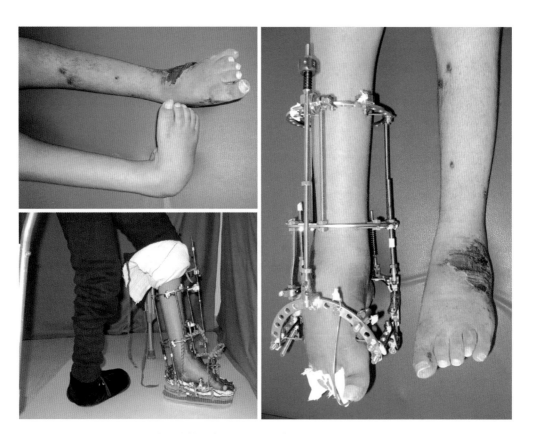

图 2-3-4E　左足畸形已矫正并拆除外固定器，右足手术方法与左足相同，术后 25 天畸形已大部矫正

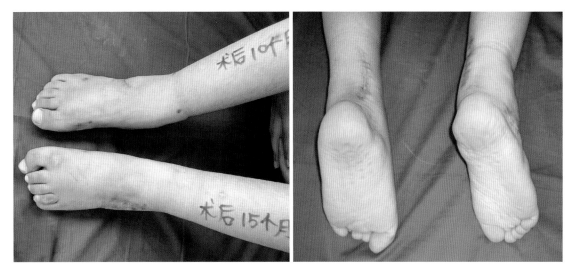

图 2-3-4F　右足术后 10 个月、左足术后 15 个月复查，嘱咐患者继续配穿高帮皮靴保护双踝，全足底适应性负重行走

四、术后随访

（一）术后4年随访结果

患者能够穿普通鞋子行走 3 km 以上，踝关节结构与功能正常，功能恢复的疗效超出了术前预计的目标（图 2-3-4G）。

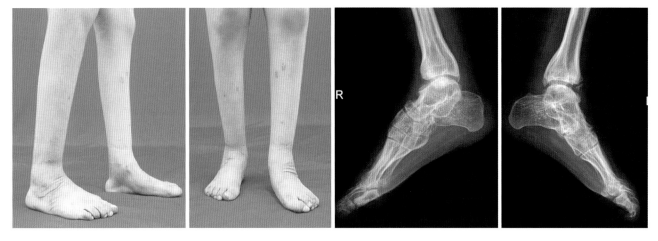

图 2-3-4G　术后 4 年复查，患者能徒手跛行 3 km 以上。X 线片示跗骨关节融合部位骨小梁皆均匀配布，踝关节结构基本正常

（二）术后10年随访结果（图2-3-4H、图2-3-4I）

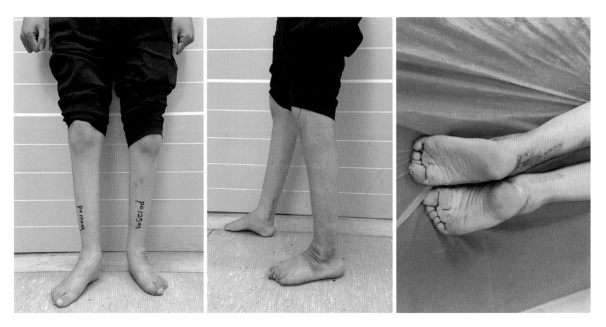

图2-3-4H 术后10年随访，患者全足底均匀负重行走，能穿普通鞋子长距离行走

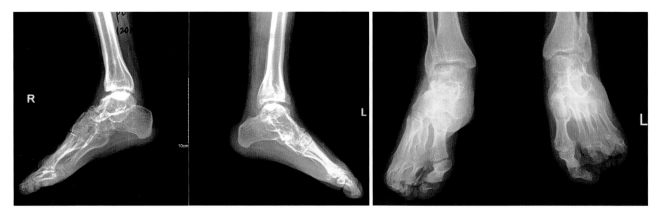

图2-3-4I 术后10年X线检查，双足的整体结构、形态与踝关节间隙评价优良。右侧姆趾尚存在屈曲、内收畸形，由于不影响行走，患者没有要手术矫正的诉求

五、专家述评

　　该患者双足重度马蹄内翻畸形20余年，伴有感觉障碍，传统的足踝矫形手术无法在保肢基础上获得畸形矫正与功能重建。秦泗河应用有限矫形手术结合Ilizarov技术，获得了满意的畸形矫正、形态恢复与功能重建结果。术后长达10年的随访表明，畸形没有复发，而且功能越来越好。这也证明了这一简单有效的足踝重建技术体系所产生的奇特疗效。

能够徒手行走后的患者建立了自信，并通过自学考上了研究生。

（秦泗河）

参考文献

[1] 秦泗河, 郭保逢, 王一岚. 1012例脊柱裂继发下肢畸形患者特点初步分析(秦泗河矫形外科数据库1986年10月12日—2020年12月31日)[J]. 中国修复重建外科杂志, 2021, 35(11):1380-1383.

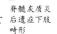

病例5 膝踝部肌肉瘫痪与骨关节畸形一期手术矫正与动力重建

脊髓灰质炎后遗症等幼年发生下肢不均衡性肌肉性瘫痪，若青少年期不实施肌肉移位动力平衡，发展至成人必然继发筋膜挛缩、骨关节畸形改变与功能障碍。既往经典的矫形外科文献，都遵循先矫正骨关节骨性畸形，第二次手术再实施肌肉移位动力重建的原则。但此类患者其动力失衡、关节挛缩、骨性畸形存在互为因果的链条关系，最理想的手术重建策略应该是：消除互为因果的病理链条，一期手术解除关节挛缩，矫正骨性畸形，恢复下肢持重力线，肌腱移位重建关节的动力平衡。这样不同性质、多个手术优化组合的策略，必须满足骨性手术固定与肌移位手术早期运动锻炼的要求。这是秦泗河矫形外科"下肢重建外科技术体系"的学术思想之一。

一、临床资料

（一）病史

患者女，31岁。1岁时罹患脊髓灰质炎致右下肢不完全瘫痪，3岁时才能扶持下站立行走，随着生长发育屈膝畸形加重，12岁开始仅能用右手压腿的前部支撑迈步行走，行动艰难。于2019年3月初，来秦泗河矫形外科要求手术治疗。

（二）体格检查及影像学检查

右下肢股四头肌完全瘫痪，小腿三头肌瘫痪，屈髋肌大部瘫痪，但臀肌、屈膝肌群、伸踝肌群、胫骨后肌、腓骨肌肌力皆4级。屈膝畸形50°，仰趾足畸形（图2-3-5A）。X线片示股骨下段前弓畸形，骨盆重度倾斜，右下肢短缩，健侧髋臼发育不良，跟距关节呈现跟行足骨性畸形改变，腰椎代偿性侧凸（图2-3-5B）。患者病理步态，仅能用同侧手压腿短距离支撑下行走，健侧髋关节疼痛（图2-3-5C）。

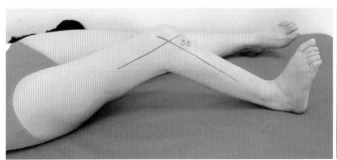
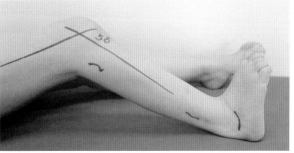

图 2-3-5A 术前右屈膝畸形 50°，伴有小腿三头肌瘫痪性跟行足（仰趾足）

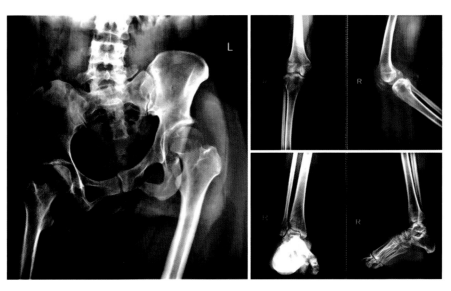

图 2-3-5B 右侧骨盆下倾，腰椎代偿性侧凸，股骨下段前弓畸形

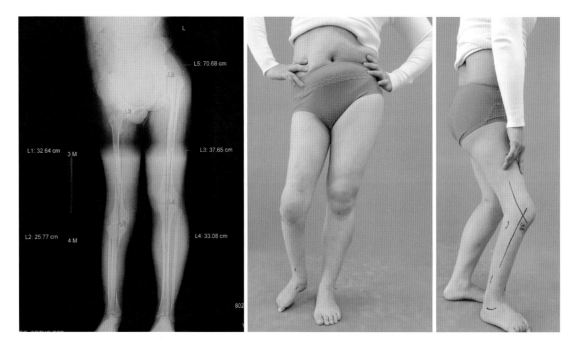

图 2-3-5C　右下肢短缩，仅能用右手压腿支撑行走

二、手术重建策略与目标

　　矫正膝踝足畸形，稳定关节，恢复下肢持重力线（机械轴），通过肌肉移位重建股四头肌、小腿三头肌功能，重建双下肢徒手行走的能力。其下肢畸形矫正后骨盆倾斜、健侧髋臼关系异常、继发性腰椎侧凸等问题将随之矫正或改善。患者的下肢不等长，通过配穿补高鞋可改善步态。若患者希望下肢均衡，可以二期实施下肢延长术。

三、实施组合手术结合内、外固定术

（一）手术类别与性质

　　手术类别与性质包括：挛缩筋膜松解术，关节融合术，截骨矫形术，肌腱移位动力平衡术，Ilizarov 牵伸术（图 2-3-5D）。由于组合手术方法多、手术步骤复杂，应将手术方案、手术步骤与程序打印后，挂在手术室内，能提醒手术过程中避免出现差错（图 2-3-5E）。

（二）手术方式7个，优化组合同期实施

　　1. 跟距关节截骨融合，术中使跟骨后移，矫正跟行足畸形并稳定足踝关节。

　　2. 腓骨长肌腱加胫骨前肌腱移位代替跟腱，胫前肌腱穿过胫 - 腓骨间膜拉入到跟腱切口中，2 条肌腱在与跟腱止点部缝合固定（图 2-3-5F）。胫前肌

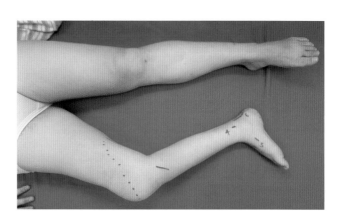

图 2-3-5D　手术皮肤切口：屈膝松解、股骨髁上截骨、半腱肌移位代股四头肌，腓骨长肌腱代替跟腱，跟距关节融合

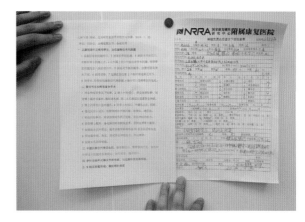

图 2-3-5E　本患者实施 6 个不同类别的手术，其手术方案、操作步骤打印挂在手术室内，提醒手术医师

腱切去后尚能部分矫正仰趾足畸形。

3.大腿下外侧一个切口，松解挛缩的髂胫束、延长股二头肌腱。

4.在腓骨颈部，松解在矫正屈膝畸形过程中卡压腓总神经的筋膜。

5.股骨髁上楔形截骨断端适当后倾矫正股骨下段前弓畸形，用短钢板固定（图 2-3-5G、图 2-3-5H）。

6.半腱肌移位代替股四头肌，通过取半腱肌的切口延长挛缩的半膜肌腱，减少矫正屈膝畸形的阻力（图 2-3-5I）。

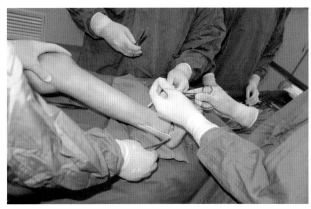
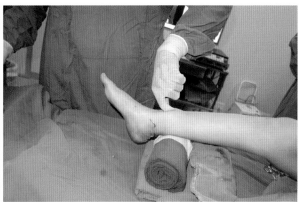

图 2-3-5F　先行足的跟距关节融合，取腓骨长肌腱、胫前肌腱移位替代跟腱

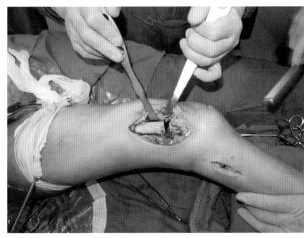
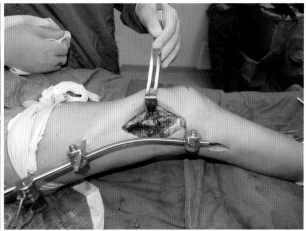

图 2-3-5G　足踝棉垫包扎，再行髂胫束松解、腓总神经松解、股骨髁上楔形截骨部分矫正屈膝畸形

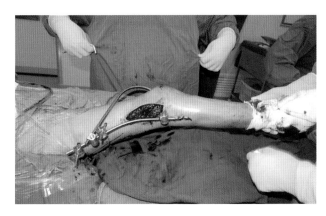
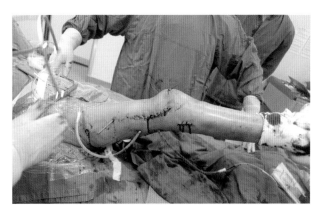

图 2-3-5H　临时外固定于矫形位，然后安装六孔薄钢板固定截骨断端

图 2-3-5I　骨性手术结束后，再取半腱肌移位代替瘫痪的股四头肌，缝合切口

（三）在内固定的基础上穿针安装外固定器

1. 缝合所有皮肤切口，膝外侧切口放置引流管。

2. 穿针安装 Ilizarov 膝关节牵伸器，术后调整膝后牵伸杆，逐渐矫正残留的屈膝畸形（图 2-3-5J）。

3. 距下关节融合穿细钢针固定，足踝部用外固定器固定。因为肌腱移位代替了跟腱，踝关节应跖屈 30° 位固定。

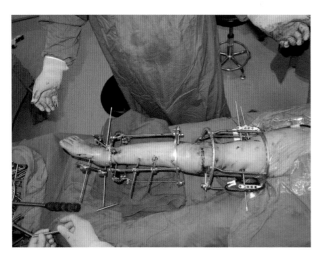

图 2-3-5J　穿针安装外固定器，残留屈膝畸形术后通过体外螺纹杆牵拉矫正

（四）术后处理

1. 术后 7 天手术创伤反应基本过去后，调控牵拉膝后螺纹杆，使残留的屈膝畸形缓慢牵拉矫正。

2. 鼓励患者锻炼移位肌肉的静力性收缩运动。足底配置将足跟垫高的泡沫塑料软垫，患肢必须负重锻炼行走。

3. 术后 4 周拆除膝关节外固定牵伸器，装配带关节铰链的支具，活动膝关节。

4. 足踝部外固定器于术后 3 个月拆除，更换长腿支具保护下锻炼行走。

四、随访结果

该患者术后 3 年 1 个月来医院复查，患者已 34 岁。屈膝畸形完全矫正，踝关节保留了 20° 下垂角，半腱肌移位后伸膝肌力近 3 级，屈膝功能基本无障碍。踝关节跖屈肌力达 4 级，患者穿坡跟鞋能徒手行走 5 km 以上，仅显示轻微跛行（图 2-3-5 K～图 2-3-5N）。疗效超出了患者术前的期望。患肢短缩 5 cm，可通过穿补高鞋部分代偿，不急于实施小腿延长术。

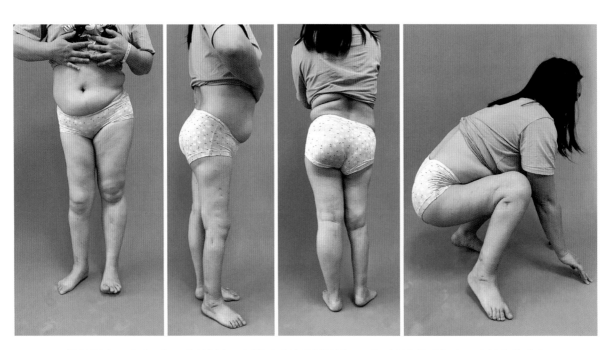

图 2-3-5K　术后 3 年 1 个月复查，屈膝畸形及跟行足矫正，能远距离徒手行走，疗效十分满意

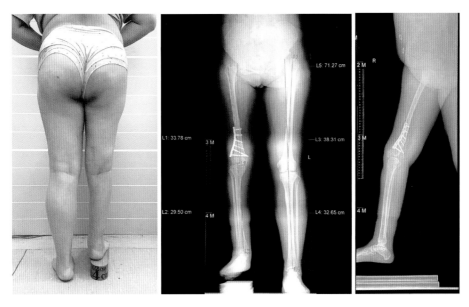

图 2-3-5L　患肢机械轴线恢复，短缩 5 cm，配穿补高鞋有轻微跛行

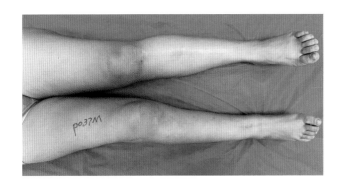

图 2-3-5M　双下肢形态基本相同

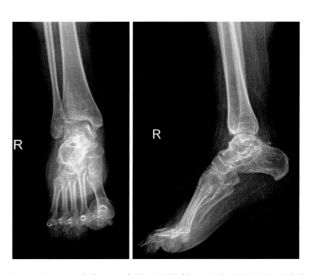

图 2-3-5N　X 线检查示术前的骨性仰趾足畸形通过距下关节截骨后移矫正

列丛书《下肢形态与功能重建》第一章。

五、专家述评

将不同类别、不同性质、多个部位的畸形，通过一期手术矫正，稳定关节、平衡肌力、重建下肢直立行走的功能，是"秦泗河下肢重建外科技术体系"之所以能治疗复杂四肢畸形，并获得满意疗效的根本。这个技术体系很少需要高精尖的设备与器材，但需要系统思维、宏观把握、模仿自然重建理念。有关该技术体系的起源、形成与发展，请阅读本系

（秦泗河）

参考文献

[1] 焦绍锋，秦泗河，王振军，等. 成年脊髓灰质炎后遗症重度屈膝畸形的手术治疗[J]. 中华骨与关节外科杂志，2021，14(06): 474-479.

[2] Sihe Qin, Jiancheng Zang, Shao fengJiao, Qi Pan. Lower Limb Deformities: Deformity Correction and Function Reconstruction[M]. Springer, 2020.

病例6　重度脑外伤后遗肢体残障直立行走功能重建

车祸、摔伤、自然灾害、颅脑撞击等都会导致脑组织发生不可逆性损害，严重者出现昏迷甚至形成长久不醒的"植物人"。脑组织损伤后在肢体的症状多表现为痉挛性瘫痪、畸形。既往医学界更多关注脑神经的治疗与肢体功能的康复，而忽视了肢体矫形手术治疗的重要作用。矫形外科手术治疗脑外伤、脑卒中继发的四肢畸形残障，术后配合系统康复与支具辅助，在某些患者甚至出现突破性疗效。

一、病例资料

（一）病史

患者男，17岁，15个月前骑车时不慎被汽车撞伤，摔倒时头部着地，当即昏迷。送至当地医院急诊紧急处理，证实颅内出血，经开颅手术及抢救治疗，生命体征稳定，但仍无意识，并逐渐出现双上肢及双下肢痉挛性瘫痪。经当地医院综合治疗，昏迷4个月后患者意识及上肢活动逐渐有所恢复，病情稳定，但仍存在低反应、失语及双下肢重度痉挛性瘫痪。

患者因下肢痉挛加之长期卧床，双足继发严重足下垂内翻畸形，双膝关节部分僵直，双髋内收肌轻度挛缩，虽然进行了长达近一年的系统康复，全身整体情况及脑意识有所改善，但下肢痉挛及僵硬性足下垂畸形并没有解决，仍不具备自主坐稳的功能。秦泗河应邀会诊，经系统查体与整体评价后认为，只要矫正了下肢尤其是足踝畸形，装配上助行矫形器，为患者创造了双足踏地站立行走的基本条件，再进行系统的康复训练，就有可能重建基本的行走功能。直立行走运动功能的恢复，有利于促进大脑的神经功能改善。此分析增强了患者家属对手术治疗、支具辅助与康复结合的信心，于是来北京秦泗河主持的矫形外科住院手术，最终的治疗与康复结果，验证了秦泗河术前提出的疗效目标。

（二）体格检查

患者神志清楚，低反应性状态，查体欠合作，语言不清。甲状软骨下可见气管切开后遗留的陈旧瘢痕。四肢肌张力均高，双手握力减低，右上肢伸肘 −20° 受限，腱反射亢进。双下肢屈膝受限，腱反射未引出，右膝外侧侧方应力试验阳性，抽屉试验阳性。双足僵硬型马蹄内翻畸形（图 2-3-6A）。双侧跟腱反射未引出，双侧巴氏征阳性。

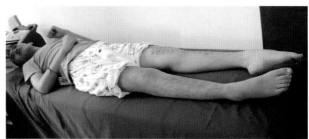
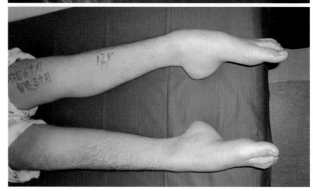

图 2-3-6A　术前双下肢痉挛，双膝关节僵直，双足重度下垂畸形，不能完成坐位的动作

（三）影像学检查

膝关节 MRI：右膝内侧副韧带损伤，关节积液，后交叉韧带损伤，胫骨髁间嵴撕脱骨折。

X 线检查示双足没有骨性畸形改变（图 2-3-6B）。

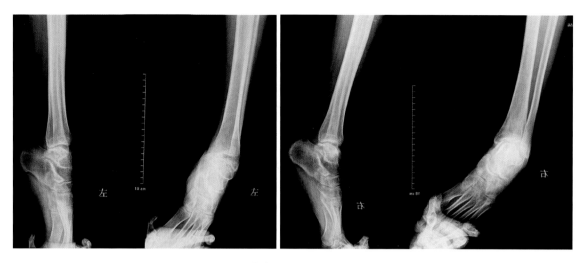

图 2-3-6B　X 线检查示双足没有骨性畸形改变

二、病例分析与功能重建思路

患者颅脑外伤后双下肢重度痉挛性瘫痪，表现为双足僵硬型马蹄内翻畸形，虽然 MRI 显示胫骨髁间嵴撕脱骨折，但并非直接造成，诊断为颅脑外伤后遗症，双下肢痉挛性瘫痪畸形。

患者双足畸形矫正骨性融合后拆除外固定器，装配双下肢长腿支具（矫形器）辅助下肢站立，转入康复科进行系统康复锻炼。

三、手术治疗与康复经过

入院后行双侧跟腱皮下松解，双侧胫后肌延长，双侧跟距关节融合。然后足踝穿针安装 Ilizarov 外固定牵伸器（图 2-3-6C）。因右膝不稳定，行跨膝关节外固定术。术后逐渐调整外固定器，牵拉矫正足下垂畸形（图 2-3-6D）。足踝畸形矫正与稳定后，鼓励患者在家人辅助下负重行走。患者反应及发音能力逐渐改善，双下肢痉挛逐渐减轻。

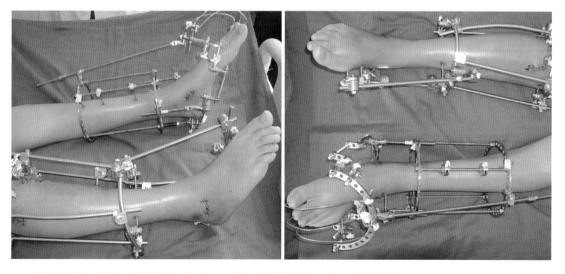

图 2-3-6C　实施双侧跟腱皮下松解，双侧跟距关节融合，然后穿针安装 Ilizarov 环式外固定牵伸器

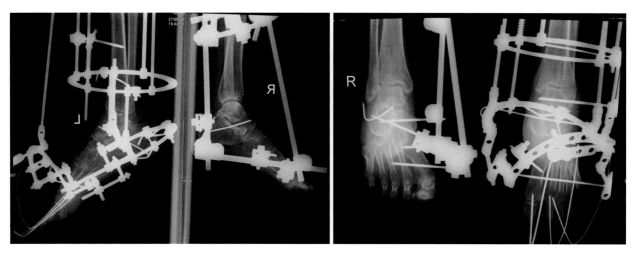

图 2-3-6D　双足跟腱挛缩性下垂畸形，外固定缓慢牵拉矫正

四、手术与康复后随访结果

术后 2 个月拆除外固定器，在康复科进行系统训练康复 3 个月。术后 12 个月随访，双下垂足畸形矫正，站立稳定。患者经过系统康复，其双膝关节也有一定的伸屈功能，在矫形支具保护下能独立站立行走（图 2-3-6E）。由术前不能自己坐、不能站立，经过手术及系统康复后，患者能够在支具保护下直立行走，其语言、智力、精神都较手术前明显

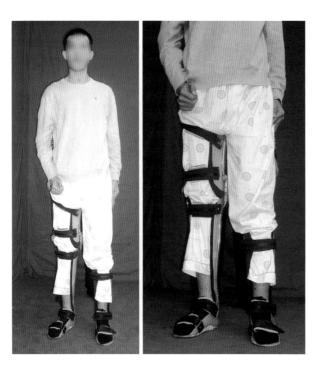

图 2-3-6E　术后 12 个月随访，双下肢佩戴长腿支具能站立行走训练

改善，患者及家属对疗效满意。

五、专家述评

脑重度创伤后继发的四肢痉挛性瘫痪，久之必然继发关节挛缩或骨关节畸形改变，成年的肌腱挛缩或骨性畸形改变往往是僵硬性，单纯实施康复治疗无法解决根本问题。四肢矫形手术，能够部分解除痉挛与关节挛缩，稳定足踝关节。严重畸形者结合 Ilizarov 技术，缓慢牵拉，可以满意矫正各种复杂的下肢骨关节畸形。笔者的经验是：此类患者只要具备一定的智力，通过矫形手术设法为其创造站立起来的基本条件，在支具与康复机器人辅助下训练行走，其全身功能包括智力、语言、代谢、血液循环等，都能发生突破性改变。

本例颅脑外伤后重度肢体残障患者，手术后配合系统康复与下肢支具，获得了直立行走的优良疗效，患者及家属欢喜，医者也深感欣慰。临床观察发现，其辅助下直立行走后，脑的功能包括语言、智力也有所改善，证明下肢的站立运动功能重建后，能够刺激中枢神经系统的功能重塑。

（秦泗河　赵文汝）

参考文献

[1] 秦泗河. 基于宏观思维理念对足踝外科发展方向的思考[J]. 中华外科杂志, 2013, 51(10):872-874.

第四节　缺血性下肢畸形与糖尿病足

病例1　下肢动脉硬化性闭塞症

下肢动脉硬化性闭塞症（arteriosclerosis obliterans, ASO）是指由于动脉粥样硬化造成的下肢供血动脉内膜增厚、管腔狭窄或闭塞，病变肢体血液供应不足，引起下肢间歇性跛行、皮温降低、疼痛甚至发生溃疡或坏死等临床表现的慢性进展性疾病，常为全身性动脉粥样硬化血管病变在下肢动脉的表现。Fontaine Ⅳ期、Rutherford 6 级，属于严重下肢缺血（critical limb ischemia, CLI）。CLI 是下肢动脉疾病的最严重临床表现，特点为由动脉闭塞引起的缺血性静息痛、溃疡或坏疽。CLI 患者的预后远不如间歇性跛行患者好，表现在高截肢率及高死亡率，是临床治疗的难点。

一、病例资料

（一）病史

患者自诉于半年前无明显诱因出现左下肢间歇性跛行，休息后可缓解，当时未做处理。3月余前出现左第五趾皮肤溃烂，溃烂程度进行性加重，伴静息痛，至当地医院就诊，行抗炎、改善循环、止痛理疗等治疗，病症无好转。为进一步诊治来我院就诊，门诊以"下肢动脉硬化性闭塞性坏疽"收住院。

（二）体格检查

双足皮温降低，左足第五趾干性坏疽，关节、肌腱外露，外露骨、肌腱、筋膜感染坏死，可见脓性分泌物（图 2-4-1A）。

（三）辅助检查

双下肢 CTA 提示：双下肢动脉硬化并左侧髂总动脉、髂内动脉、髂外动脉近段，股动脉上段及两侧胫前动脉管腔狭窄闭塞（图 2-4-1B）。

实验室检查：白细胞（WBC）11.95×10⁹/L，血红蛋白（HGB）102.9 g/L，中性粒细胞百分比（NEU%）82.1%，C 反应蛋白（CRP）55.18 mg/L，

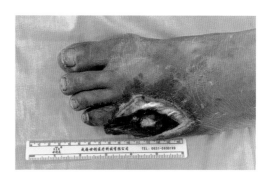

图 2-4-1A　术前创面，可见左足第五趾干性坏疽

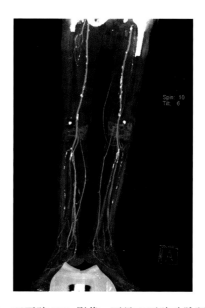

图 2-4-1B　双下肢 CTA 影像。可见双下肢动脉硬化并左侧髂总动脉、髂内动脉、髂外动脉近段、股动脉上段及两侧胫前动脉管腔狭窄闭塞

肌酐（CREA）86 μmo/L，内生肌酐清除率（Ccr）61 ml/min，尿酸（UA）253 μmol/L；创面细菌培养：大肠埃希菌。

二、病例分析

根据以上资料，患者诊断为：

1. 左下肢动脉硬化性闭塞症（Fontaine Ⅳ 期、Rutherford 6 级）左足第五趾坏疽

2. 右下肢动脉硬化性闭塞症（Fontaine Ⅲ 期、Rutherford 3 级）

3. 双侧髋关节置换术后

患者左足趾缺血性坏疽，创面难以愈合，应行手术治疗。患者下肢血管粥样硬化闭塞，没有做皮瓣覆盖创面的可能。拟行下肢血运重建＋胫骨横向骨搬移术。

三、需要克服的肢体重建难度分析

（一）外科治疗决策

患者有明确的下肢缺血症状，皮温降低、静息痛，且有足趾缺血性坏疽，故进行胫骨横向骨搬移术前，进行下肢血运重建是一个重要的前提。遂患者转入血管外科行"左下肢动脉造影＋PTA＋支架植入术"（图 2-4-1C）。

（二）治疗目标

清除坏死组织，达到控制感染目的。行下肢血运重建，改善大血管血运，同时行胫骨横向骨搬移，促进术后伤口再生愈合，且无需植皮，避免截肢。

四、手术步骤

1. 患者麻醉成功后，不打止血带，常规消毒铺巾，取仰卧位，患肢置于中立位。

2. 在胫骨的内侧面中上部做 2 个长约 1 cm 纵行切口，分离至骨膜表面，范围约为 5 cm×1.5 cm，避免损伤周围血管及神经，以 4 孔微创截骨器为导向，用 2.5 mm 钻头按预设的骨窗连续紧密地打孔，在胫骨内侧面上段形成 5 cm×1.5 cm 之骨窗，在截骨骨窗上下约 2 cm 处各拧入 1 枚 4 mm×60 mm 不锈钢半针以搬移骨块，之后用骨刀沿钻孔轻轻撬动搬移骨块使骨窗能上下移动，注意严防损伤髓腔内之骨髓。在距骨窗的近、远端约 2 cm 处各拧入 1 枚 5 mm×120 mm 的外固定不锈钢半针（穿透两层皮质），组合安装胫骨横向骨搬移装置并牢固固定，缝合皮下组织及皮肤，放置微型胶片引流手术切口，75% 乙醇消毒后无菌敷料包扎。

3. 遵循"只清创不扩创"原则，清除足部坏死组织，开放足底脓腔，解脱坏死趾。大量生理盐水、稀释碘伏交替冲洗创面，无菌敷料包扎，术毕（图2-4-1D）。

术后复查 X 线片，可见血管钙化影（图 2-4-1E 箭头所示）。

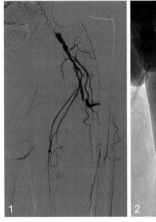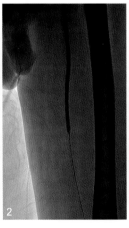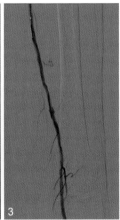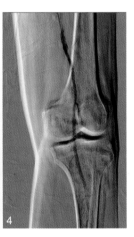

图 2-4-1C 左下肢血运重建。1. 左股动脉闭塞；2. PTA；3. 股动脉血运改善；4. 腘动脉血运改善

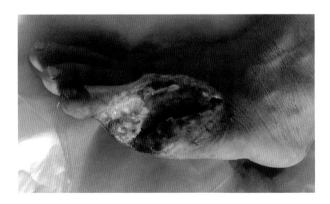

图 2-4-1D 足部创面清理

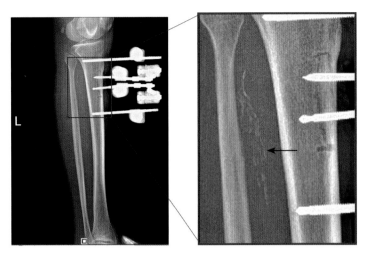

图 2-4-1E　术后复查 X 线片，可见血管钙化影（箭头）

五、创面转归（图2-4-1F）

术后 10 天，创面大量新鲜肉芽生长，部分外露骨坏死，予以补充清创。

术后 1 个月，创面减小，外露骨完全被肉芽组织包裹，关节囊下方引流不畅，留置"牛鼻子"引流管引流。

术后 2 个月，创面明显缩小，周围皮肤向中间生长。

术后 3.5 个月，创面完全结痂。"牛鼻子"引流管引流量减少，予以剪除一根。

术后 4 个月，剪除最后一根"牛鼻子"引流管。

术后 4.5 个月，随访痊愈，大创面最终只留下线性瘢痕。

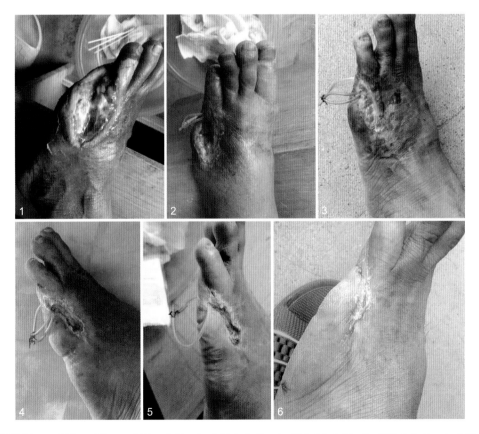

图 2-4-1F　创面转归：1. 术后 10 天；2. 术后 1 个月；3. 术后 2 个月；4. 术后 3.5 个月；5. 术后 4 个月；6. 术后 4.5 个月，痊愈

六、专家点评

（一）胫骨横向骨搬移术的原理及缘起

1989 年，Ilizarov 在长期的临床实践经验及动物实验的研究后，在 *Clinical Orthopaedics and Related Research* 上总结发表了"张力 - 应力法则"，这是临床工作中关于激发身体再生组织的一个规律总结，表述为：在活体组织上施加稳定的、缓慢的、持续的牵张应力可以激发该组织活跃地生长及再生。世界各地的骨科医生运用"张力 - 应力法则"治愈了大量的骨不连、骨缺损和骨髓炎患者。患有这些疾病的患者常面临着截肢的风险，均为非常棘手的骨科难题，而遵循"张力 - 应力法则"则能够有效地治愈这些患者。一开始"张力 - 应力法则"主要应用于"牵张成骨"方面。随着这项技术的深入应用，有学者在牵张成骨的实践过程中，观察到血管

再生伴随着骨骼再生过程的现象，这个现象提示了可应用"张力 - 应力法则"治疗缺血性疾病。经典的"张力 - 应力法则"多应用于"纵向骨搬移"，即截断长骨后顺着肢体的纵轴进行牵拉成骨，而缺血性疾病，骨骼本身没有病变，不适用长骨截断的"纵向骨搬移"。按照"张力 - 应力法则"原理，只需在长骨干上形成一定的骨片，运用特定的构型，将此骨片以垂直肢体纵轴的方向进行缓慢搬移，同样可以刺激身体血管再生，缓解肢体缺血之病理状态，此即"横向骨搬移"的原理、方案及目的。又因绝大多数的缺血均发生于小腿及足部，故"横向骨搬移"基本都于胫骨部位施行，此即"胫骨横向骨搬移"（Tibia Transverse Transport，TTT）的由来。

（二）胫骨横向骨搬移手术步骤（图2-4-1G）

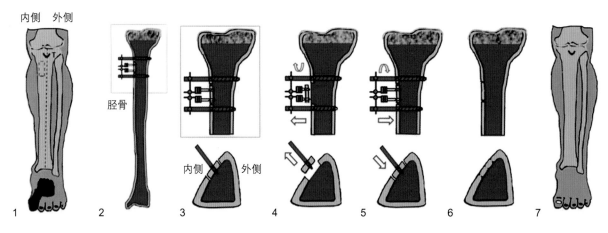

图 2-4-1G 胫骨横向骨搬移技术示意图：1.胫骨皮质截骨是位于胫骨近端前内侧的垂直矩形截骨，其近端在胫骨结节下方 1.5 cm，而外侧端在胫骨旁 2 cm。2、3.截骨窗高 5 cm，宽 1.5 cm，将间隔 2 cm 远的 2 个螺钉拧入皮质骨片中以搬移骨块，再将另外 2 个螺钉拧入胫骨干中，以固定外固定器。4、5.通过旋转螺母，可以使皮质向内侧搬移，然后向外侧搬移，以使其返回到原始位置。6.移除外固定器，截骨的皮质将愈合。7.同时足溃疡逐渐愈合

（三）胫骨横向骨搬移技术治疗下肢动脉粥样硬化性闭塞性坏疽的效果

本例是下肢动脉粥样硬化性闭塞性坏疽病例，左足第五趾坏疽，静息痛明显，病程迁延，双下肢 CTA 提示：双下肢动脉硬化并左侧髂总动脉、髂内动脉、髂外动脉近段、股动脉上段及两侧胫前动脉管腔狭窄闭塞，行下肢血运重建＋胫骨横向骨搬移术治疗，创面愈合，避免了截肢。

按《下肢动脉硬化性闭塞症诊治指南》诊治意见，患者应截肢，可以推断这类患者在以血运重建为主的治疗上，效果不理想。但是，通过本例患者

的治疗过程，在血运重建的基础上，结合胫骨横向骨搬移技术，在搬移过程中激发人体的再生能力，促进微循环血管再生，从而改善血运，同时促进创面的原位再生愈合，且无须植皮，以达到治疗慢性溃疡的目的，避免了截肢。

（花奇凯）

参考文献

[1] 下肢动脉硬化性闭塞症诊治指南[J]. 中华普通外科学文献(电子版)，2016，10(01)：1-18.

[2] 花奇凯，王林，冼呈，等. Ilizarov胫骨横向骨搬移微循环重建技术治疗下肢慢性缺血性疾病的临床疗效[J]. 中国矫形外科杂志，2015，23(21)：5.

病例2　糖尿病足合并下肢动脉硬化性闭塞症

糖尿病足（diabetic foot，DF）合并下肢动脉硬化性闭塞症（arteriosclerosis obliterans，ASO），无论二者发生的先后，只要同时存在即可称为糖尿病性下肢缺血。其临床表现与单纯动脉硬化性下肢缺血相似，但由于血管钙化严重及侧支血管形成较差，症状与体征可能更严重。糖尿病使ASO发生率增加2~4倍，女性糖尿病患者发生本病的风险是男性患者的2~3倍。糖尿病患者发生严重下肢缺血（critical limb ischemia，CLI）的危险高于非糖尿病患者，截肢率较之高7~15倍。《下肢动脉硬化性闭塞症诊治指南》指出，糖尿病性下肢缺血，当坏疽的病变已经发生，截肢不失为一种明智的选择。但是，有没有其他方法可以选择呢？

一、病例资料

（一）病史

患者自诉1月余前，无明显诱因出现右足溃疡，伴有血水样渗出、疼痛，伴有右小腿后侧皮肤坏疽，无发热、恶心等症状。当时未做相关处理，溃疡逐渐加重。在外院就诊，诊断"2型糖尿病足"，予以降糖、抗感染、清创等治疗，症状逐渐加重。为求进一步治疗来我院就诊。门诊拟"2型糖尿病足"收入我院。患者既往有糖尿病病史10余年，有冠心病、脑梗死病史。

（二）体格检查

患者入院于血管外科就诊，右足皮温低，组织疼痛明显，严重影响睡眠。可见第四趾坏疽，少许脓性分泌物，第三趾表皮破溃（图2-4-2A）。

（三）影像学检查

双下肢CTA提示：双下肢广泛性动脉硬化，右侧髂总动脉血栓形成，右侧股动脉中段部分闭塞（图2-4-2B）。

（四）诊断

1. 右足糖尿病足感染并坏疽（Wagner 4级、TEXAS 3D）
2. 皮肤坏疽（小腿后侧）

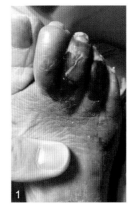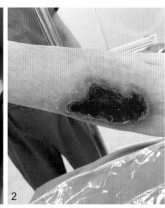

图2-4-2A　术前大体照。1.足背；2.小腿后侧

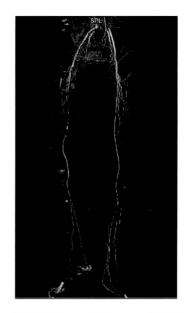

图2-4-2B　双下肢CTA三维重建

3. 2型糖尿病
4. 双下肢动脉硬化性闭塞症（Rutherford 6级、Fontaine Ⅳ期）
5. 冠状动脉粥样硬化性心脏病
6. 高血压病3级
7. 脑梗死后遗症
8. 电解质紊乱：低钾血症

行腹主动脉、右下肢动脉造影+PTA+置管溶栓术（图2-4-2C）。术后造影示下肢血运改善（图2-4-2D）。但术后2周，创面范围扩大，坏疽逐渐加重（图2-4-2E）。

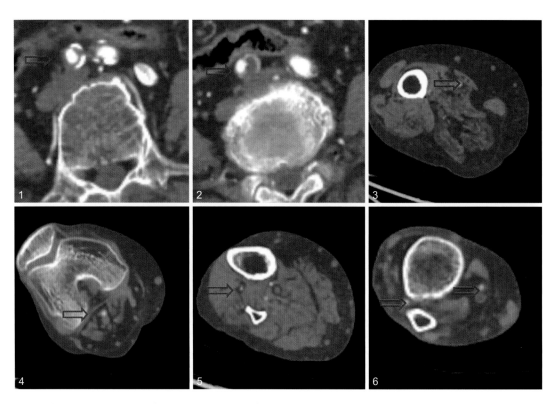

图 2-4-2C 右下肢 CTA 平扫。1、2.髂总动脉；3.股浅动脉；4.腘动脉；5.胫前动脉、胫后动脉、腓动脉；6.胫前动脉、胫后动脉

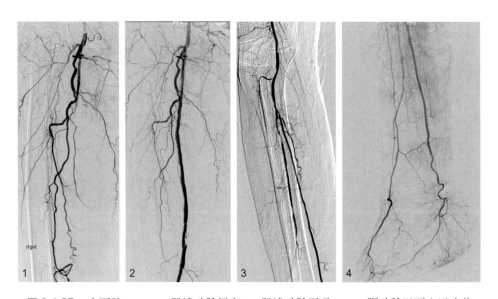

图 2-4-2D 右下肢 DSA。1.股浅动脉闭塞；2.股浅动脉再通；3、4.腘动脉以下血运改善

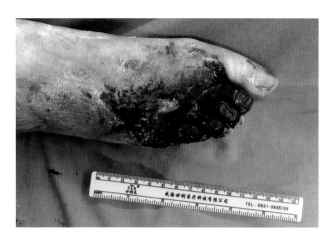

图 2-4-2E 血运重建术后 2 周，右足部皮肤软组织及足趾坏死

二、病例分析

（一）对手术指征的评价

患者有 10 余年 2 型糖尿病病史，既往有冠心病、脑梗死病史，以及本次足部坏疽，均为血管性病变，可见糖尿病患者血管病变为全身性病变。患者右足第四趾坏疽，可见少许脓性分泌物，第三趾表皮破溃。小腿后侧皮肤干性坏疽。足部皮肤感觉减退、麻木，呈套袜样。足部皮温低，疼痛明显，影响睡眠。入院 CTA 提示下肢血管病变，予行下肢血运重建术。术后下肢血运明显改善，但患足坏疽持续进展。末梢血管病变仍不能满足组织的有效灌注。

（二）需要克服的肢体重建难度分析

1. 外科治疗决策，包括是否需要分期手术

患者已行下肢血运重建，创面状况仍无法改善，需行 "胫骨横向骨搬移 + 右足趾坏疽解脱术"。患者小腿后侧皮肤自发坏疽，行皮瓣治疗坏死风险极高。并且糖尿病性缺血创面不仅仅是血运的缺乏，全身的免疫状况、自身愈合能力等均较差。

2. 治疗目标

清除坏死组织，同时行胫骨横向骨搬移手术，促进术后伤口再生愈合，且无须植皮。

（三）风险规避

1. 清创术后跖骨外露，但行胫骨横向骨搬移术后，创面再生能力增强，新鲜肉芽可覆盖外露骨，无须短缩。

2. 患者血管病变，血管弹性差，术中尽量不要打止血带。

3. 糖尿病性下肢缺血，血管病变严重。大、中动脉可行血运重建，但组织微循环无法通过现有手段解决。患者小腿皮肤正常情况下尚且自发坏疽，若行皮瓣治疗几乎无存活可能，反而造成新的创面。

三、手术步骤

1. 患者麻醉成功后，不打止血带，常规消毒铺巾，取仰卧位，患肢置于中立位。

2. 在胫骨的内侧面中上部做 2 个长约 1 cm 纵形切口，分离至骨膜表面，范围约为 5 cm×1.5 cm，避免损伤周围血管及神经，以 4 孔微创截骨器为导向，用 2.5 mm 钻头按预设的骨窗连续紧密地打孔，在胫骨内侧面上段形成 5 cm×1.5 cm 的骨窗，在截骨骨窗上、下约 2 cm 处各拧入 1 枚 4 mm×60 mm 不锈钢半针以搬移骨块，之后用骨刀沿钻孔轻轻撬动搬移骨块使骨窗能上下移动，注意严防损伤髓腔内的骨髓。在距骨窗的近、远端约 2 cm 处各拧入 1 枚 5 mm×120 mm 的外固定不锈钢半针（穿透胫骨两层皮质），组合安装胫骨横向骨搬移装置并牢固固定，缝合皮下组织及皮肤，放置微型胶片引流手术切口，75% 乙醇消毒后无菌敷料包扎。

3. 遵循 "只清创不扩创" 原则，清除小腿后侧坏疽皮肤及足部坏死组织，解脱坏死趾。大量生理盐水、稀释聚维酮碘（碘伏）交替冲洗创面，无菌敷料包扎。

四、创面转归

清创术后，在不打止血带清创下，创面只有少许渗血，但可以满足胫骨横向骨搬移治疗需求（图 2-4-2F）。胫骨横向骨搬移术后 1 个月，创面明显好转，外露跖骨全部被新鲜肉芽覆盖包裹（图 2-4-2G）。术后 5 个月，创面痊愈（图 2-4-2H）。

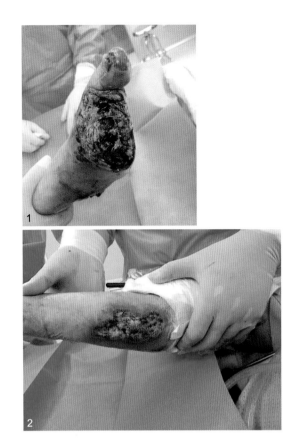

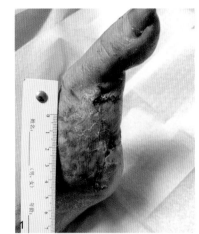

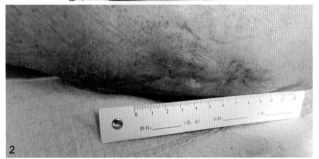

图 2-4-2H　术后 5 个月，创面痊愈。1. 足部创面；2. 小腿后侧

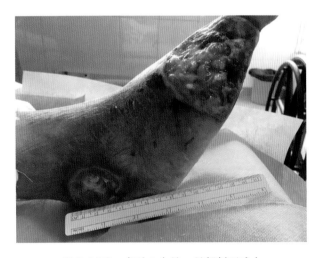

图 2-4-2F　术前大体照（清创后）。1. 足部创面；2. 小腿后侧

图 2-4-2G　术后 1 个月，足部创面减小

患者治疗极为困难，即使疏通主干动脉后，由于微循环障碍导致清除坏疽后形成的创面无法愈合，且患者疼痛难忍而截肢。将动脉疏通手术结合胫骨横向骨搬移（TTT）治疗，充分发挥了 TTT 治疗再生作用，打通了"最后一公里的交通"，可以很好地解决这个临床难题，切实提高了临床保肢率。

（花奇凯）

参考文献

[1] Chen Y, Kuang XC, Zhou J, Hua QK, et al. Proximal tibial cortex transverse distraction facilitating healing and limb salvage in severe and recalcitrant diabetic foot ulcers[J]. Clin Orthop Relat Res, 2020, 478(4): 836-851.

[2] 花奇凯，秦泗河，邝晓聪，等. 胫骨横向骨搬移技术治疗 516 例糖尿病足的经验总结[J]. 中国修复重建外科杂志，2020, 34(8): 959-963.

[3] 赵劲民，李刚. 胫骨横向骨搬移技术治疗糖尿病足的专家共识(2020)[J]. 中国修复重建外科杂志，2020, 34(8): 945-950.

五、专家点评

糖尿病患者极易并发动脉粥样硬化，且较单纯脂代谢异常的患者，病理发展快且重，导致此类型

病例3　糖尿病足合并脓毒血症

糖尿病足（diabetic foot，DF）患者主要表现为足部感觉异常、足畸形及足部缺血导致的疼痛、行走困难等，常合并感染、溃疡、坏疽等。早期表现为皮肤温度低、疼痛等下肢供血不足症状以及感觉麻木、迟钝等周围神经病变症状；晚期足部出现肌肉、骨组织坏死，如骨髓炎、干性或湿性坏疽等。糖尿病足患者具有高截肢率、高致死率、病程长、难治愈特点。糖尿病足患者截肢后死亡率高达22%。

糖尿病足合并感染的发生率为35%~90%。由于患者足部血运不畅，药物往往无法到达足部溃疡灶，无法抑制细菌滋长，患者出现明显的全身感染症状、精神状态差等脓毒血症的表现，最终会导致全身性炎症反应综合征（systemic inflammatory response syndrome，SIRS）的发生。

根据国际糖尿病足合作组（IWGDF）颁布的糖尿病足感染诊治指南，所有合并SIRS的糖尿病足均有导致截肢甚至危及生命的风险，故均应考虑包括彻底清创、截趾、血管重建或截肢等在内的手术治疗，同时辅以静脉使用抗生素。即使如此，研究发现合并SIRS的糖尿病足经常规治疗后，保肢率只有74%。对于这种疑难情况，还有哪些方法可以选择呢？胫骨横向骨搬移是否适用于这些患者呢？

一、病例资料

（一）病史

患者女，53岁，以"扎伤致右足破溃并坏疽约20天"入院。约20天前，患者不慎被铁钉扎伤右足，伴出血，自行拔出未就诊。次日足底伤口周围出现红肿、渗液，至当地医院就诊，查血常规：白细胞22.45×10⁹/L，血小板199.00×10⁹/L，淋巴细胞百分比4.7%，红细胞4.49×10¹²/L，血红蛋白88.00 g/L，中性粒细胞百分比87.8%。诊断：①脓毒血症；②2型糖尿病足；③中度贫血。予以胰岛素泵调控血糖、头孢哌酮钠舒巴坦钠抗感染、预防破伤风、抑酸护胃、改善循环、抗血小板聚集、扩容等对症处理，症状无明显好转，且溃疡逐渐加重，遂转入我院。

患者既往有2型糖尿病病史10余年，规律使用二甲双胍、格列齐特降糖治疗，未规律监测血糖。

（二）体格检查

右足背可见一破溃，大小约4 cm×1.5cm，可见伸肌腱外露；前中足足底皮肤淤黑，湿性坏疽，可见足底腱膜、屈肌腱外露，并大量脓性分泌物，可闻及恶臭；踇趾、第二趾、第五趾干性坏疽（图2-4-3A）。

（三）辅助检查

实验室检查：白细胞15.94×10⁹/L、血红蛋白77.0 g/L、中性粒细胞百分比84.7%、白蛋白21.8 g/L、C反应蛋白176.75 mg/L、肌酐112 μmo/L、内生肌酐清除率44.7 ml/min、尿酸390 μmol/L、脑利钠肽前体定量（pro-BNP）2256.0 pg/ml、随机尿微量白蛋白（U-MALB）293.7 mg/L、尿白蛋白/尿肌酐（U-MALB/UCr）516.2。

影像学检查：患者足部有皮肤及足趾干性坏疽，行双下肢CTA筛查下肢血管（图2-4-3B）。

（四）初步诊断

入院诊断：

1. 右足2型糖尿病足（Wagner 4级、TEXAS 3B）
2. 肺炎（双肺）
3. 2型糖尿病伴多并发症
　　糖尿病性肾病（G3A3）
　　糖尿病性周围神经病
　　糖尿病性视网膜病变
4. 中度贫血（地中海贫血?）
5. 骨质疏松（原发可能性大）
6. 胸腔积液（双侧）
7. 低蛋白血症
8. 肺气肿（右肺）
9. 维生素D缺乏
10. 胸壁软组织肿胀
11. 老年性白内障（双眼）
12. 乳腺动态未定肿瘤（左乳）

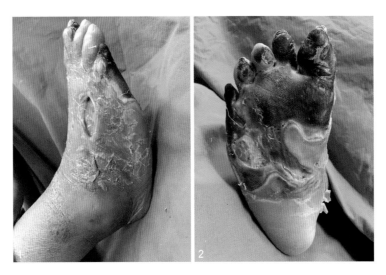

图 2-4-3A　术前大体照。1. 足背观；2. 足底观

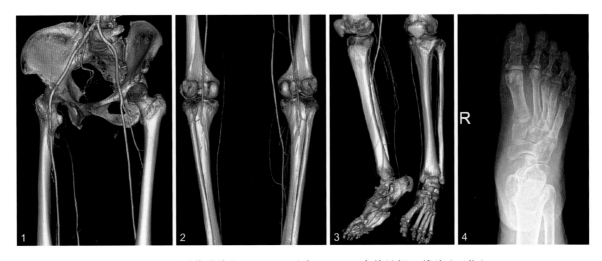

图 2-4-3B　影像学检查。1~3. 双下肢 CTA；4. 术前足部 X 线片（正位）

二、病例分析

（一）对手术指征的评价

该患者双下肢皮肤感觉减退、麻木，呈套袜样。足底皮肤破溃感染，皮肤全层坏死，累及足底腱膜、屈肌腱、足底肌。局部感染导致全身脓毒血症发生，寒战、高热、休克。

患者足部溃疡、坏疽，且由于足部的感染导致全身脓毒血症，需手术清创。

（二）需要克服的肢体重建难度分析

1. 外科治疗决策

患者足部发生破溃、感染，合并脓毒血症。为控制感染，需行急诊手术清创，清除脓腔及坏死组织。但患者罹患 2 型糖尿病，长期未严格控糖治疗。

足部已发生干性坏疽，术后创面愈合困难，故手术方案定为"右侧胫骨横向骨搬移 + 右足清创术 + 坏死趾解脱"。

2. 治疗目标

清除坏死组织、开放脓腔，达到控制感染目的。同时行胫骨横向骨搬移，促进术后伤口再生愈合，且无须植皮。

（三）技术要点

1. 患者感染严重，需尽快清创，但清创过程应遵循"只清创不扩创"原则（图 2-4-3 C）。

2. 糖尿病使下肢动脉硬化性闭塞症（ASO）发生率增加 2~4 倍，女性糖尿病患者发生 ASO 的风险是男性患者的 2~3 倍。术前应筛查下肢血管情况。

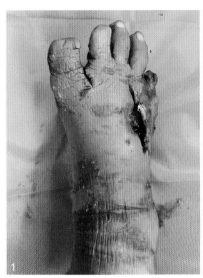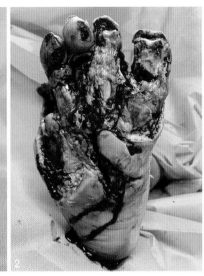

图 2-4-3C 清创后大体照。1. 足背观；2. 足底观

（四）风险规避

1. 患者下肢血管无闭塞，但这类患者血管多有粥样硬化，止血带对血管影响大，故术中不建议打止血带。

2. 患者合并脓毒血症，且截骨区有骨针置入，截骨区应严格遵循无菌操作，避免钉道及截骨区感染。

3. 术后创面换药应避免使用过氧化氢等。强刺激性制剂会影响伤口组织再生。

三、手术步骤

1. 患者麻醉成功后，不打止血带，常规消毒铺巾，取仰卧位，患肢置于中立位。

2. 在胫骨的内侧面中上部做 2 个长约 1 cm 纵行切口，分离至骨膜表面，范围约为 5 cm×1.5 cm，避免损伤周围血管及神经，以 4 孔微创截骨器为导向，用 2.5 mm 钻头按预设的骨窗连续紧密地打孔，在胫骨内侧面上段形成 5 cm×1.5 cm 之骨窗，在截骨骨窗上、下约 2 cm 处各拧入 1 枚 4 mm×60 mm 不锈钢半针以搬移骨块，之后用骨刀沿钻孔轻轻撬动搬移骨块使骨窗能上下移动，注意严防损伤髓腔内之骨髓。在距骨窗的近、远端约 2 cm 处各拧入 1 枚 5 mm×120 mm 的外固定不锈钢半针（穿透两层皮质），组合安装胫骨横向骨搬移装置并牢固固定，缝合皮下组织及皮肤，放置微型胶片引流手术切口，75% 乙醇消毒后无菌敷料包扎（图 2-4-3D）。

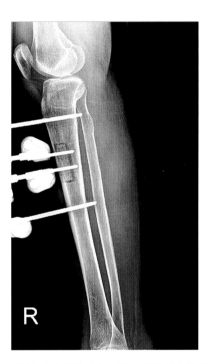

图 2-4-3D 胫骨近端截骨区（X 线显示胫骨上段截骨，安装外固定器）

3. 遵循"只清创不扩创"原则，清除足部坏死组织，开放足底脓腔，解脱坏死趾。大量生理盐水、稀释碘伏交替冲洗创面，无菌敷料包扎，术毕。

术后第 3 天开始调节外固定支架进行骨搬移，首先以 1 mm/d 速度向外搬移骨块，分 3 次完成；2 周后以相同速度向回搬移；2 周后骨块复位即可拆除外固定支架，横向搬移共耗时 4 周。

四、创面转归

1. 术后 1 个月，足背创面痊愈。创面大量新鲜肉芽生长，足底部分筋膜继发坏死，外露趾骨全部被肉芽覆盖（图 2-4-3E）。同时予以补充清创（图 2-4-3F）。

2. 术后 1 个半月，补充清创后的组织缺损被新鲜肉芽填充（图 2-4-3G），创面无继发坏死。

3. 术后 5 个月，创面痊愈，整个创面被再生皮肤覆盖（图 2-4-3H）。

4. 术后约 1 年随访，患者可无辅具行走，日常活动无受限。

五、专家点评

1. 该患者有 10 余年糖尿病史，未严格控糖治疗，对糖尿病及足部溃疡危害的认知不足。在受伤初期未及时、正规诊治，造成了足部伤口溃烂、感染并逐渐扩大。

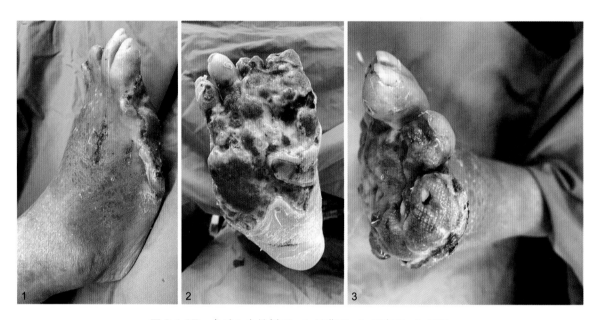

图 2-4-3E　术后 1 个月创面。1. 足背观；2. 足底观；3. 足趾

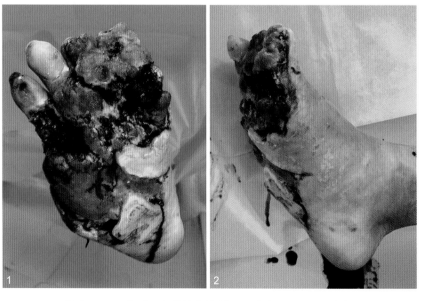

图 2-4-3F　术后 1 个月补充清创。1. 足底观；2. 姆趾内侧

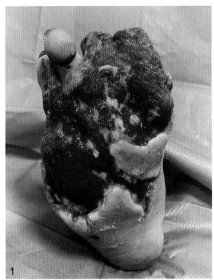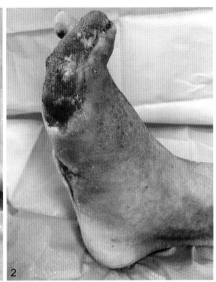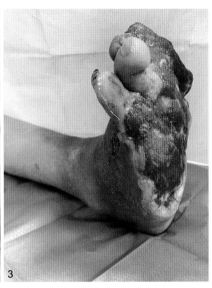

图 2-4-3G　术后 1 个半月。1. 足底观；2. 跗趾内侧；3. 足底外侧

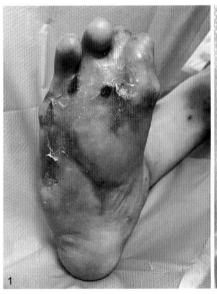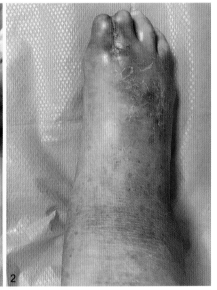

图 2-4-3H　术后 5 个月，足部创面痊愈。1. 足底观；2. 足背观

2. 患者足部大面积感染坏死。由于糖尿病足创面愈合困难，导致部分医护"谈糖色变"，前期治疗 20 余天未对创面有效地进行清创及引流，最终导致创面扩大、病情加重，并发脓毒血症，危及生命。按以往经验，为了阻止感染加重，这类患者往往进行一期截肢，从而留下残疾。

3. 应用胫骨横向骨搬移技术，创面表现出很强的再生能力。糖尿病足创面的愈合变得不再困难，避免了截肢，最大限度保留了足部的外观及功能。

（花奇凯）

参考文献

[1] Chen Y, Kuang XC, Zhou J, Hua QK et al. Proximal tibial cortex transverse distraction facilitating healing and limb salvage in severe and recalcitrant diabetic foot ulcers[J]. Clin Orthop Relat Res, 2020, 478(4): 836-851.

[2] 花奇凯, 秦泗河, 邝晓聪, 等. 胫骨横向骨搬移技术治疗 516 例糖尿病足的经验总结[J]. 中国修复重建外科杂志, 2020, 34(8): 959-963.

[3] 赵劲民, 李刚. 胫骨横向骨搬移技术治疗糖尿病足的专家共识(2020)[J]. 中国修复重建外科杂志, 2020, 34(8): 945-950.

[4] 镇普祥, 陈炎, 高伟, 等. 应用Ilizarov技术胫骨横向骨搬移术治疗合并全身性炎症反应综合征的重度糖尿病足[J]. 中国修复重建外科杂志, 2018, 32(10):1261-1266.

病例4　难愈性糖尿病足

糖尿病足经过多种方法、连续 2 年以上的规范治疗，反复破溃的溃疡仍然不能痊愈者，称为难愈性糖尿病足。作者将所治一例的医疗过程、治疗结果与临床经验介绍如下。

一、病例资料

（一）病史

患者男，40 岁，农民，患糖尿病 14 年，未予规律监测和治疗。主因"左足外侧皮肤间断破溃 2 年，进行性加重 6 天"来诊。患者 2 年前因左足外侧破溃，就诊于内分泌科，给予清创手术和外敷后可愈合，术后左足伤口间断破溃多次。6 天前走路较多后发现左足肿胀，外侧皮肤破溃，于当地医院局部消毒、对症处理，效果不佳，遂就诊于我院。

（二）体格检查

体温 37.8 ℃。查体可见：左足背外侧 6 cm×6 cm 大小皮肤破溃，左足底胖胀 5 cm×5 cm 大小，中心处破溃，脓腔形成，左足背创面与足底破溃贯通，可见脓性分泌物（图 2-4-4A）。

（三）辅助检查

化验：入院测随机血糖 23.00 mmol/L，血常规：白细胞计数 12.12×10^9/L，C 反应蛋白：141.00 mg/L，红细胞沉降率：97 mm/h，降钙素原：0.34 ng/ml。

左足正侧斜位片可见左侧跗中关节破坏，符合 Charcot 关节的表现（图 2-4-4B1）。

CTA 可见足背动脉及腓动脉闭塞，足部微循环障碍（图 2-4-4B2）。左足凉温感觉及痛觉减退（图 2-4-4B3）。

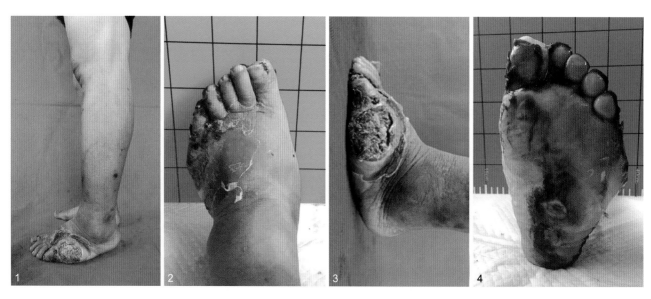

图 2-4-4A　入院时大体照：1. 下肢；2. 足背；3. 足外侧；4. 足底

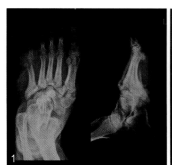
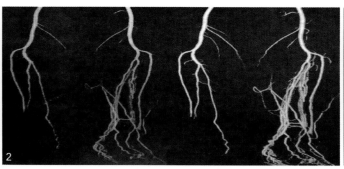
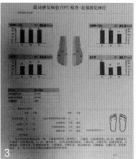

图 2-4-4B　术前影像学检查：1. 术前足部 X 线片；2. 双下肢 CTA；3. 足部 VPT（震动感觉阈值）

二、术前准备

患者平时血糖调控差，足部反复破损感染，此次感染范围较广，存在较大脓腔及窦道，已出现感染的全身症状。入院后发现患者足部已出现部分关节的破坏，由于患者小腿以远血管闭塞，足部微循环出现障碍，单纯的清创手术很难促使伤口愈合。根据 Ilizarov 技术的理念，在骨搬移的过程中可以促进新生血管改建，改善肢体血运，促进软组织修复愈合。单纯清除表浅坏死组织可能遗留深部感染导致感染复发，所以计划进行深部清创并将窦道和脓腔壁彻底刮除，故手术方案定为"胫骨横向骨搬移 + 左足糖尿病足清创对口引流术"。

除手术计划外，术前还应做到：①入院采集创面分泌物送检，根据细菌培养结果，使用敏感抗生素，达到控制全身感染的目的；②请内分泌科会诊纠正顽固性高血糖；③进行足部伤口评估并积极换药和清洗，准备良好的伤口床。

三、手术操作

1. 患者取仰卧位，常规消毒铺无菌单，无菌单包裹足部并用贴膜封闭。

2. 于左小腿前外侧中段连续取 3 个长约 1 cm 的纵行切口，依次切开皮肤、皮下组织，钝性分离至胫骨骨膜表面（图 2-4-4C1），使用连排微创截骨器，截取一大小约 11 cm × 2 cm 骨块（图 2-4-4C2），于胫骨截骨的近端、远端分别打入 2 枚螺纹针，于

截断骨段上端分别置入 2~4 枚螺纹针固定骨块（图 2-4-4C3），将螺纹针与外架相连（图 2-4-4C4）。C 臂下透视，横向骨搬移架位置可，螺纹针置入截取骨段深度合适（图 2-4-4D1）。生理盐水冲洗伤口，逐层缝合切口，无菌敷料包扎创面（图 2-4-4D2）。

3. 去除包裹足部的贴膜和无菌单，切除创面周围的坏死组织，刮勺刮除溃疡内坏死组织，留取创面内分泌物送细菌培养，留取伤口组织送病理检查。探查足底肌间隙，未见脓性分泌物渗出。于足底创面内留置两组对口引流管，大量生理盐水冲洗创面，止血后创面处填塞油纱；足外侧溃疡伤口大量生理盐水清洗后，使用直径 0.4 mm 的胸骨钢丝缝合创面并用无菌敷料包扎（图 2-4-4D3）。

四、术后处理

1. 术后按时换药，每日牵动对口引流管使渗液流出。术后根据细菌药敏结果使用敏感抗生素 7~14 日。术后卧床休息 1~2 日后可拄拐非负重或部分负重下地活动，术后 7 日开始胫骨横向骨搬移，每日 1 mm，搬移 10 日后，行胫骨正侧位 X 线检查，将横搬骨块复位后开始再次重复之前搬移步骤。每周检查外架螺栓及固定针是否松动并清洁外架。干净针道每 3~4 日消毒一次，感染针道需每日冲洗消毒，严重者需门诊换药处置。

2. 出院后患者应严格控制血糖，一周 1~2 次换药门诊随诊，保持伤口清洁，一般 10~14 日骨科门诊复诊一次。待下肢血运改善，伤口愈合后将搬移

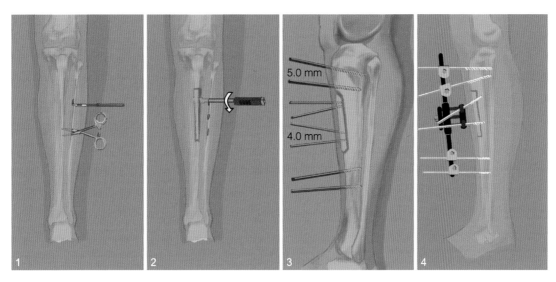

图 2-4-4C 胫骨横向骨搬移术示意图：1.取胫骨前外侧三处 1 cm 微创切口；2.微创截骨器截骨后骨刀截取横搬骨块；3.置针；4.连接横搬外架后再穿入 2 枚螺纹针

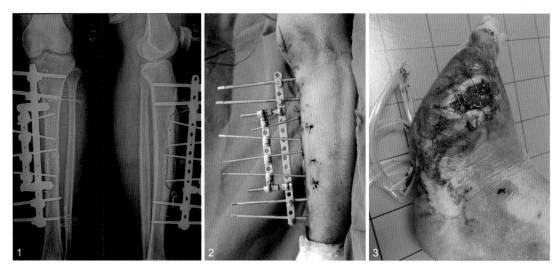

图 2-4-4D　1.胫骨横向骨搬移术后 X 线可见：胫骨横搬骨块完整，胫骨整体未受影响，螺纹针深度合适；2.胫骨横搬术后小腿大体照；3.足部清创后外观，足底可见留置对口引流管

骨块复位，此时可 1 个月复诊一次，直至胫骨横搬骨块与胫骨发生愈合，拆除外固定架，偶需辅以支具或石膏临时固定。

五、创面转归

1.术后 1 周，足底创面引流管去除，继续抑菌油纱贯通引流（图 2-4-4E1）。足外侧伤口，开始逐步牵拉钢丝，缩小伤口面积。

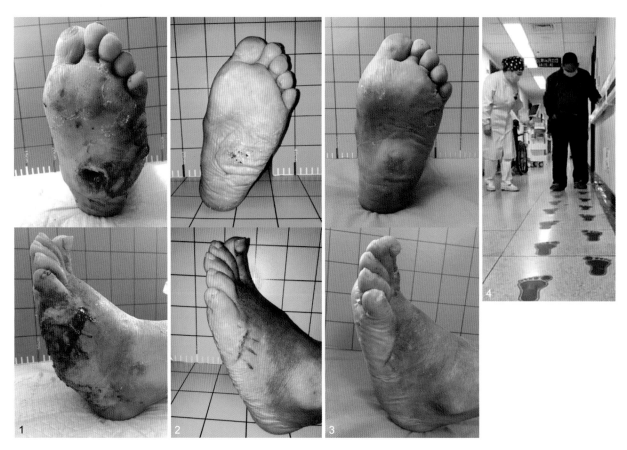

图 2-4-4E　术后恢复情况：1.术后 1 周伤口情况；2.术后 6 周伤口愈合情况；3.术后 1 年伤口情况；4.术后 1 年患者可下地负重行走

2.术后 6 周，足底溃疡及足外侧伤口同期愈合（图 2-4-4E2）。

3.伤口愈合 8 周后，患者情绪稳定，拆除外固定架，支具保护。完全负重前指导患者穿硅胶减压鞋垫，进行行走功能训练，预防溃疡复发和足部畸形加重。

4.术后 1 年随访，患者足部溃疡未复发（图 2-4-4E3），左足温凉感觉恢复，自主行走能力恢复，日常活动不受限（图 2-4-4E4）。

六、专家点评

近年来，我国的糖尿病患者群体年轻化趋势比较明显，随之而来的是糖尿病足患者日趋年轻化。而且该类人群有着明显的流行病学特征：身处农村，文化程度低，经济基础差，家庭责任重，所以该类人群的保肢愿望特别强烈。然而由于糖尿病足伴随的下肢血管闭塞和微循环障碍，常常使创面难以修复，最终不得不选择截肢。

胫骨横向骨搬移技术是基于 Ilizarov 提出的组织牵拉再生理念，即在骨块的牵拉搬移过程中，周围软组织会发生重构，可以刺激新生血管长入，从而改善下肢微循环。更有研究表明，一侧肢体使用横搬技术的同时，对侧肢体的血液循环也会发生改善。这种技术结合充分的清创引流术为难愈性伤口的治疗提供了支持，也让保存肢体成为可能。

该病例中，足外侧伤口，因皮肤缺损大，应用皮肤牵张技术，术后持续缓慢紧缩牵拉钢丝，在实现缺损皮肤组织原位修复的同时也避免了仰趾畸形的发生。这与显微外科的移植技术相比，避免了供区的损伤和植皮后皮肤容易破溃的问题；与传统换药相比，缩短了愈合时间。皮肤牵张技术的应用不失为一项便捷、经济的治疗技术，值得推广。

糖尿病足伤口属于典型的慢性伤口，此类伤口一般反复感染、迁延不愈。所以在慢性伤口的治疗和诊断过程中，一定不能忽视伤口的组织学诊断。

结合该病例的前期发病时间和诊疗经历，术中留取了组织送检，在明确诊断的同时，也建立了严谨的慢性伤口的诊疗思路，值得借鉴。

由于各种原因，糖尿病足患者的术前等待时间会有一定程度的延长，但是术前的创面治疗不能停滞。该病例充分利用术前调节血糖的黄金时间，为患者及时引流足底脓腔，清除足底的腑胀，窦道间通畅引流，为手术准备了良好的伤口床，也为术后患者创面恢复奠定了基础。术后 6 周足底、足外侧溃疡同期愈合，从而完成了在糖尿病足溃疡治疗中的"8 周挑战"。这也充分说明，糖尿病足的治疗需要多学科、多团队的密切配合和通力协作。

目前全球范围内，夏科氏足依然是一种罕见的、严重影响足踝关节功能的高致残性顽疾。究其病因，糖尿病是其首要因素。该病例中，因患者经济能力原因，未能行患足的畸形矫正功能重建治疗；但是进行了支具保护控制和硅胶鞋垫的应用，并且坚持功能训练和持续随访。术后 1 年，效果良好，无畸形加重，无新发溃疡的发生，实属不易。建议继续随访观察，一旦畸形加重，或通过鞋类、支具不能控制时，还是建议及时行外科手术治疗。

（张永红　刘宏　王栋）

参考文献

[1] Qu L, Shi JH, Liu LL, et al. Bone transfer for bone infection, bone defect and soft tissue defect[J]. Chin J Surg, 2004, 42(23): 1469.

[2] 李晓辉, 张永红. 糖尿病足最新治疗进展[J]. 中华全科医学, 2018, 16(06):993-997.

[3] 杨文英. 中国糖尿病的流行特点及变化趋势[J]. 中国科学: 生命科学, 2018, 48(08):812-819.

[4] 韩玉卓, 李阳, 刘冬, 等. 皮肤牵张术的应用现状与研究进展[J]. 创伤外科杂志, 2020, 22(01):69-72.

[5] 李晓辉, 张永红. 糖尿病足保肢治疗策略[J]. 世界最新医学信息文摘, 2018, 18(05):57-58.

病例5　重症糖尿病足保肢重建

一、病例资料

（一）病史

患者男，65岁，农民，患糖尿病20余年。主诉因"右足第一、四趾发黑7年，破溃伴发热6天"来诊。

患者1999年初开始出现烦渴、多饮、多尿，未予重视。2003年春出现视物模糊，就诊当地县医院，诊断为"2型糖尿病"，建议口服药物治疗，未服药。2007年出现昏迷、意识丧失，持续约10分钟后意识逐渐恢复，给予"诺和30R"（早饭前14 IU，晚饭前12 IU）治疗。2007年就诊于北京某医院，具体诊治不详，调整治疗方案为口服"亚莫利"治疗，自觉视力恢复，后自行停药，改为皮下注射"诺和30R"（早饭前14 IU，晚饭前12 IU），未监测血糖。

2012年发现右足第二、三趾发黑，于当地医院行截趾术，术后伤口愈合困难，半年后患者第一、四趾发黑坏死，期间间断换药保守治疗。2019年10月12日右足第一、四足趾发黑加重伴破溃、寒战、发热（未测体温），无咳嗽、咳痰，自行服用布洛芬后体温下降，此后间断出现发热，现为求进一步诊治来我院就诊。自发病以来，精神差，食欲、睡眠欠佳。

患者吸烟50余年，3包/天，饮酒50余年，2两/天。

（二）体格检查

右足第二、三趾缺如，第一、四趾坏疽；足背第二、三趾背近侧4 cm×4 cm区域皮肤缺如，组织间隙有脓性分泌物；足底约6 cm×10 cm皮肤缺如，其内软组织部分坏死，肌肉组织间有脓性分泌物（图2-4-5A）。患足皮肤触痛觉明显减退，凉温感觉减退，皮温低。

（三）辅助检查

化验：血常规：白细胞17.86×10⁹/L；尿常规：葡萄糖（+-），潜血阳性（+），酮体阳性（+）；红细胞沉降率：104.00 mm/h；C反应蛋白：225.00 mg/L；血培养：普通变形杆菌，阴沟肠杆菌；分泌物培养：普通变形杆菌，阴沟肠杆菌。

足正斜位X线片：第二、三趾缺如（图2-4-5B1）。

下肢CTA示腹主动脉、双侧髂总动脉、髂内外动脉、股动脉、腘动脉、胫前动脉、腓动脉多发混合斑块。双侧胫后动脉闭塞（图2-4-5B2）。

二、术前准备

患者右足第一、四趾干性坏疽由于急性感染转为湿性，且反复出现体温高、寒战等脓毒血症表现，平素血糖调控差，全身状况差，由于患者小腿胫后动脉闭塞，足部微循环出现障碍，单纯的清创手术很难促使伤口愈合。我们根据Ilizarov教授提出的理念，拟对患者行胫骨横向骨搬移手术，以期在骨搬移的过程中促进新生血管重建，改善肢体血运，为软组织修复愈合提供基础。同时计划进行深部清创并应用抗生素骨水泥对创面进行填

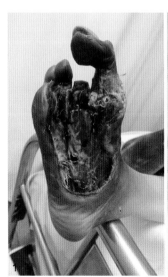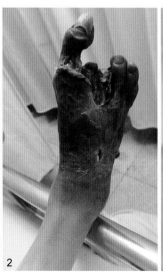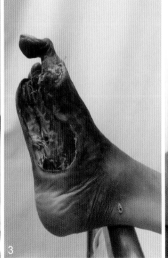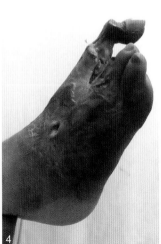

图2-4-5A　入院大体照：1.足底；2.足背；3.足内侧；4.足外侧

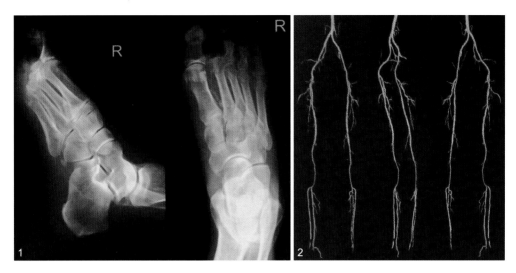

图 2-4-5B 术前影像学检查：1. 术前足部 X 线检查；2. 双下肢 CTA

塞，以控制感染，故手术方案定为"胫骨横向骨搬移 + 右足糖尿病足清创抗生素骨水泥安置术"。

除手术计划外，术前还应做到：①根据细菌培养结果使用敏感抗生素，达到控制脓毒血症的目的；②请内分泌科会诊纠正血糖至正常水平；③进行足部伤口评估并进行积极换药和清洗。

三、手术操作

1. 患者取仰卧位，常规消毒铺无菌单，无菌单包裹足部并用贴膜封闭。

2. 右小腿前外侧中段连续行长约 1 cm 的 3 个纵行切口，依次切开皮肤、皮下组织，钝性分离至胫骨骨膜表面，使用连排微创截骨器，截取一大小约

11 cm × 2 cm 骨块，于胫骨截骨的近端、远端分别打入 2 枚螺纹针，于截断骨段上端分别置入 4 枚螺纹针固定骨块，将螺纹针与外架相连。C 臂下透视，横向骨搬移架位置可，螺纹针置入截取骨段深度可。盐水冲洗切口，逐层缝合切口，无菌敷料包扎创面。

3. 打开右足无菌单，探查见右足筋膜间大量脓性渗出液，伴恶臭，抽出脓性液体送细菌培养和药物敏感实验。钝性分离足底各筋膜、肌间隙，清理脓性渗出液，清除创面坏死组织，去除坏死的足趾直到髓腔内及周围软组织新鲜渗血，修整残端至平整，大量盐水充分冲洗。将预制好的抗生素（美罗培南）骨水泥放入伤口内，并留置双头引流管引流，缝线拢合骨水泥，无菌敷料覆盖（图 2-4-5C）。

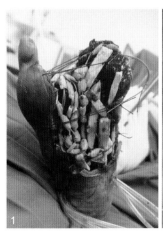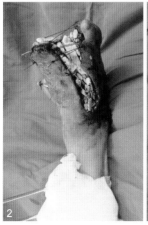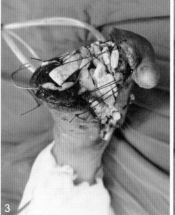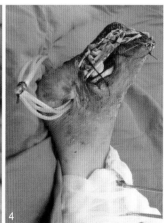

图 2-4-5C 术中大体照：1. 足底；2. 足背；3. 足趾；4. 足内侧

四、术后处理

1. 术后按时换药，冲洗创面，每日牵动对口引流管使渗液流出。术后根据细菌药敏结果使用敏感抗生素 7~14 日。术后卧床休息至全身感染症状消退后可拄拐非重或部分负重下地活动，术后 7 日开始胫骨横向骨搬移，每日 0.8 mm，搬移 10 日后，行胫骨正侧位 X 线检查，将横搬骨块复位后即刻开始再次重复之前搬移步骤。每周检查外固定架螺栓及固定针是否松动并清洁外固定架。干净针道每 3~4 日消毒一次，感染针道需每日冲洗消毒，严重者需门诊换药处置。

2. 出院后患者应严格控制血糖，定期门诊换药保持伤口清洁，一般 10~14 日门诊复诊一次。待下肢血运改善，伤口愈合后将搬移骨块复位，此时可 1 个月复诊一次，直至胫骨横搬骨块与胫骨发生愈合，拆除外固定架，偶需辅以支具或石膏临时固定。

五、创面转归

1. 术后 22 天，患者无发热，白细胞及中性粒细胞计数正常；足部有少量分泌物，创面组织部分区域可见新生肉芽组织，皮温较术前明显增高（图 2-4-5D1）。

2. 术后 50 天，去除骨水泥后可见创面新鲜，无明显脓性分泌物，且有新生皮肤向创面内生长。术后 64 天，创面缩小（图 2-4-5D2）。

3. 术后 99 天，创面进一步缩小，足背已自然愈合（图 2-4-5D3）。

4. 术后 146 天，足底皮肤基本自然愈合（图 2-4-5D4）。

5. 术后 160 天，电话随访得知创面已完全愈合。术后 1 年电话随访，患者足部溃疡未复发，右足温凉感觉恢复，自主行走能力恢复，日常活动不受限。

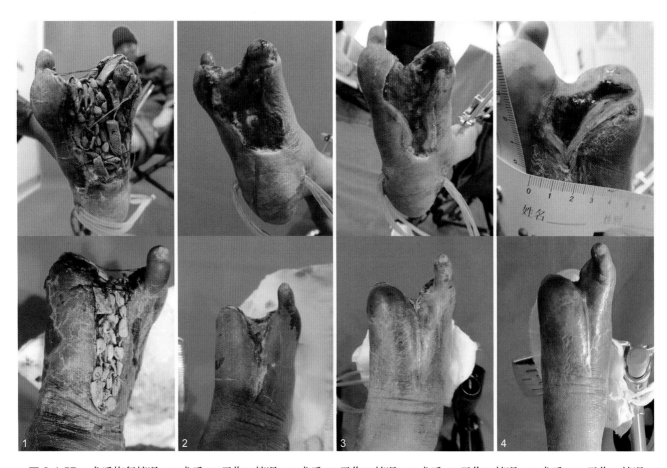

图 2-4-5D 术后恢复情况：1. 术后 22 天伤口情况；2. 术后 55 天伤口情况；3. 术后 99 天伤口情况；4. 术后 146 天伤口情况

六、专家点评

糖尿病足重症病例好发于患糖尿病 10 年以上、近期血糖控制差的年老体弱患者，治疗难度大。胫骨横向骨搬移技术治疗严重糖尿病足能够明显减轻患者痛苦，促进创面愈合和控制感染，同时能够改善下肢血供和足部微循环，我们团队的研究监测显示：人体内细胞因子 VEGF、HIF-1α、β-FGF、NGF 等会在术后 36~55 小时明显升高。从而科学地印证了牵拉骨块会刺激血管生成因子 VEGF、HIF-1α、β-FGF、NGF 高表达的理论推测。

在临床工作中，尤其是多学科团队在对重症糖尿病足患者进行病情描述与评估时，单纯以溃疡坏疽为描述特征的 Wagner 分级已无法满足临床工作的需求。所以我们团队采用美国血管外科学会提出的 WIFi 分级系统。该系统是通过合并现有的下肢缺血性疾病分类和糖尿病足分类系统而形成的，根据创伤、缺血、足部感染三大类别进行评价分级，每一大类别又分为 0、1、2、3 级。它可以评估保守治疗 1 年的截肢风险，也可以用于评估血管再通的效果，还可以进行治疗前后效果比较以及组间效果比较，更为重要的是 WIFi 综合评分对选择最有效的治疗方法具有重要指导意义。从而极大地满足了我们团队中骨科、血管外科、内分泌科、创面治疗、药学药敏分析等专业人员对病情的分析和判断，以及相互间的沟通交流和诊疗方案的商讨。

以该病例为代表的糖尿病足干性坏疽，临床医生在处理过程中更为棘手。因为相比于因感染引起的湿性坏疽而言，干性坏疽往往合并有不同程度的大血管栓塞情况。患者常常不是合并有心肌梗死或脑梗死病史，就是有着心肌梗死或脑梗死的高风险；同时伴随大血管及周围血管的栓塞形成。重大手术的围手术期，临床医生面临在调控"出血 - 凝血"机制的过程中有着"轻不得，重不能"的险境，所以此类病例往往会出现患者死亡的不良结局。胫骨横向骨搬移术，属外固定架技术范畴，术中组织创伤小；加之我们团队采用的微创截骨切口，术后仅有 2~3 个 1cm 大小的切口，组织损伤极小，极大地降低了患者的手术创伤，减少了患者的手术应激反应，也是本病例成功的重要因素之一。

（王 栋　张永红　刘 宏）

参考文献

[1] 李晓辉. 胫骨横向骨搬移技术治疗严重糖尿病足的临床疗效观察[D]. 山西医科大学, 2018.

[2] 杨文超, 赵珺. 严重下肢缺血性病变的新分级——2014年美国血管外科学会WIFi分类法[J]. 中国血管外科杂志(电子版), 2017, 9(01):68-71.

[3] 王栋、张永红、贺国宇, 等. 胫骨横向骨搬移技术结合抗生素骨水泥治疗下肢慢性缺血性疾病伴足踝部慢性感染[J]. 中国修复重建外科杂志, 2020, 34(08):979-984.

[4] 汪涛、赵珺、梅家才, 等. WIFi分级用于预测糖尿病足合并周围血管病变患者下肢血管再通后伤口愈合效果研究[J]. 中国实用外科杂志, 2016, 36(12):1293-1297

[5] 赵劲民, 李刚. 胫骨横向骨搬移技术治疗糖尿病足的专家共识(2020)[J]. 中国修复重建外科杂志, 2020, 34(08):945-950.

病例6　糖尿病足湿性坏疽伴感染的保肢重建

一、病例资料

（一）病史

患者男，64岁，农民，13年前出现多尿、口干、多饮、多食症状，未予治疗，上述症状持续存在。5年前，突发右眼失明，在当地医院诊断为"2型糖尿病右眼视网膜脱落"，建议住院治疗，患者拒绝治疗。平素未规律使用降糖药物，血糖控制差。

1个月前，患者做农活过程中误伤左足踇趾致破溃疼痛，创面愈合困难，后进行性加重，波及左足踇趾及第二、三趾，伴疼痛及脓性分泌物，且逐渐发黑，双下肢肿胀。就诊于当地诊所，予左足患处消毒、换药处理，效果不佳，左足破溃仍进行性加重，踇趾发黑坏疽，足背肿痛破溃。2周前出现间断性发热，体温最高达38.5℃，伴寒战。

（二）体格检查

左足第一、二、三趾及跖趾关节干湿性混合坏疽，第一趾可见骨质外露，第一跖趾关节处可见大量黑灰色坏死组织及少量黄色分泌物，伴恶臭，向近端可探及5 cm×2 cm深在脓腔，左足背至内踝及足底部皮肤红肿，压痛（+），局部皮温升高，左足背动脉搏动未触及，左足胫后动脉搏动减弱，双下肢凹陷性水肿（图2-4-6A）。

（三）辅助检查

入院化验，血常规：白细胞$13.70×10^9$/L，中性粒细胞百分比88.20%；C反应蛋白73.80 mg/L；红细胞沉降率：97 mm/h；降钙素原：0.47 ng/ml。

患者足部有皮肤及足趾坏疽，行数字减影血管造影（digital subtraction angiography，DSA）、超微血管成像（superb microvascular imaging，SMI）、踝-肱指数（ankle-brachial index，ABI）测试评估下肢骨与血管情况，术前左侧胫前动脉侧支显影不清，左侧足背动脉可见一侧支（图2-4-6B）。

二、术前准备

患者全身状况差，足部溃疡、缺血坏疽明显，呈进行性加重，应及时进行坏疽病灶的清创和微循环的重建。手术方案定为"胫骨横向骨搬移＋左足糖尿病足清创抗生素骨水泥安置术"。

除手术计划外，术前还应做到：①根据细菌培养结果使用敏感抗生素，控制感染；②请内分泌科会诊纠正血糖至相对正常水平（一般要求空腹血糖＜8 mmol/L，餐后2小时血糖＜10 mmol/L）；③动态足部伤口评估并进行积极换药和清洗。

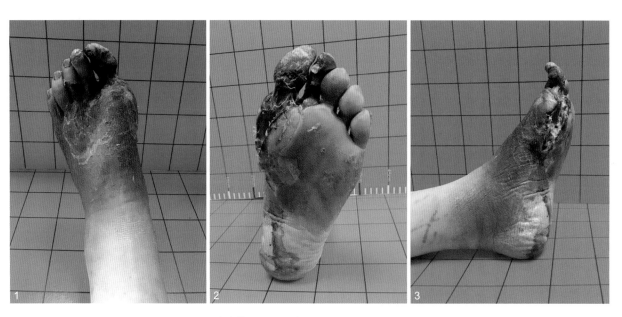

图2-4-6A　入院大体照：1.足背；2.足底；3.足内侧缺血坏死范围

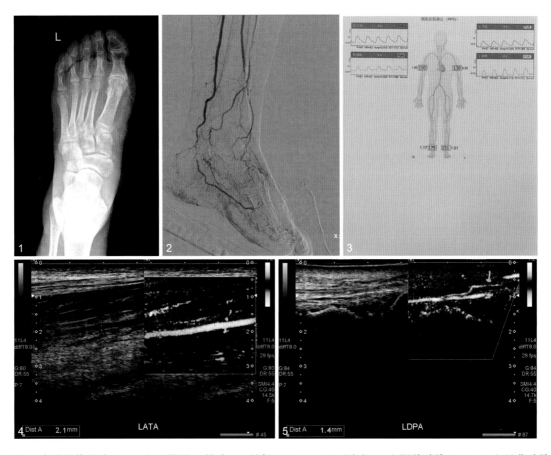

图 2-4-6B　术前影像学检查：1. 术前足部 X 线片；2. 足部 DSA；3. ABI 测试；4. 左胫前动脉 SMI；5. 左足背动脉 SMI

三、手术操作

1. 患者取仰卧位，常规消毒铺无菌单，无菌单包裹足部并用贴膜封闭。

2. 左小腿前外侧中段行长约 1 cm 的 2 个纵行切口，依次切开皮肤、皮下组织，钝性分离至胫骨骨膜表面，使用连排微创截骨器，截取一大小约 6 cm×2 cm 骨块，于胫骨截骨的近端、远端分别打入 1~2 枚螺纹针（Ø4.0mm），于截断骨段上分别置入 2~4 枚螺纹针（Ø3.0mm）固定骨块，将螺纹针与外固定架相连。C 臂下透视，横向骨搬移架位置可，螺纹针置入截取骨段深度可。盐水冲洗伤口，逐层缝合切口，无菌敷料包扎创面。

3. 打开包裹于足部的无菌单，咬骨钳咬除趾骨及其周围坏死组织。可见足趾内有少量脓性分泌物，留取创面内脓性分泌物，送细菌培养。咬骨钳咬除远端跖骨外露骨组织，大量生理盐水冲洗伤口。松止血带，电刀止血，查无活动性出血，创面置入抗生素（万古霉素）骨水泥，留置对口引流管 3 根，清点纱布器械无误，无菌敷料包裹创面（图 2-4-6C）。

四、术后处理

1. 术后按时换药，冲洗创面，每日牵动对口引流管使腔内的渗液及坏死脱落组织排出。术后根据细菌药敏结果使用敏感抗生素 7~14 日。术后卧床休息至全身感染症状消退后可拄拐非负重或部分负重下地活动，术后 7 日开始胫骨横向骨搬移，每日 5/6~1 mm，搬移 2~3 周后，行胫骨正侧位 X 线检查，搬移骨段处皮肤张力大时将横搬骨块复位，7 日后开始再次重复之前搬移步骤。每周检查外固定架螺栓及固定针是否松动并清洁外固定架。干净针道每 3~4 日消毒一次，感染针道需每日冲洗消毒，严重者需门诊换药处置。

2. 出院后患者应严格控制血糖，一周 1~2 次门诊换药，保持伤口清洁，一般 10~14 日骨科门诊复诊一次。患者负重行走后垫硅胶鞋垫来保护足部负重面。待下肢血运改善、伤口愈合后将搬移骨块复位，此时可 1 个月复诊一次，直至胫骨横搬骨块与胫骨骨性愈合，拆除外固定架，偶需辅以支具或石膏临时固定。

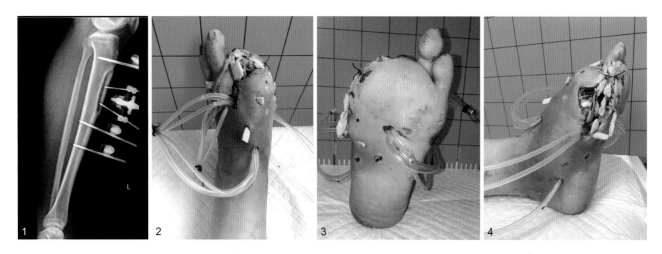

图 2-4-6C　胫骨横搬术后情况：1.术后 X 线片；2.足背；3.足底；4.足内侧

五、创面转归

1. 术后 1 周，创面引流通畅，足部感染无扩散迹象。SMI 左足背动脉可见一明显侧支（图 2-4-6D）。术后 1 周患者办理出院。

2. 术后 1 个月，创面基底有红色肉芽组织生长。左足背动脉侧支较之前更长，且可见多级分支（图 2-4-6E1）。

3. 术后 2 个月，创面面积明显缩小，撤除引流管（图 2-4-6E2）。

4. 术后 4 个月，感染得到彻底控制，创面接近愈合（图 2-4-6E3）。

5. 术后 4.5 个月，创面愈合（图 2-4-6E4）。

六、专家点评

胫骨横向骨搬移术，运用牵拉组织再生原理，促进了周围组织的微血管重建，从而使难愈性缺血创面的血运得到供给，组织修复能力恢复，最终表现为创面的愈合。我中心采用的超微血流成像技术（SMI），可观察末梢微小血流（重建血管的直径通常小于 1 mm）的分布情况，准确、客观地评价胫骨横向骨搬移术的微血管重建情况，从微观视角为该类疾病的治疗进程和预后判断提供了直观的科学依据。

数字减影血管造影（DSA）目前为外周血管疾

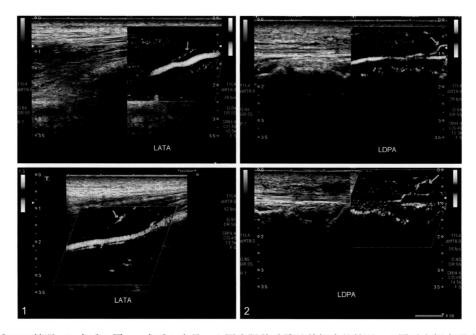

图 2-4-6D　术后 SMI 情况：1.术后 1 周；2.术后 1 个月。上图为胫前动脉及其侧支的情况，1 周时有侧支形成，1 个月时侧支变粗；下图为足背动脉及其侧支的情况，1 周时左足背动脉可见一明显侧支，1 个月时左足背动脉侧支较之前更长，且可见多级分支

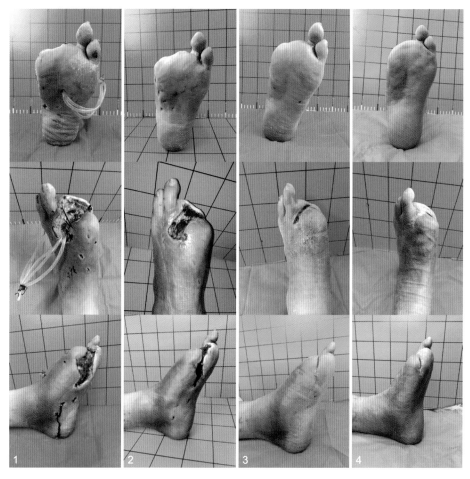

图 2-4-6E　术后恢复情况：1.术后 1 个月伤口情况；2.术后 2 个月伤口情况；3.术后 4 个月伤口情况；4.术后 4.5 个月伤口愈合

病诊断的金标准，敏感性、特异性、准确性高，可动态显示血流动力学变化，但该检查为有创操作，且费用高。SMI 在微血管重建患者的疾病监测过程中，有着可靠、经济且无创的显著特点。随着该技术的日渐成熟，可以成为微血管重建患者随访的检查、监测手段。

　　糖尿病足创面的治疗，因该疾病的知晓率低、病程长、费用高、易复发等因素使之成为难愈性创面的同时，也对我们的治疗团队和防控团队提出了更高的技术要求和能力要求。我中心采用跨学科诊疗模式，通过医护协作、医工合作、门诊住院相结合的治疗方式，提高了患者血糖控制能力，延伸了患者治疗服务，降低了患者医疗花费，缩短了创面愈合时间，最大限度地避免溃疡复发以及其他糖尿病并发症的发生。

（张永红　刘宏　李岩）

参考文献

[1] 王斌, 李娟, 张永红, 等. 超微血流成像监测横向骨搬移中血管再生的初步研究[J]. 中华骨科杂志, 2021, 41(11):677-686.

[2] Wang D, Zhang YH, He GY, et al. Clinical study on treatment of chronic infection of foot and ankle with lower extremity ischemic diseases by tibial transverse transport combined with antibiotic embedded bone cement[J]. Chinese Journal of Reparative and Reconstructive Surgery, 2020, 34(08): 979-984.

[3] Liu Y, Dulchavsky DS, Gao X, et al. Wound repair by bone marrow stromal cells through growth factor production[J]. J Surg Res, 2006, 136(2): 336-341.

[4] 高磊, 王江宁, 尹叶锋. 2019《国际糖尿病足工作组糖尿病足预防和治疗指南》解读[J]. 中国修复重建外科杂志, 2020, 34(01):16-20.

[5] 龙丹凤, 徐志伟, 王小芳, 吴金生. 2型糖尿病并发症流行病学调查及危险因素[J]. 医学信息, 2020, 33(21):128-130.

病例7　糖尿病足坏疽

一、病例资料

（一）病史

患者男，44 岁，右足反复破溃渗出 1 年余，既往糖尿病史 5 年，血糖控制不佳，门诊以"糖尿病右足溃疡坏疽"收入院（图 2-4-7A ）。

（二）体格检查

患者跛行步入病房，右足纱布包扎，少量黄色渗出，去除纱布可见右足内侧 2 处溃疡，大小分别约 2 cm×2 cm 和 4 cm×7 cm，部分深达肌层，少许渗出，末梢血运、感觉欠佳。

（三）影像学检查

X 线片示右足第一跖趾关节骨破坏、骨髓炎（图 2-4-7B ）。

CT 血管造影证实患肢胫后动脉及其足部分支硬化闭塞（图 2-4-7C ）。

二、治疗策略

胫骨横向骨搬移——微创截骨、提压骨块促使远端微循环血管再生重建改善血运，是一种新兴的血管微循环再生重建技术，是基于 Ilizarov 原理和张力 - 应力法则通过缓慢持续的胫骨骨牵伸使细胞的增殖和生物合成功能受到激发，调动机体的自身

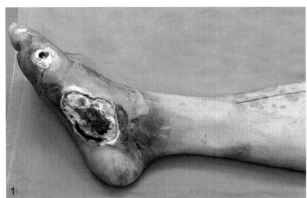
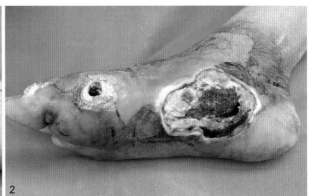

图 2-4-7A　糖尿病足坏疽外观：1. 右足内侧，2. 右足跖侧

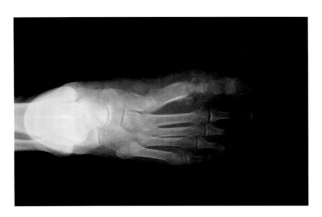

图 2-4-7B　糖尿病足坏疽术前 X 线片示第一跖骨远端骨质破坏

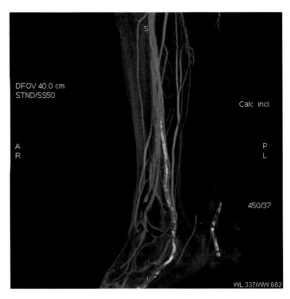

图 2-4-7C　糖尿病足坏疽术前下肢 CTA，显示胫后动脉及其足部分支硬化闭塞

修复能力，重建肢体微循环网，改善足部的血运。每天 1 mm 的牵张搬移骨块促进毛细血管的良好生长，促进小腿及足部溃疡的愈合，最终实现保肢重建。目前已被广泛应用于治疗糖尿病足、血栓闭塞性脉管炎、动脉硬化闭塞症等。

三、术前准备

入院后完善一般检查及血糖、下肢血管造影等相关检查，明确血管病变范围（Wagner 4~5 级），评估手术可行性及风险，制订胫骨横向骨搬移手术计划，并根据手术方案和患者肢体情况准备胫骨横向骨搬移专用 Ilizarov 外固定器，消毒备用。

四、手术操作

1.胫骨微创截骨制作横行搬移骨块

胫骨中下段内侧 15 cm 弧形切口，目前随着技术成熟已逐渐演变为小切口微创截骨（图 2-4-7D），保护骨膜完整，截骨范围为 12 cm × 2.0 cm，作为横向搬运骨移。

2.安装胫骨横向骨搬移专用外固定器

在横向搬移骨块上、下部及胫骨远、近端置入 4 枚螺纹半针，连接胫骨横向骨搬移专用外固定器（图 2-4-7E）。

3.术后处理

术后适当抬高患肢，以促进血运及淋巴回流，减轻肿胀；术后第 5~7 天复查患肢胫腓骨正侧位 X 线片，视切口局部情况开始缓慢横向搬移胫骨骨块，

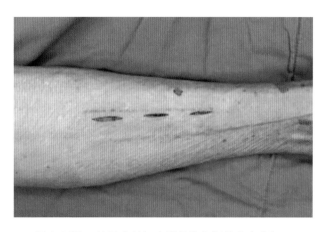

图 2-4-7D　糖尿病足坏疽胫骨横向搬移术中小切口

每天向上搬移 1 mm，分 6 次进行搬移，持续缓慢搬移到 21 天停止；再次复查患肢胫腓骨正侧位 X 线片后，反向搬移胫骨骨块，每天向下搬移 1 mm，分 6 次进行搬移，持续缓慢搬移到 21 天停止或直至无法继续移动为止，将胫骨骨块放回原位。横向搬移结束 1 个月后复查 X 线片，根据骨愈合情况拆除骨搬移装置及 CTA（图 2-4-7F、图 2-4-7G）。治疗期间严格控制血糖（糖尿病患者）、静脉使用敏感抗生素、溃疡创面定期换药。

五、随访结果

术后 2 个月患者右足内侧溃疡基本愈合，行走功能恢复（图 2-4-7H）。

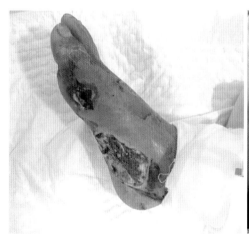
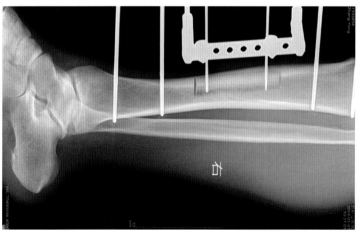

图 2-4-7E　糖尿病足坏疽胫骨横向骨搬移术后 4 天外观及 X 线片

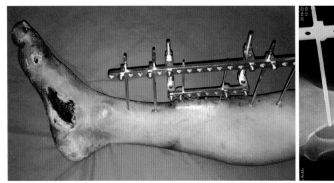
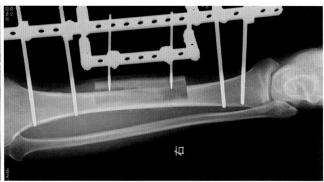

图 2-4-7F　胫骨横向搬移术后 30 天外观及 X 线片

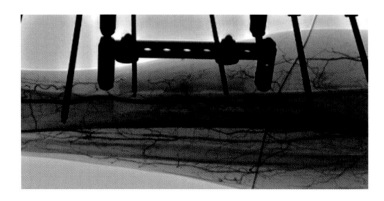

图 2-4-7G　胫骨横向骨搬移术后 30 天 CTA

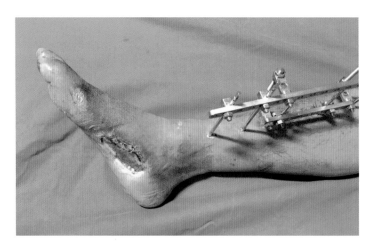

图 2-4-7H　胫骨横向搬移术后 2 个月外观，右足内侧 2 个溃疡皆基本愈合

六、专家点评

糖尿病足是指因糖尿病神经病变，包括末梢神经感觉障碍及自主神经损害，下肢血管病变——动脉硬化引起周围小动脉闭塞症，或皮肤微血管病变以及细菌感染所导致的足部疼病、足部溃疡及足坏疽等病变。常常由于缺血、神经病变和感染三种因素协同发生作用，是多种危险因素共同作用的结果。临床表现为下肢感觉异常、间歇性跛行、静息痛（动脉闭塞的表现）；足部发麻、发凉、足趾苍白、破溃坏疽感染，严重者出现感染坏死等。

糖尿病患者微血管病变、血黏度增高、微血流紊乱等因素致微循环障碍，此为糖尿病足的病因病理基础，亦是糖尿病足预后的决定因素。其病理生理基础是代谢紊乱、高血糖、高血脂、高糖蛋白等及其他致病因子，导致糖尿病患者周围神经损伤、动脉粥样硬化，致使血管腔狭窄或阻塞，毛细血管内皮细胞损伤与增生。糖尿病患者其下肢缺血更为严重，足部神经病变与缺血病变相互影响加重足部病情。

糖尿病足坏疽是糖尿病足患者严重病变之一，一旦发病对于患者的足部健康构成严重的威胁，许多患者因此导致截肢。糖尿病足坏疽大多发生于中老年人；男多于女，男女之比为 3 ∶ 2；糖尿病病程平均约 10 年，坏疽部位下肢多见，约占 92.5%，上肢少见，约占 7.5%；单侧发病约占 80%，双侧同时发病约占 20%；足趾和足底同时坏疽的多见，占 77.5%；足趾和小腿同时坏疽占 5%，仅小腿坏疽占 5%；足趾或手指发病占 12.5%。文献表明，5% 的糖尿病患者存在足坏死的问题。德国文献报道，有 30 万患者足病归因于糖尿病，诊断 4 年内 50% 面临截肢。英国 2 型糖尿病相关截肢率增加了 2 倍，2 型糖尿病相关大截肢率增加了 43%。我国糖尿病足患病率占糖尿病患者的 14%，糖尿病足致残率高，需行截肢手术者占 5%~10%，占所有非创伤性截肢的 50% 以上。截肢后 30 天内死亡率占 10%~14%，其生存期中位数为 22 个月。因此，糖尿病足对患者危害极大。

糖尿病足坏疽临床类型有干性坏疽、湿性坏疽、混合型坏疽三种，处理方法大致有以下几个方面：第一，严格控制血糖，将血糖控制达标是糖尿病足坏疽延缓病情进展的主要方法之一。第二，选择对症抗感染治疗也是缓解糖尿病足坏疽的主要方法之一。第三，选择手术治疗将坏疽的足部清创切除，以保护其他部位不被感染继续发生坏疽。近年来，牵拉成骨技术的医疗理念、技术创新及临床应用已有了很大进展，已真正进入牵拉组织再生技术阶段，该技术已经应用到整形外科、血管外科等领域，甚至挽救了一些濒临截肢的下肢残缺畸形患者。Ilizarov 骨搬移微血管网重建技术用于治疗下肢缺血性疾病，术后血管造影证实搬移骨周围形成了丰富的新生微血管网，有效地重建了缺血组织的微循环。胫骨横向骨搬移微血管网重建技术的运用，为糖尿病足的治疗带来了新的契机。

结合本例病例，总结相关注意事项如下：

1. 手术成功的要素：股动脉、腘动脉通畅是保证手术成功的关键；手术过程中尽量减少对骨膜及骨髓的破坏也是手术成功的重要因素。

2. 术后调节遵循 Ilizarov 原则：严格把握调节速度，生物力学的缓慢刺激是促进组织再生的最重要因素，牵拉速度和频率直接影响再生能力，需严格把握。

3. 术后主张早期下地锻炼、避免胫骨骨折：术后早期下地锻炼是十分必要的，锻炼过程中需预防摔倒或其他不恰当的用力导致胫骨骨折；手术操作及穿针布局也是预防骨折的重要环节。

4. 外固定拆除后可配置支具保护：骨性愈合后适时拆除外固定器，可予以支具保护。

（张定伟）

参考文献

[1] 秦泗河,李刚.Ilizarov技术骨科应用进展[M].北京:人民军医出版社,2014.

[2] 秦泗河,焦绍锋,舒衡生.肢体延长与重建[M].北京:人民军医出版社,2017.

[3] 曲龙.Ilizarov胫骨横向骨搬移技术的起源和发展[J].中医正骨,2019,31(10):4-6.

[4] 郭保逢,秦泗河.后Ilizarov时代的微循环重建术[J].中国矫形外科杂志.2013,15:1546-1550.

病例8 血栓闭塞性脉管炎

血栓闭塞性脉管炎是一种少见的慢性复发性中、小动脉和静脉的节段性炎症性疾病，病变多数发生在四肢血管，尤其是下肢为常见。患者绝大多数为男性，好发于青壮年。表现为患肢缺血、疼痛、间歇性跛行、足背动脉搏动减弱或消失和游走性表浅静脉炎，严重者有肢端溃疡和坏死。如果治疗不当可能需要截肢，更严重者，肢体坏死可向上蔓延引起死亡，是临床治疗的难点。本例病例的治疗过程，或可给血栓闭塞性脉管炎的治疗带来启示。

一、病例资料

（一）病史

患者男，25岁，以"左足疼痛1月余，加重半个月"入院。患者1个多月前不明原因出现左足疼痛，于行走或遇冷后症状加重，伴左下肢无力，步行500 m后，下肢无力及疼痛方能缓解，再继续行走又出现同样症状。患者于半个月前，出现左足第一趾颜色暗红，伴剧烈疼痛，严重影响睡眠及日常生活。为进一步治疗来我院，门诊以"左下肢血栓闭塞性脉管炎"收入我院血管外科。既往否认高血压、糖尿病病史，吸烟8年，15支/天，未婚。

患者诉左足第一趾疼痛难忍，要求行左足趾切除手术，于局部神经阻滞麻醉下行左足第一跖趾关节离断术。术后左足疼痛仍无明显缓解，出现切口坏死，呈逐渐扩大趋势（图2-4-8A、图2-4-8B）。经骨科会诊后，转科继续治疗。

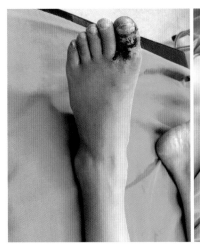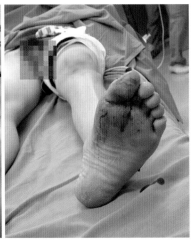

图 2-4-8A　截趾术前大体照。左图：足背；右图：足底

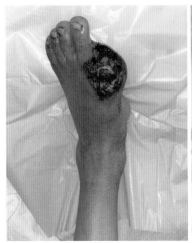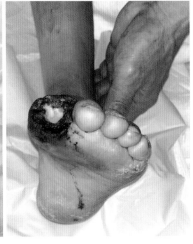

图 2-4-8B　左足截趾术后切口坏死大体照。左图：足背；右图：足底

（二）体格检查

左下肢皮温降低，皮肤颜色苍白、皮肤萎缩、脱毛，左足第一趾触痛明显，左足第一趾颜色青紫，局部渗出，双侧足背动脉未扪及搏动。

（三）影像检查

双下肢 CTA 筛查下肢血管广泛闭塞（图 2-4-8C）。

（四）入院诊断

双下肢血栓闭塞性脉管炎。

二、治疗

（一）外科治疗决策

患者足部疼痛、坏死逐渐加重，结合双下肢 CTA 检查结果，已失去血管腔内手术及血管旁路手术机会，目前有行高位截肢术指征，但患者系青年，保肢意愿强烈。故手术方案定位为"左侧胫骨横向骨搬移微循环重建术"。

（二）治疗目标

通过胫骨横向骨搬移术，促进左下肢微循环再生，改善左足血供，促进伤口再生愈合。

（三）手术基本步骤

1. 麻醉成功后，不打止血带，常规消毒铺巾，取仰卧位，患肢置于中立位。

2. 在胫骨的内侧面中上部做 2 个长约 1 cm 纵行切口，分离至骨膜表面，范围约为 5 cm×1.5 cm，以两孔微创截骨器为导向，用 2.5 mm 钻头按预设的骨窗进行连续紧密的打孔，在胫骨内侧面上段形成 5 cm×1.5 cm 之骨窗，在截骨骨窗上下约 2 cm 处各拧入 1 枚 2.5 mm 螺纹针，防止损伤髓腔内之骨髓。在距骨窗的近、远端约 2 cm 处各拧入 1 枚 3.5 mm 的外固定不锈钢半针（穿透两层皮质）。组合安装胫骨横向骨搬移装置并牢固固定（图 2-4-8D）。缝合皮下组织及皮肤，75% 乙醇消毒后无菌敷料包扎。

（四）药物治疗要点

1. 抗血小板治疗阻止血小板聚集，预防血栓形成。

2. 使用扩血管药物降低外周血管阻力，改善微循环。

3. 采用抗凝措施，以防血栓形成。

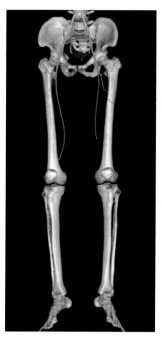

图 2-4-8C 影像学检查，双下肢 CTA 示左侧腘动脉动脉闭塞

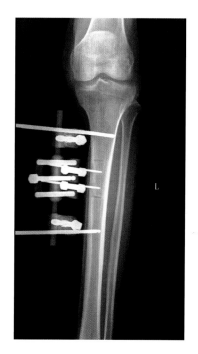

图 2-4-8D 左胫骨横向骨搬移后 X 线片，胫骨近端侧位可见截骨线

（五）风险规避

1. 术中不再进行足部坏死组织清创，避免局部组织进一步损伤。

2. 患者双下肢动脉闭塞，术中避免使用止血带加重组织缺血。

3. 术后创面换药应避免过度清创，注意保护新生组织。

三、治疗转归

1. 术后 3 周，足部坏死得到有效控制，坏死范围缩小（图 2-4-8E）。

2. 术后 6 周，组织缺损被新鲜肉芽填充，创面无继发坏死（图 2-4-8F）。

3. 术后 2 个月，创面痊愈，整个创面被再生皮肤覆盖。复查双下肢 CTA 可见左下肢微循环再生（图 2-4-8G、图 2-4-8H）。

4. 术后约 3 年随访，患者足部疼痛、坏死无复发，日常活动无受限。

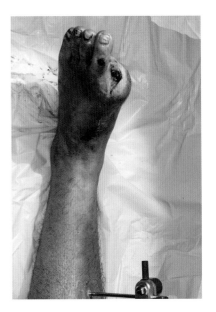

图 2-4-8F　术后 6 周创面

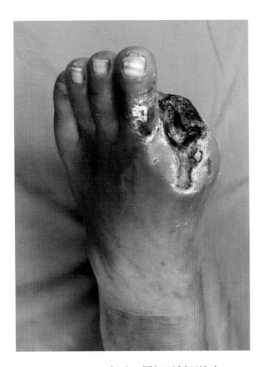

图 2-4-8E　术后 3 周坏死创面缩小

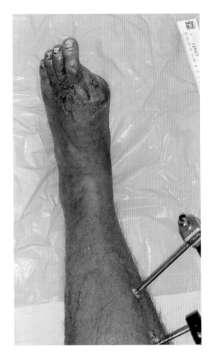

图 2-4-8G　术后 2 个月创面痊愈

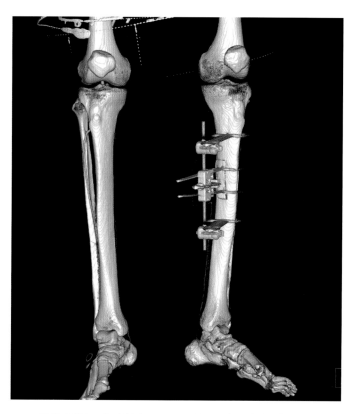

图 2-4-8H　术后复查 CTA 显示左下肢胫动脉及侧支影

四、专家点评

1. 对于血栓闭塞性脉管炎，传统的治疗方式包括了微创腔内介入治疗、血管旁路手术，但仍有40%的患者不符合介入或外科血管重建的治疗指征，对于这类"无治疗选择"的患者，高位截肢往往是最后的治疗手段。

2. 应用胫骨横向骨搬移微循环重建技术，促进下肢微循环再生、重建，改善缺血肢体的血供，同时创面也表现出很强的再生能力，为高位动脉血管闭塞的患者带来了保肢的希望，推荐作为截肢前的一个选择。

（张定伟）

参考文献

[1] 秦泗河. Ilizarov技术概述[J]. 中华骨科杂志, 2006, 9:642-645.

[2] 曲龙, 王爱林, 汤福刚. 胫骨横向搬移血管再生术治疗血栓闭塞性脉管炎[J]. 中华医学杂志, 2001, 10:622-624.

[3] 赵劲民, 李刚. 胫骨横向搬移技术治疗糖尿病足的专家共识(2020)[J]. 中国修复重建外科杂志, 2020, 34(8): 945-950.

[4] 张定伟, Ilizarov微循环重建技术治疗Wagner 4级糖尿病足临床疗效分析[J]. 中国矫形外科杂志. 2017, 4(25):354-356.

病例9　糖尿病足合并坏死性筋膜炎

一、病例资料

（一）病史

患者男，68岁，以"左足疼痛、发黑伴渗液10余天"入院。入院前10余天，患者不明原因出现左足疼痛，左足背局部皮肤发黑，局部水泡形成，皮肤破溃伴渗液，于院外诊所给予换药治疗，上述症状继续加重，伴明显夜间疼痛，左小腿红肿、疼痛，患者伴高热，急诊以"左足坏疽伴感染"收入住院。既往有2型糖尿病病史10余年，未正规治疗，未监测血糖，有高血压病史3年，收缩压最高达190mmHg，未正规治疗。

入院诊断：

1. 左足2型糖尿病足（Wagner 4级、TEXAS 3B）
2. 左下肢坏死性筋膜炎
3. 2型糖尿病伴多并发症
　　糖尿病性肾病（Ⅳ期）
　　糖尿病性周围神经病
　　糖尿病性视网膜病变
4. 冠状动脉粥样硬化性心脏病，频繁室性期前收缩
5. 高血压病3级，很高危
6. 中度贫血
7. 低蛋白血症
8. 电解质紊乱
9. 维生素D缺乏

（二）临床表现

糖尿病足感染控制不佳，易引起筋膜组织广泛坏死。坏死性筋膜炎开始时小腿部皮肤红肿，类似蜂窝织炎或丹毒，随后由于营养血管栓塞，皮肤苍白，有时出现散在皮肤血泡或坏死。随着感染的加重，会出现下肢筋膜的广泛坏死。甚至扩散至全身。发病凶险，发展迅速，有较明显的全身毒血症状，患者往往死于败血症及毒血症，其死亡率高达30%以上。

（三）体格检查与影像检查

左足、左小腿广泛肿胀，皮下积液、积气明显，左足背皮肤广泛坏死，伴脓性渗出，左侧足背动脉未扪及搏动（图2-4-9A）。

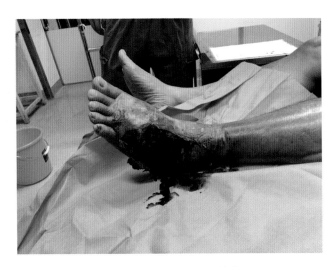

图2-4-9A　术前足部大体像

因患者糖尿病肾病Ⅳ期，下肢血管检查选择彩超，结果为：左侧股动脉粥样硬化斑块形成，左侧胫前动脉节段性狭窄、闭塞，左侧足背动脉流速减低。

二、治疗

（一）外科治疗决策

患者足部的感染导致下肢坏死性筋膜炎，治疗的关键是早期紧急充分切开，有效引流，清除坏死组织。但患者有2型糖尿病，长期未严格控糖治疗，且下肢血供差，术后感染不易控制，创面愈合困难。故手术方案定位为"左侧胫骨横向骨搬移+左足、左小腿清创+抗生素骨水泥置入术"。

（二）治疗目标

清除坏死组织、开放脓腔，控制感染，抗生素骨水泥覆盖、填充创腔。同时行胫骨横向骨搬移，促进术后伤口再生愈合，无须皮瓣及植皮修复创面。

（三）手术操作

1. 麻醉成功后，不打止血带，常规消毒铺巾，取仰卧位，患肢置于中立位。

2. 在胫骨的内侧面中上部做2个长约1cm纵行切口，分离至骨膜表面，范围约为5cm×1.5cm，以两孔微创截骨器为导向，用2.5mm钻头按预设的骨窗连续紧密地进行打孔，在胫骨内侧面上段形成5cm×1.5cm之骨窗，在截骨骨窗上下约2cm处各拧入1枚2.5mm螺纹针，防止损伤髓腔内之骨髓。

在距骨窗的近、远端约 2 cm 处各拧入 1 枚 3.5 mm 的外固定不锈钢半针（穿透两层皮质）。组合安装胫骨横向骨搬移装置并牢固固定。缝合皮下组织及皮肤，75% 乙醇消毒后无菌敷料包扎。

3. 术中适度清创，保留肌腱，开放创腔（图 2-4-9B），大量生理盐水冲洗创面，万古霉素与骨水泥按 1∶10 比例配制抗生素骨水泥，覆盖、填充创腔，无菌敷料包扎。术毕。

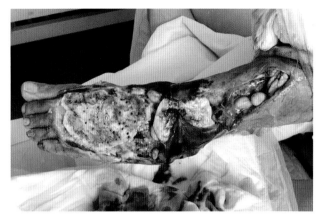

图 2-4-9C　术后 1 周创面

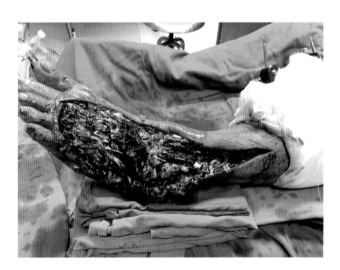

图 2-4-9B　术中清创后

（四）技术要点

1. 患肢感染严重，需紧急充分切开，有效引流，清除坏死组织，但清创过程应遵循"只清创不扩创"原则，避免加重组织缺血损伤导致坏死。对于未完全坏死的组织在保证有效引流的条件下，可予保留。

2. 使用抗生素骨水泥覆盖足部肌腱外露创面，对于小腿皮下感染，采用抗生素骨水泥填充、支撑创腔，保证有效引流。

（五）风险规避

1. 患者下肢血管粥样硬化，故术中不建议打止血带。

2. 术后创面换药时应检查抗生素骨水泥填充腔隙引流是否通畅，避免脓液聚集。

三、创面转归

1. 术后 1 周，左足、左小腿肿胀减轻，坏死组织、脓液引流通畅（图 2-4-9C）。

2. 术后 4 周，左足、左小腿肿胀完全消退，逐步去除左小腿皮下腔隙内抗生素骨水泥（图 2-4-9D）。

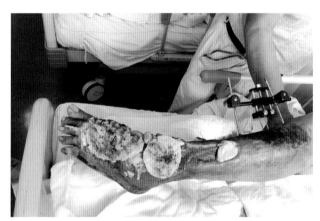

图 2-4-9D　术后 4 周

3. 术后 5 周，整个创面被新生肉芽组织覆盖（图 2-4-9E），完全去除抗生素骨水泥。

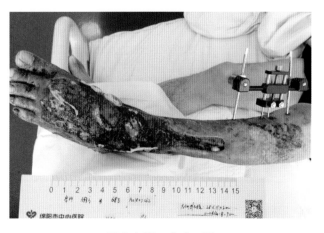

图 2-4-9E　术后 5 周

4. 术后 2 个月，小腿创面完全愈合，去除外固定支架（图 2-4-9F）。

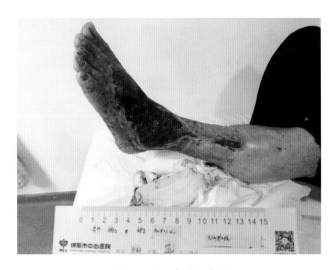

图 2-4-9F 术后 2 个月

5. 术后 4 个月，左足创面完全自行愈合（图 2-4-9G）。

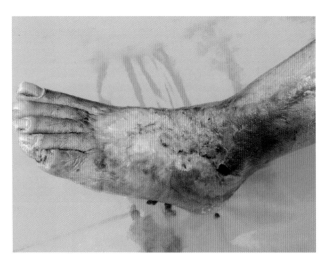

图 2-4-9G 术后 4 个月

四、后期随访

术后 1 年随访，感染无复发，患者行走功能正常，日常活动无受限。

五、专家述评

1. 该患者系糖尿病足合并坏死性筋膜炎，其发病凶险，发展迅速。在既往的治疗中，强调彻底清除受累皮肤、皮下脂肪和筋膜甚至肌膜，但彻底清创或者扩创易导致健康组织的清除，不利于组织愈合。因此，对于该患者清创时，重点在于确保引流的通畅，最大限度地保留健康组织，以改善愈合。

2. 对该患者采用了抗生素骨水泥覆盖足部肌腱外露创面，填充小腿皮下、肌间腔隙，除了有效抗感染、消除炎症外，可以维持良好的引流，刺激肉芽组织生长，促进成纤维细胞活化和增殖，刺激伤口收缩。在创面愈合过程中，抗生素骨水泥在各个阶段均起到了作用。

3. 同时应用胫骨横向骨搬移技术后，创面表现出很强的再生能力，避免了截肢，最大限度地保留了足部的功能及外观。

（张定伟）

参考文献

[1] Chen Y, Kuang XC, Zhou J, Hua QK, et al. Proximal tibial cortex transverse distraction facilitating healing and limb salvage in severe and recalcitrant diabetic foot ulcers[J]. Clin Orthop Relat Res, 2020, 478(4): 836-851.

[2] 张定伟, Ilizarov微循环重建技术治疗Wagner 4级糖尿病足临床疗效分析[J]. 中国矫形外科杂志, 2017, 4(25):354-356.

[3] 赵劲民, 李刚. 胫骨横向骨搬移技术治疗糖尿病足的专家共识(2020)[J]. 中国修复重建外科杂志, 2020, 34(8): 945-950.

[4] 张永红, 秦泗河. 骨搬运治疗慢性骨髓炎, 是否需要加用抗生素骨水泥[J]. 中国矫形外科杂志, 2017, 4(25):331-335.

第五节　系统性疾病致下肢畸形

病例1　血友病成年期屈膝畸形矫正与功能重建

一、血友病膝关节畸形概述

血友病是一类由凝血因子缺乏引起的出血性疾病，包括甲型、乙型和丙型，分别为凝血因子Ⅷ、Ⅸ和Ⅺ缺乏，临床上常见的为甲型血友病，约占85%。甲型和乙型血友病均为X染色体连锁隐性遗传性疾病，女性为携带者，男性发病，而丙型血友病则为常染色体隐性遗传。

（一）临床表现

血友病的主要症状为黏膜、关节、肌肉或软组织出血，常为自发性、轻微外伤或剧烈活动后出血。关节病变中膝关节最常见，约占41.4%，其次为踝关节、髋关节、肘关节等。血友病关节内出血时，患者由于疼痛常常不敢活动关节，导致受累关节长期处于屈曲位从而出现屈曲挛缩畸形，最终出现关节固定畸形和功能障碍。

（二）分型和分期

根据血浆凝血因子浓度的水平将血友病甲/乙型分为亚临床型、轻型、中型和重型，不同类型血友病临床表现有所差异。

重型血友病患者往往在日常活动中出现自发性出血；中型血友病患者常常在外伤后出现局部血肿和关节出血；轻型血友病多为外伤或手术后异常出血。

关节急性出血期表现为关节肿胀、发热、触痛，受累关节采取被动体位，体位变化后会引起或加重疼痛；关节慢性滑膜炎期由于出血反复刺激导致滑膜增生肥厚、关节肥大、关节和周围肌肉萎缩和活动受限；血友病关节病变期出现关节软骨破坏、骨质受损、关节僵硬和固定畸形。

（三）辅助检查

膝关节X线片可见骨骺、干骺端增宽，骨干发育狭细；关节腔内反复出血，引起股骨髁中央部软骨破坏、髁间窝增宽加深，形成巨大的髁间窝；髌骨变扁，呈方形，同时髌骨后缘出现不规则硬化和破坏；骨软骨缺损明显时患者可出现膝关节屈曲外翻畸形。

实验室检查是血友病诊断和鉴别诊断的主要依据。如果患者活化部分凝血酶时间（APTT）延长而凝血酶原时间（PT）及其他检测如血小板计数（PLT）、出血时间（BT）、凝血酶时间（TT）、纤维蛋白原含量（Fg）等均正常，这常表明凝血通路中某种凝血因子缺乏，应高度怀疑血友病。膝关节X线片可判断关节破坏程度以及下肢力线情况。

二、血友病膝关节畸形的非手术治疗

对于早期急性关节内出血的患者，首先采用药物或血液制品替代治疗纠正凝血功能紊乱，同时进行一些常规的急救措施，如冰敷患处、关节制动于功能位、局部加压包扎、抬高患肢等。用于治疗血友病的制剂主要包括新鲜血浆或新鲜冰冻血浆（FFP）、冷沉淀物、血浆源性及基因重组FⅧ浓缩剂、基因重组FⅨ和凝血酶原复合物（含因子Ⅱ、Ⅶ、Ⅸ、Ⅹ）等。凝血因子替代治疗是目前最有效的止血治疗方法。

在非出血期，积极适当的物理治疗与康复训练对改善血友病患者的关节功能，保持身体平衡以及预防再次出血有着极其重要的作用。膝关节关节软骨完整而且屈膝畸形小于15°时，可佩戴关节铰链的膝关节矫形器，通过关节铰链的调节牵伸缓慢矫正屈膝畸形。

三、血友病膝关节畸形的手术治疗

血友病膝关节畸形的手术治疗主要根据不同的情况采取不同的方式。膝关节屈曲挛缩畸形较重（大于15°）、关节软骨无破坏或破坏较轻时，应采用Ilizarov牵张矫正。当膝关节软骨破坏较重同时合并畸形，严重影响患者生活质量时，在牵伸矫正屈膝畸形的基础上，实施人工膝关节置换术。

四、典型病例

患者男，23 岁，诊断"甲型血友病"22 年，右膝屈曲畸形 10 余年，术前检查血友病继发右屈膝畸形 40°，其膝关节没有破坏，单纯应用 Ilizarov 技术牵伸矫正（图 2-5-1A～ 图 2-5-1C），是简单、有效，几乎是不出血的手术，尤其适应于血友病继发的屈膝畸形。

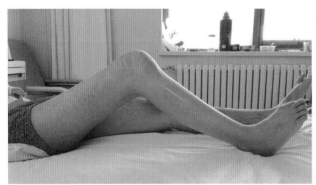

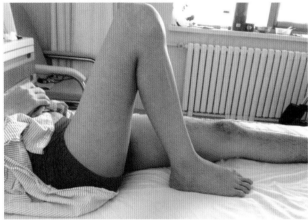

图 2-5-1A　右膝关节屈曲挛缩畸形，活动度 60°～140°

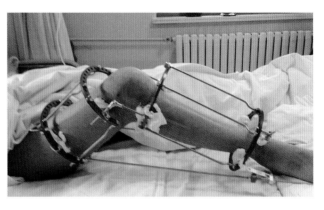

图 2-5-1B　穿针安装 Ilizaraov 牵伸器；D. 术后 Ilizarov 技术牵张 2 周，右膝关节屈曲畸形获得大部纠正，残留约 15°

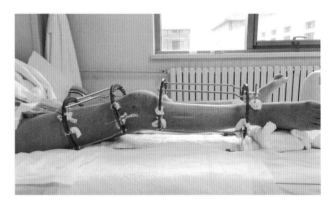

图 2-5-1C　牵张后 4 周，右膝屈曲畸形完全纠正；术后 5 周拆除 Ilizarov 牵张器，右屈膝畸形完全纠正，但仍应装配膝关节支具保护下行走 4 周

五、专家述评

Ilizarov 技术牵伸治疗血友病膝关节屈曲畸形是一种安全、有效以及微创的方法。与手术切开软组织松解术相比，操作简单，出血风险小，可大大减少凝血因子用量；持续稳定缓慢撑开关节间隙，可减少对关节面的破坏以及神经血管受损等并发症。

若患者膝关节重度屈膝畸形伴有关节的明显破坏，先采用 Ilizarov 技术牵伸矫正屈膝畸形后，再实施人工膝关节置换术，如此可减少手术风险，提高疗效（图 2-5-1D、图 2-5-1E）。

注意术前请血液科医师会诊，根据预实验结果指导围手术期凝血因子替代方案及临床应用。

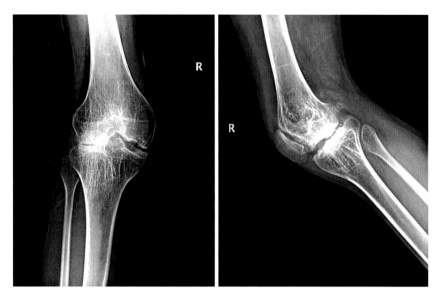

图 2-5-1D　右膝股骨及胫骨关节面破坏、关节间隙变窄，外侧尤其明显，右膝屈曲外翻畸形

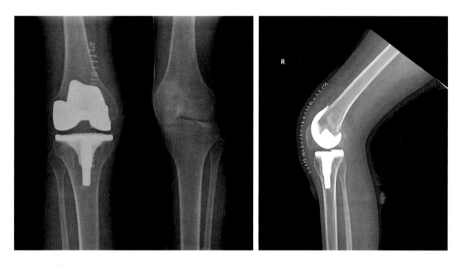

图 2-5-1E　右膝全膝关节置换术后，膝外翻畸形纠正，关节功能恢复

（翟吉良　翁习生）

参考文献

[1] 翟吉良, 翁习生, 林进, 等. 全膝关节置换术治疗血友病性膝关节炎的远期疗效[J]. 中华骨科杂志, 2017, 37(23): 1490-1497.

[2] Jiliang Zhai, Xisheng Weng, Baozhong Zhang, et al. Management of knee flexion contracture in haemophilia with the Ilizarov technique[J]. Knee, 2019, 26(1): 201-206.

病例2　硬皮病致足踝畸形Ilizarov技术牵拉矫正

硬皮病是一种以皮肤炎症、变性、增厚和纤维化进而硬化和萎缩为特征的结缔组织病，此病可以引起多系统损害。其中系统性硬化除皮肤、滑膜、指（趾）动脉出现退行性病变外，消化道、肺、心脏和肾等内脏器官也可受累。

硬皮病的病因仍不明确，可能在遗传、环境因素、女性激素、细胞及体液免疫异常等因素作用下，成纤维细胞合成并分泌胶原增加，导致皮肤和内脏的纤维化。化学物质或病毒感染是影响疾病易感性的环境因素。因皮肤硬化和萎缩会导致关节周围的动力失衡，影响下肢骨关节的发育，不正常应力的负重，将促进骨性畸形的发展，畸形常见部位是足踝和膝关节等。秦泗河应用 Ilizarov 技术牵拉矫正此类患者 16 例次（骨性畸形结合有限截骨），现报告其中 1 例的治疗过程与随访结果。

一、病例介绍

（一）病史

患者女，19 岁，硬皮病致左足重度外翻畸形，左小趾仰趾畸形，曾在外院行局部药物治疗，效果不佳。近年足外翻畸形呈进行性加重。

（二）查体

左足僵硬性外翻畸形，左足背外侧局部皮肤变硬类似贴骨瘢痕，缺乏活动度，皮肤硬化处无破溃，小趾被硬化皮肤牵拉明显翘起（图 2-5-2A）。

（三）影像学检查

X 线片示左足外翻畸形，距舟关节退变，可见骨赘形成（图 2-5-2B）。

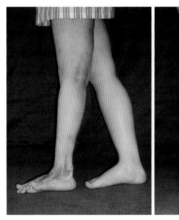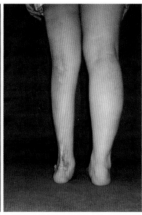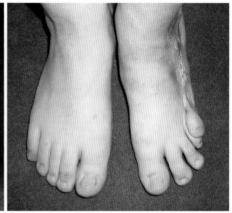

图 2-5-2A　术前硬皮病致左足重度外翻畸形，小足趾翘起，足背外侧、小腿下段后外侧皮肤广泛硬化，患肢小腿较对侧明显变细

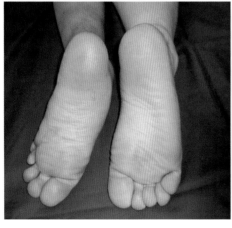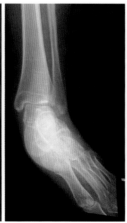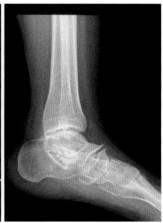

图 2-5-2B　X 线片示左足重度外翻畸形，踝关节结构正常

二、手术方法与术后管理

（一）手术方法

跟距关节截骨融合矫正骨性外翻畸形，采取足内侧切口实施距下关节截骨融合，术中部分矫正骨性外翻足畸形后，穿针安装 Ilizarov 外固定器，术后缓慢牵伸矫正残余足外翻畸形（图 2-5-2C）。

（二）术后管理

术后管理的核心是持续、缓慢地牵伸使其僵硬的瘢痕皮肤延伸、软化，达到预期矫形位置后，外固定架锁定维持固定至少 2 个月以上（图 2-5-2D）。

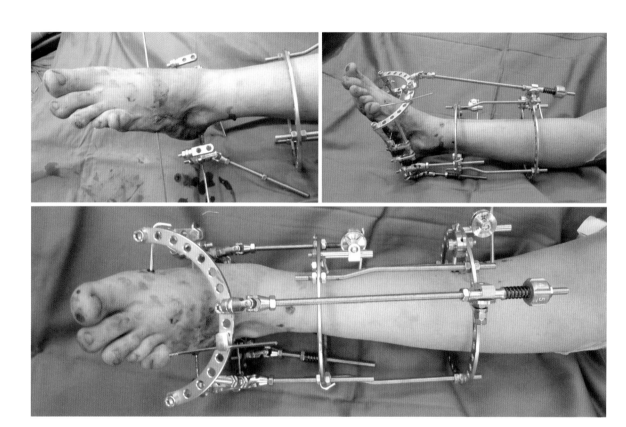

图 2-5-2C　穿针安装 Ilizarov 外固定器方法与器械构型

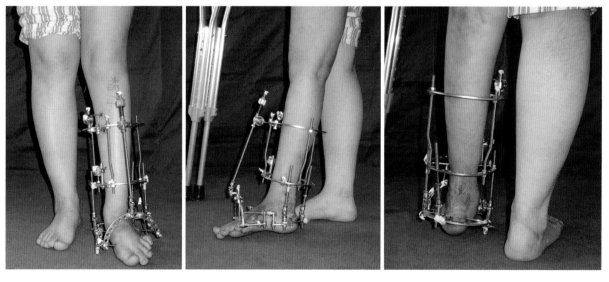

图 2-5-2D　术后 7 天，开始调整外固定器，逐渐牵拉矫正足外翻畸形，患足适当负重锻炼

该患者在牵拉矫形过程中，发生硬化的瘢痕处皮肤裂开溃疡，于术后 5 个月后二期手术行左足第五跖骨截骨矫形，钢针推拉修复闭合硬化处皮肤创面（图 2-5-2E）。

二期术后外固定牵拉 65 天，足外翻畸形矫正，溃疡完全修复，继续维持外固定器下足底负重锻炼 2 个月（图 2-5-2F），以减少畸形反弹。

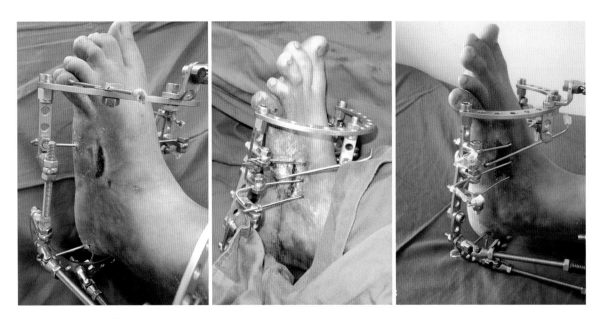

图 2-5-2E　因发生硬皮瘢痕处皮肤裂开溃疡，且经久不能自愈。于术后 5 个月，二期行左足第五跖骨截骨，钢针推拉修复创面。于穿针后 11 天创面基本闭合

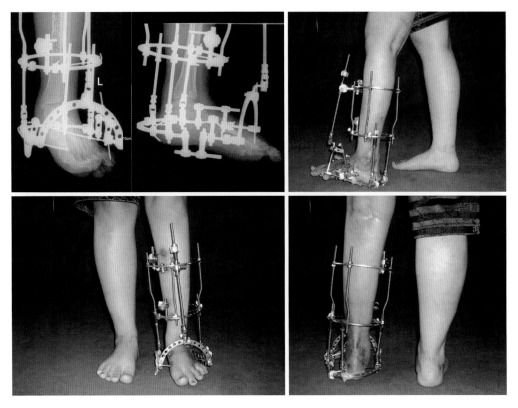

图 2-5-2F　二期术后 65 天，足外翻畸形矫正满意后，继续维持外固定器固定

三、随访结果

第一次手术术后 32 个月复查，足踝外翻畸形大部矫正，后足尚有外翻畸形，能赤脚行走（图 2-5-2G）。

令笔者感到意外的是，术前局部贴骨瘢痕样硬化的皮肤，出现软化改变。证明经过缓慢牵拉硬化皮肤向正常皮肤结构转化（图 2-5-2H）。

四、专家述评

目前还没有治愈硬皮病原发疾病的方法，由皮肤硬化牵拉继发的四肢畸形，是矫形外科的难题。秦泗河采用 Ilizarov 技术治疗相关畸形，整体上评价疗效满意，总结经验如下：

1. 患肢若仅有软组织挛缩畸形，仅穿针安装 Ilizarov 外固定器，术后通过稳定、缓慢、持续的牵伸，贴骨性瘢痕挛缩畸形可以缓慢矫正。

2. 并发明显骨性畸形者，术中先做截骨部分矫正畸形，残余畸形再采用 Ilizarov 技术矫正。

3. 硬皮病的皮肤，对牵伸的反应变化很慢，若牵伸过快容易发生瘢痕皮肤裂开形成溃疡。畸形矫正结束后，外固定器要继续佩戴 2 个月以上，瘢痕

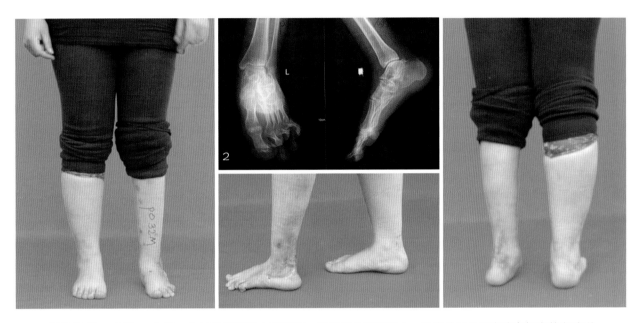

图 2-5-2G　术后 32 个月，左足外翻畸形大部矫正，皮肤硬化面积减小，X 线片示足踝尚残存轻度外翻畸形

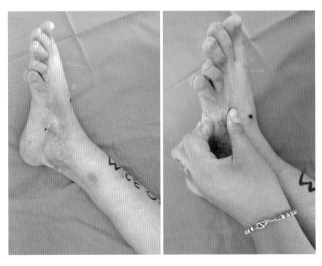

图 2-5-2H　术后 32 个月复查，足背外侧原硬皮病硬化的皮肤变软，颜色明显变浅

挛缩有所松弛后再拆除外固定器，佩戴支具保护一段时间，减少畸形反弹。

Ilizarov 技术加上秦泗河下肢矫形外科经验，为硬皮病的下肢畸形矫正与功能重建，提供了一个微创、有效的治疗方法。临床观察证明，通过缓慢、持续、稳定的牵拉，硬化的皮肤会有所软化、延展，但因导致硬皮病的病因仍然存在，因此需要更长期的随访。

（秦泗河　臧建成）

参考文献

[1] Sihe Qin, Jiancheng Zang, Shaofeng Jiao, Qi Pan. Lower Limb Deformities: Deformity Correction and Function Reconstruction[M]. Springer, 2020.

病例3 低磷性佝偻病成年期吹风腿畸形形态与功能重建

一、病例资料

（一）病史

患者女，25岁。自诉七八岁开始出现双膝关节向左侧偏斜畸形，随生长发育逐渐加重，形成左膝内翻、右膝外翻畸形，站立位双下肢在膝关节水平向左侧突出。曾经去过多家医院就诊，都不能确定手术后能恢复正常双下肢形态与功能的疗效，经推荐到秦泗河教授处诊治。患者自诉无明确的家族史。

（二）体格检查

患者步行入室，蹒跚跛行，左膝内翻、右膝外翻畸形，行走时，双下肢向左侧倾斜，站立位双下肢在膝关节水平向左侧一边倒，形成吹风样畸形（图2-5-3A）。双侧髋、膝、踝关节活动度正常，双下肢肌力、肌张力正常，皮肤感觉、末梢血运正常。

（三）影像检查

双下肢全长站立正、侧位X线片，右侧股骨远端前弓外翻，胫骨中上段外翻，胫骨中下段内翻；左侧股骨远端前弓内翻，胫骨中上段及中下段均内翻（图2-5-3B）。

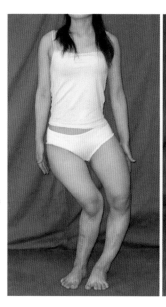
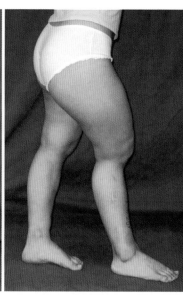
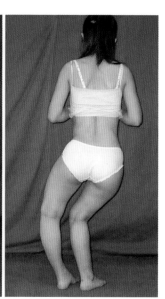

图2-5-3A 术前站立位正面、侧面、背面观，身体向左侧一边倒，脊柱无侧凸畸形

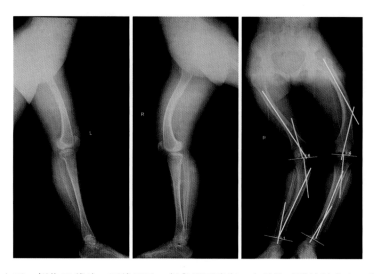

图2-5-3B 双下肢全长站立正、侧位X线片，画线显示，每条腿可确定3个骨性畸形旋转中心，以此确定每条腿需要实施3处截骨矫形部位

二、双下肢截骨矫形与重建策略

两条腿分期手术矫正。股骨截骨应术中一次达到矫形目标，用钢板内固定。胫骨上、下两段按照术前画线确定的截骨部位截骨后，穿针安装带关节铰链的环式外固定器。右侧膝外翻畸形较重，若手术中矫正太多易发生腓总神经牵拉麻痹，因此，需行腓总神经松解术。第一期手术先矫正右下肢畸形。双腿矫形重建过程中注意长度、机械轴线的平衡。

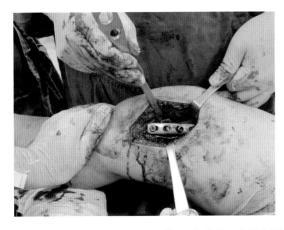

图 2-5-3C　右股骨髁上截骨矫正外翻畸形后，截骨断端用胫骨短钢板内固定

三、第一期右下肢手术方法与术后管理

（一）手术方法

1. 股骨髁上截骨矫正股骨外翻畸形，用短钢板内固定结合外固定（图 2-5-3C）。

2. 右侧腓骨颈部腓总神经松解。

3. 于腓骨颈部与腓骨中下段双截骨。

4. 胫骨上段、中下段皮下电钻打孔双截骨。

5. 穿针安装带关节铰链的环式外固定器（图 2-5-3D）。

6. 术中注意 X 线检查，调整股骨、胫骨的截骨矫形角度。

7. 小腿 2 个关节铰链的位置注意与截骨部位相对应。

（二）第一期手术后管理

术后 7 天开始调整外固定器，牵拉矫正胫骨近端外翻畸形和远端内翻畸形。术后 38 天，X 线片显示股骨、胫骨畸形基本矫正后，右下肢长度明显增加。嘱咐患者将左下肢大幅度垫高，以方便行走锻炼（图 2-5-3E）。

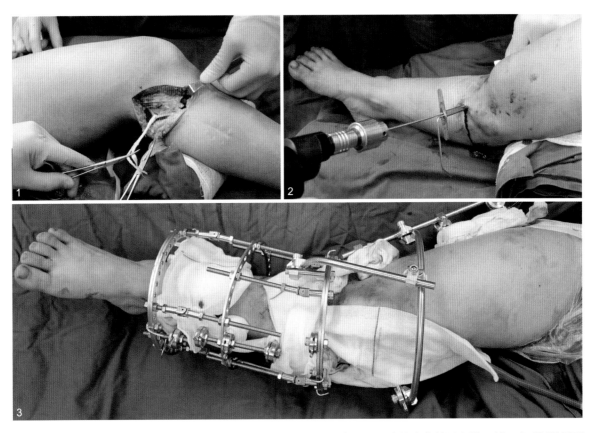

图 2-5-3D　1~3.腓总神经松解，腓骨颈截骨，胫骨上、下段两处截骨后，穿针安装外固定器，便于术后调整矫形

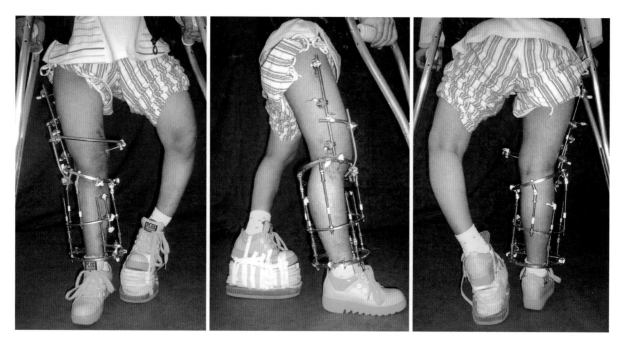

图 2-5-3E　右下肢畸形矫正后，腿自然明显增长，行走功能锻炼时，左下肢需大幅度垫高

右下肢矫形过程中注意拍摄下肢全长立位 X 线片，以测定机械轴线恢复是否恰当。图 2-5-3 F 为该患者术后 38 天拍摄的 X 线片，显示机械轴外移。

小腿矫形达到目标后胫骨停止牵拉矫正。术后

6 周，拆除右大腿外固定器。术后 4 个月复查，小腿双截骨端骨愈合，屈膝功能无障碍，拟行左下肢手术（图 2-5-3G、图 2-5-3H）。

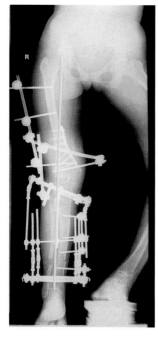

图 2-5-3F　术后 38 天拍摄下肢负重位全长 X 线片，以测定畸形矫正情况，若矫正不足或过度，应再调控角度

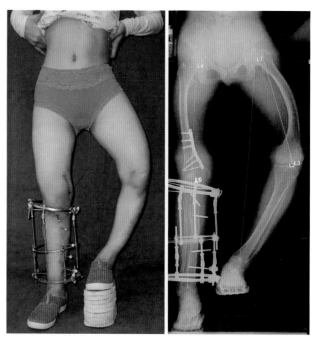

图 2-5-3G　术后 6 周拆除大腿外固定器，术后 4 个月胫骨双截骨处骨愈合，拟实施左下肢矫形术

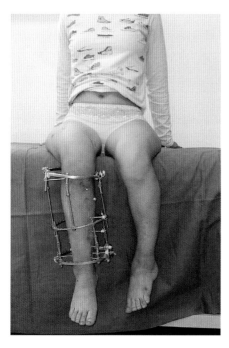

图 2-5-3H 右屈膝功能无障碍，未手术的左小腿有明显内旋畸形

四、第二期实施左下肢手术

（一）手术方法与矫形策略基本同右下肢

右下肢术后 4 个月，行左侧股骨髁上外翻后倾截骨钢板内固定结合组合式外固定术，胫骨上、下双平面截骨 Ilizarov 矫形术，手术步骤基本同右下肢。但股骨截骨的平面比右侧股骨高。

（二）左下肢术后矫形调控应注意的问题

左下肢术后矫形调控，注意满足双下肢基本等长、下肢轴线基本均衡的要求。术后 31 天，X 线片显示畸形大部分矫正，双下肢外观接近恢复正常。术后 78 天复查，小腿截骨端骨痂生长属于正常范围（图 2-5-3I、图 2-5-3J）。

五、随访结果

右下肢术后 12 个月、左下肢术后 8 个月随访，双下肢外观和功能完全恢复正常，膝关节屈伸活动度正常，行走步态接近正常人，患者对重建结果非常满意（图 2-5-3K）。

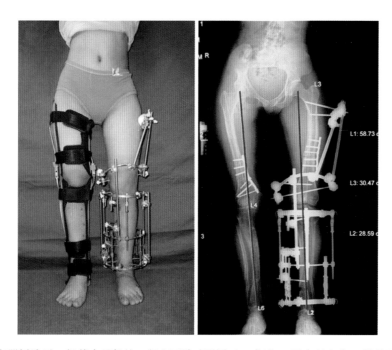

图 2-5-3I 右下肢外固定器拆除后，佩戴支具保护。行左下肢畸形矫正，术后 31 天全长立位 X 线片显示，冠状位畸形矫正与对侧基本平衡

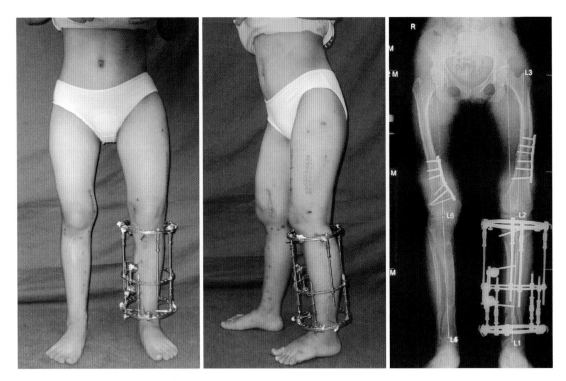

图 2-5-3J　左下肢术后 78 天复查，股骨截骨处骨基本愈合。双下肢机械轴和关节线均恢复正常

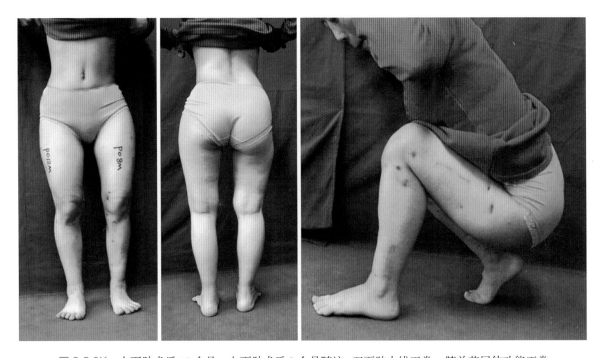

图 2-5-3K　右下肢术后 12 个月、左下肢术后 8 个月随访，双下肢力线正常，膝关节屈伸功能正常

右下肢术后 28 个月、左下肢 23 个月随访，行走功能正常，立位片显示双下肢机械轴线基本恢复（图 2-5-3L）。

六、专家述评

该病例双股骨、双胫骨均存在畸形，且双侧胫骨均为双平面畸形，双下肢畸形重且范围广，但患者肌力完全正常，通过骨性畸形矫正，恢复双下肢机械轴和关节线，可恢复正常形态和功能。

大腿周围肌肉丰富，秦泗河应用股骨截骨矫形后用短钢板内固定，结合长杆外固定法，既缩短外固定器应用时间，又明显减少长钢板内固定所导致的手术创伤大、术后影响骨愈合速度的应力遮挡。该患者手术后随访结果证明，在秦泗河提出与践行的骨科自然重建理念指导下，纵然由代谢性骨病导致的成年期双下肢复杂骨关节畸形，依然能够实现微创、美学、安全、疗效满意的重建目标。术前器械准备妥当，合理应用好止血带，手术操作步骤注意科学运筹，配合默契，必要时加用自体血回收方法。一条腿同期实施了 5 处截骨，结合应用内固定、外固定技术，手术过程中及术后本患者并没有输异体血。

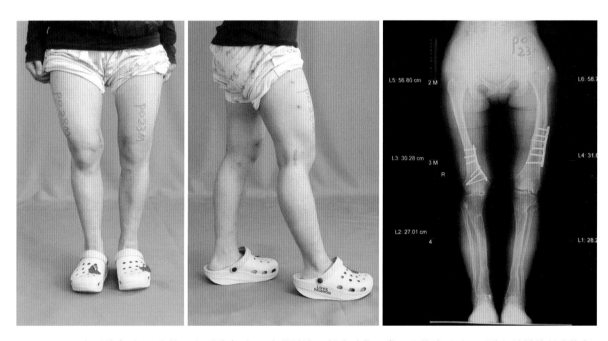

图 2-5-3L　右下肢术后 28 个月、左下肢术后 23 个月随访，行走功能正常，立位片显示双下肢机械轴线基本恢复

（秦泗河　焦绍锋）

参考文献

[1] Sihe Qin, Jiancheng Zang, Shaofeng Jiao, Qi Pan. Lower Limb Deformities:Deformity Correction and Function Reconstruction[M]. Springer, 2020.

病例4 血管瘤致下肢畸形矫正与功能重建

导致下肢畸形的血管瘤多为海绵状血管瘤，由扩大的血管腔和衬有内皮细胞的血窦组成，范围广泛者可进行性发展侵犯肌肉及骨骼。血管瘤在实施硬化剂治疗、放射治疗以及手术治疗后，容易继发筋膜、肌腱挛缩发生关节畸形。由于病变侧下肢血液淤积刺激患肢生长快于健侧，出现双下肢不等长。

血管瘤继发下肢畸形的外科治疗属于血管外科、骨科等交叉学科的范畴。由于开放性手术矫正与内固定难以实施，骨科医师多放弃手术矫治，致使此类下肢畸形残疾患者四处奔波求医，往往也难以获得满意的畸形矫正与功能。秦泗河矫形外科手术治疗血管瘤下肢畸形63例，积累了较丰富的临床经验。现将1例成年病例手术治疗过程及随访结果介绍如下。

一、病例资料

（一）病史

患者女，19岁，自幼年即发现右下肢血管瘤，有注射硬化剂及放疗治疗血管瘤史。发育过程中继发下肢重度屈膝、马蹄内翻足畸形。既往曾经在外院实施过2次手术，皆没有获得疗效，屈膝畸形反而加重。

（二）体格检查

右侧膝关节屈曲畸形约80°，膝关节后侧可见瘢痕，质硬，足踝及足趾活动满意。患肢软组织有明显的压痛，尤其大腿的肌肉、小腿三头肌等被血管瘤侵犯的部位压痛呈阳性（图2-5-4A、图2-5-4B）。

（三）影像学检查

X线片示右侧膝关节屈曲畸形，右侧马蹄足畸形，膝关节可见密度增高的软组织影（图2-5-4C）。

二、手术与外固定器牵伸矫正策略

（一）血管瘤下肢重建的难题

血管瘤导致的下肢畸形，外固定牵伸矫正是唯一安全的选择，但其缺点是在牵伸矫正畸形的过程中，可能刺激下肢血管扩张从而加重血管瘤畸形。如何做到矫正畸形、重建功能，又能避免血管瘤加重，以下几条是作者的经验。

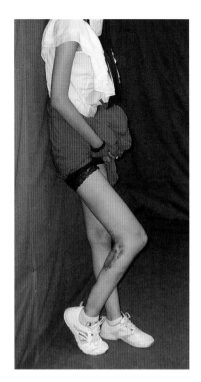

图2-5-4A 血管瘤后遗症，右侧膝关节屈曲畸形约80°

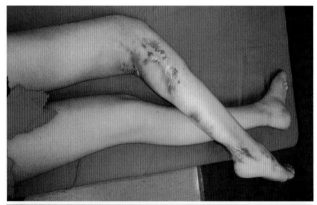

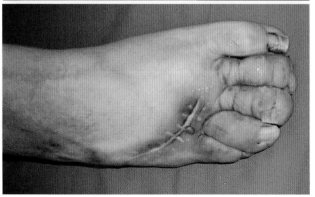

图2-5-4B 既往在外院实施过膝后、跟腱、前足手术矫形，但未能获得畸形矫正效果

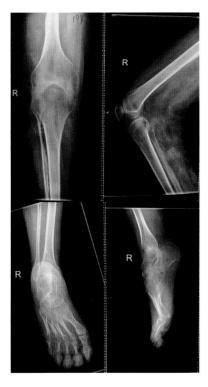

图 2-5-4C X 线显示软组织密度增高伴有点状钙化灶

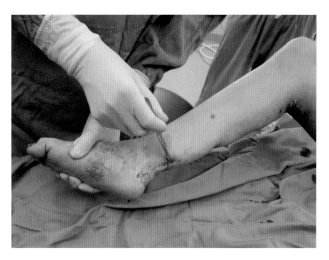

图 2-5-4D 用尖刀行跟腱皮下松解

（二）秦泗河矫正血管瘤致下肢畸形经验

1. 不实施开放手术，仅将皮下能触摸到的髂胫束、跟腱、半腱肌、股二头肌腱，用尖刀行皮下部分切断，以减少牵伸矫正屈膝、足下垂畸形的阻力。

2. Ilizarov 环式外固定器牵伸矫正关节畸形，牵伸速度比常人要快，下肢皮肤应适当加压包扎，减少血管扩张。

3. 屈膝、马蹄足畸形矫正后，麻醉下拆除外固定器，上长腿管型石膏固定 4 周，如此既能维持畸形矫正效果，又能施加均匀性软组织压迫，使血管瘤萎缩。

4. 拆除石膏后，必须装配长腿支具（矫形器）行走，待畸形没有反弹复发现象时，再嘱咐患者自由行走。

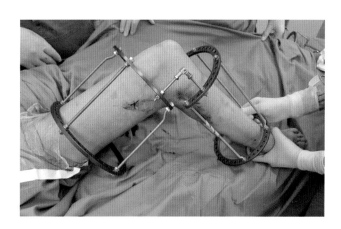

图 2-5-4E 术中测试外固定器构型，调整到合适为度

（三）手术操作与外固定器械安装

1. 皮下松解挛缩的跟腱（图 2-5-4D）。

2. 测试调整膝关节牵伸器，注意关节铰链位置与膝关节屈伸旋转中心基本同位（图 2-5-4E）。

3. 矫正屈膝与矫正下垂足畸形的牵伸器既要一体化，术后又能分开牵伸调整（图 2-5-4F）。

4. 膝、踝、足关节穿针安装完成，应测试调整矫正屈膝、马蹄足畸形构型必须匹配（图 2-5-4 G）。

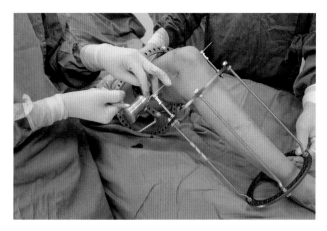

图 2-5-4F 用 2 mm 钢针穿过关节铰链，确定膝关节旋转中心位置

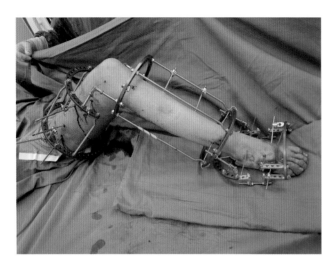

图 2-5-4G　膝、踝、足关节穿针安装完成，术后同步牵伸矫正屈膝、马蹄足畸形

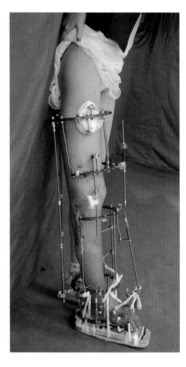

图 2-5-4I　矫形过程中，鼓励患肢足适当负重行走，促进下肢站立功能的重塑

三、术后管理重视石膏、支具的应用

（一）外固定牵伸管理

1. 术后第 2 天，开始调整外固定器牵拉杆，同步矫正屈膝及足下垂畸形。

2. 牵拉矫正速度，根据软组织张力及患者疼痛情况进行动态调整（图 2-5-4H）。

3. 用无菌纱布缠绕加压包扎下肢软组织，减少血管扩张，规避针孔出血。

4. 必须将膝、踝、足关节畸形完全矫正。鼓励患肢足负重行走（图 2-5-4I）。

5. 该患者术后 5 周，屈膝、马蹄足畸形完全矫正（图 2-5-4J）。

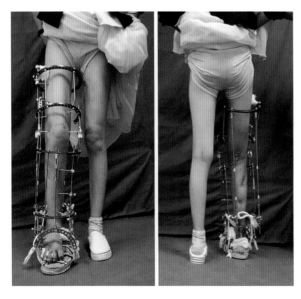

图 2-5-4H　外固定牵伸 4 周，屈膝及马蹄足畸形大部矫正

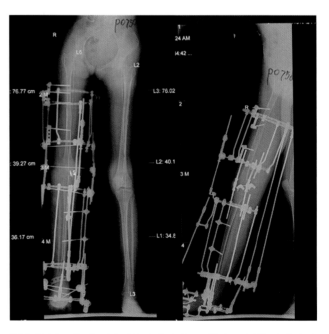

图 2-5-4J　术后 5 周下肢立位全长 X 线片，屈膝及马蹄足畸形完全矫正，下肢轴线恢复

（二）麻醉下拆除外固定器与更换石膏

管型石膏固定 4 周，能压迫血管瘤发生萎缩（图

2-5-4K）。拆除石膏后，配置带膝关节铰链的合适长腿支具 6 个月左右，如此能规避畸形复发（图 2-5-4L）。

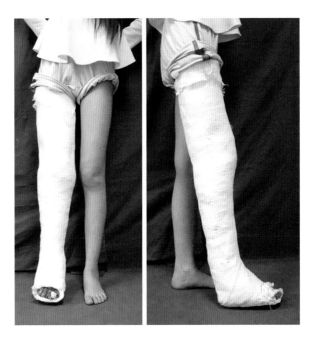

图 2-5-4K 畸形矫正后在麻醉下拆除外固定器，上长腿管型石膏固定 4 周锻炼行走，能压迫血管瘤发生萎缩

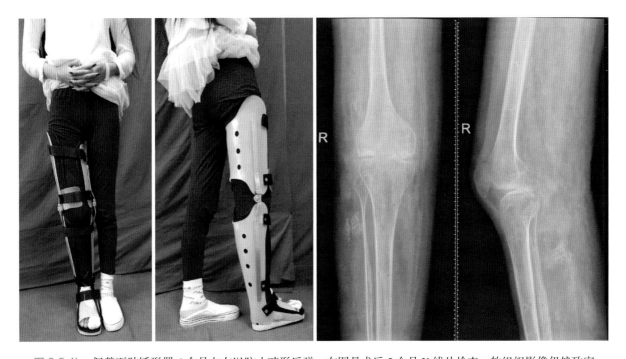

图 2-5-4L 佩戴下肢矫形器 6 个月左右以防止畸形反弹。右图是术后 5 个月 X 线片检查，软组织影像仍然致密

四、随访结果

患者术后34个月复查，下肢畸形矫正，慢速行走接近正常人步态，但屈膝功能＜90°（图2-5-4M）。术后5年曾电话随访该患者，步态及屈膝功能较3年前又有改善。

五、专家述评

本例海绵状血管瘤所致下肢畸形手术治疗过程，其应用的治疗策略、方法并没有文献可依据，随访结果给临床医师如下启示：

1. 挛缩肌腱皮下松解属于真正的微创、无血手术。

2. 要活学活用Ilizarov技术。

3. 石膏、支具巧妙地结合应用

4. 矫正畸形、重建功能的同时，兼治血管瘤。

5. 整个治疗过程，没用昂贵器材，但效果满意。

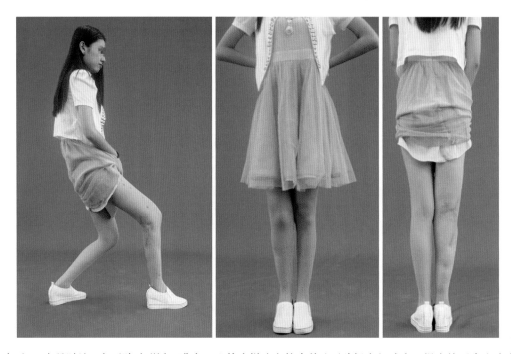

图2-5-4M　术后34个月随访，右下肢畸形矫正满意，血管瘤样改变较术前（下肢粗度）减小。慢走接近常人步态，但屈膝功能＜90°

（秦泗河　焦绍锋　郭保逢）

参考文献

[1] 焦绍锋, 秦泗河, 王振军, 等. Ilizarov技术治疗下肢血管瘤致足踝畸形[J]. 中华骨与关节外科杂志, 2015, 8(4): 310-313.

[2] 郭保逢, 秦泗河, 任龙喜, 等. Ilizarov技术治疗下肢血管瘤致屈膝畸形[J]. 中国矫形外科杂志, 2016, 24(17): 1570-1574.

病例5 骨纤维异样增殖症致下肢畸形形态与功能重建

骨纤维异常增殖症是以纤维组织大量增殖代替了正常骨组织为特征的骨内纤维组织增殖病变，又称骨纤维性结构不良，按部位可分为单骨型和多骨型。本病以畸形、跛行、疼痛和病理骨折为特点，严重影响患肢功能，甚至致残。

骨纤维异常增殖症可以发生于任何部位的骨骼，四肢受累骨频率依次为股骨、胫骨、肱骨等。单发型病损多位于股骨、胫骨、肋骨；多发型常集中于下肢。本病症状较轻，病程较长，一般在1年左右，有时达数年或数十年之久，当下肢长管状骨大部或全部被累及时，如股骨变弯向外凸，系内收肌紧张与持续重力作用所致，常常引起患者肢体短缩或成角畸形等。

秦泗河矫形外科截至2021年12月，共手术矫治骨纤维异样增殖症致下肢畸形22例，获得了较成熟的临床经验。现介绍1例成年女患者2次手术的治疗过程及随访结果。

一、病例资料

（一）病史

患者女，28岁，骨纤维异样增殖症致右下肢复合畸形，曾行病理检查。患者于8年前在外院行右股骨转子下外翻截骨矫形钢板内固定。患者在20岁时实施右胫骨截骨矫形穿针安装单侧外固定器，竟然佩戴长达8年之久，其间从事工作、家庭生活自感没有明显影响，螺纹钉与皮肤界面的针道竟然没有发生过感染。证明该患者进入骨质的不锈钢螺纹钉已经与患者的身体融为一体，这个现象给临床医师一些启示。

（二）查体及影像学检查

右下肢外翻短缩畸形，股骨上端内翻、胫骨外翻畸形伴僵硬性足下垂畸形（图2-5-5A）。X线片示右下肢股骨、胫骨骨纤维结构异常表现，股骨近端内翻、胫骨外翻畸形（图2-5-5B、图2-5-5C）。

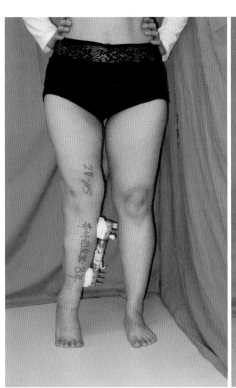
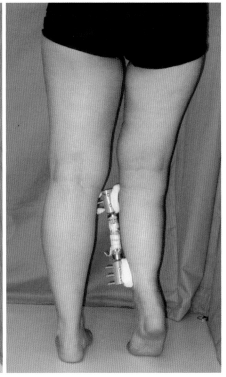

图 2-5-5A 骨纤维异样增殖症右下肢复合畸形，就诊时右胫骨带外固定器已经8年

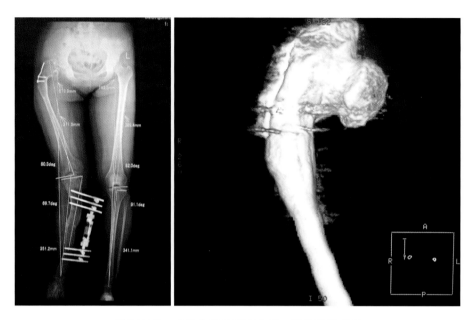

图 2-5-5B　术前右股骨重度内翻、胫骨外翻畸形

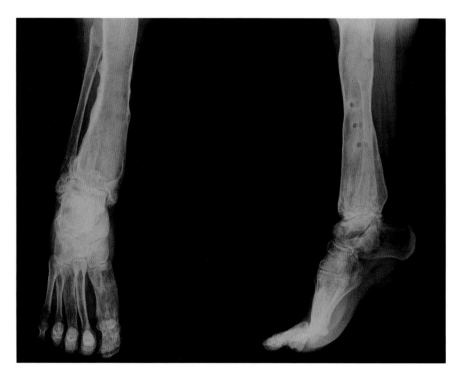

图 2-5-5C　胫骨下段外翻，胫 - 距关节结构异常

（三）下肢矫形策略

该患者的治疗目标是：通过手术截骨结合外固定技术矫正右股骨、胫骨畸形，恢复右下肢正常力线。在骨外固定器的控制之下鼓励患者负重行走，以增加患肢成骨能力与骨重建的强度。由于股骨上端骨纤维结构不良，股骨大转子下外翻截骨术后不能上钢板内固定，仅能穿螺纹钉用组合式外固定，如此术后通过体外调控仍然能部分矫正残留的髋内翻畸形。二期手术结合 Ilizarov 技术矫正胫骨外翻畸形，最终达到右下肢畸形矫正与功能重建目标。

二、手术策略分二期手术实施

（一）第一期行右股骨近端外翻截骨

截骨断端用组合式外固定器固定，矫正股骨近端内翻畸形后，术后即发现其下肢膝外翻畸形明显加重（图 2-5-5D）。

（二）二期手术行右胫腓骨中上段截骨

于股骨截骨矫形术后 36 天，行右胫骨中上段截骨 +Ilizarov 技术，矫正右胫骨外翻、短缩畸形重建右下肢负重力线（图 2-5-5E）。

三、术后管控原则——走路就是治疗

务必让患者明晰手术矫正畸形后走路就是治疗。在骨外固定器控制下，通过持续不断地负重行走，其异常的骨纤维结构可以获得向正常骨结构、密度方向的转化。

第一次手术后 20 个月复查，患者已徒手行走 6 个月，下肢力线恢复正常，膝关节屈曲位无障碍；X 线片示股骨、胫骨截骨处已坚强骨愈合，骨密度出现明显增强（图 2-5-5F、图 2-5-5G）。

四、随访结果

第一次术后 2 年 7 个月（31 个月）随访，患者右下肢持重力线、关节线及长度均满意恢复，整个下肢的骨骼结构、骨密度与术前比较明显改善，髋膝关节功能与行走功能基本如正常人，而且患者可以慢跑。长达 2 年多的外固定佩戴过程，并未发生针道严重感染等并发症，患者对治疗结果满意（图 2-5-5H、图 2-5-5I）。

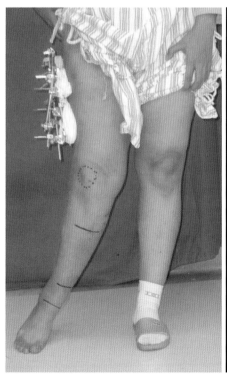
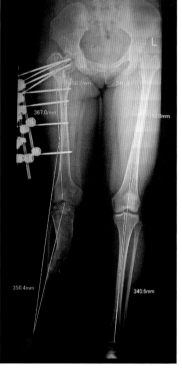

图 2-5-5D 第一期手术实施右股骨大转子下外翻截骨术，用组合式外固定器固定，术后外观显示膝外翻加重。X 线检查显示右股骨力线满意，右小腿外翻

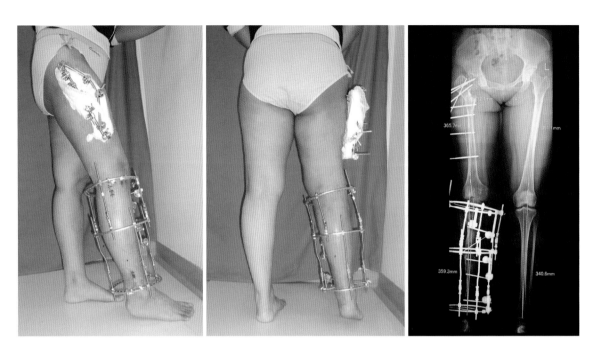

图 2-5-5E　第一次术后 36 天，实施二期手术右胫骨截骨矫正外翻畸形，并安装环式外固定器，并同时延长挛缩的跟腱。术后 X 线检查显示右下肢力线恢复

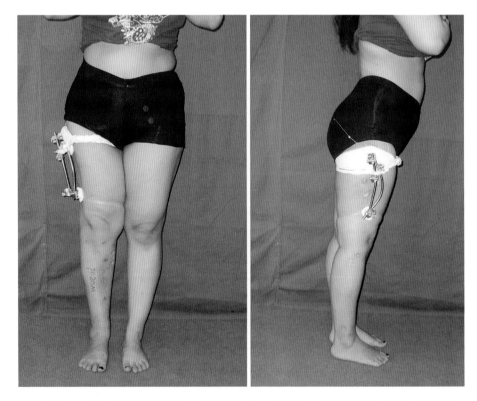

图 2-5-5F　让患者树立站立、行走就是治疗的信念，胫骨截骨愈合的速度、质量明显快于股骨上段截骨，故先拆除外固定

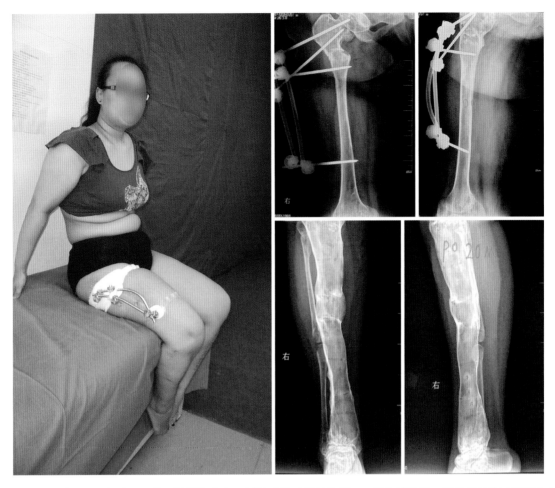

图 2-5-5G　术后 20 个月，股骨、胫骨皆愈合，屈膝功能无明显障碍。X 线片示股骨、胫骨截骨处已坚强愈合

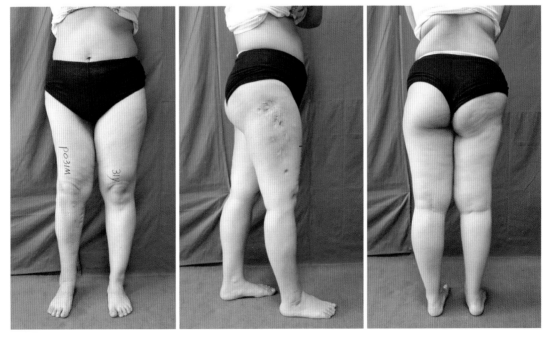

图 2-5-5H　第一次术后 31 个月随访，下肢轴线完全恢复，行走功能基本恢复正常

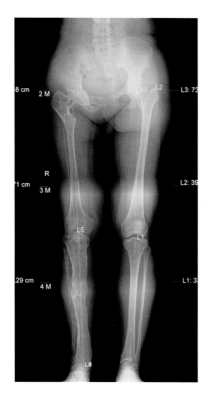

图 2-5-5I　第一次术后 2 年 7 个月（31 个月）随访，股骨、胫骨截骨处已坚强骨愈合，下肢立位全长 X 线检查示右下肢持重力线、关节线及长度均满意恢复

五、专家述评

（一）本患者术后6年发生股骨骨折

该患者术后 6 年电话随访得知，其妊娠后期由于身体重量增加，发生了患肢股骨骨折在当地医院行髓内钉内固定术。因此，对于骨纤维异样增殖症下肢畸形矫正后，长骨髓腔内应植入交锁髓内钉，可预防再发畸形和骨折。

（二）风险规避

1.骨纤维异样增殖症的四肢畸形截骨矫正手术，术中出血及术后渗血明显多于正常人，术前决策时应预测到，必要时分期手术。

2.下肢畸形矫正，持重力线恢复正常后，在外固定器的控制下，鼓励患者多锻炼行走，能显著提高病理骨的改建，向正常骨的强度发展。

3.骨纤维异样增殖症股骨、胫骨畸形矫正后，其骨的病理代谢机制并不能扭转，当发生不正常应力或跌倒等情况，容易发生再骨折或出现新的畸形。

（三）重视交锁髓内钉的应用

近年，秦泗河对此病在矫正畸形的同时穿交锁髓内钉固定，并告知患者髓内钉最好终身保留，如此能避免畸形复发或再发骨折（图 2-5-5J~ 图 2-5-5L ）。

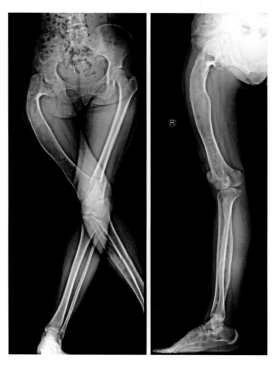

图 2-5-5J　患者女，35 岁，骨纤维异样增殖症致右股骨上段重度内翻、扭转畸形

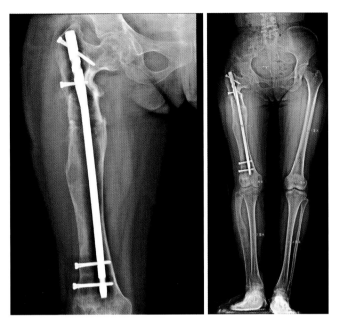

图 2-5-5K　实施股骨上段双截骨矫正内翻畸形后，骨髓腔内安装交锁髓内钉，术后 3 个月 X 线片显示右股骨内翻畸形矫正，髓内钉位置良好（左图）。术后 6 个月下肢立位全长 X 线片检查，右下肢持重力线、膝关节线皆达到重建目标（右图）

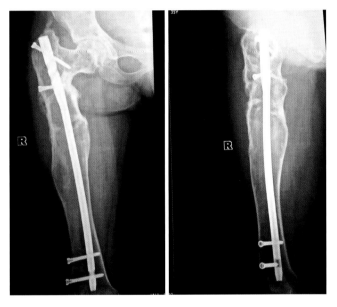

图 2-5-5L　术后 9 个月复查，骨密度及骨皮质厚度明显增强。证明只要下肢恢复了正常负重行走功能，纵然是病理骨亦具备力求达到一种最佳结构的信息传导，向正常骨的结构、强度改建。由此启发临床医师，病理骨骼的生长也遵循 Wolff 定律，即受到力学刺激的影响而改变其结构——"用之则强，失用则弱"

（秦泗河　谢书强）

参考文献

[1]　张龙海, 胥少汀, 朱兵, 等. 四肢骨纤维异样增殖症的手术治疗[J]. 中国矫形外科杂志, 2002, 10(11): 1054-1056.

[2]　秦泗河, 焦绍锋, 舒衡生. 肢体延长与重建[M]. 北京: 人民军医出版社, 2017.

病例6   低磷性佝偻病成人期——双下肢重度复合畸形形态与功能重建

低磷性佝偻病多与遗传因素相关，其中 80% 为性染色体 X- 连锁遗传；也有少部分继发于肾脏疾病或肿瘤等。低磷性佝偻病致重度膝内翻畸形，可以通过股骨、胫腓骨截骨，结合外固定技术（如 Ilizarov 技术、泰勒架），术中矫正部分畸形，剩余畸形术后逐渐矫正，恢复下肢负重力线。此类患者由于肌肉正常，矫正下肢畸形后，基本上能恢复接近正常人的行走功能。由于此类患者骨质疏松，骨皮质薄，其截骨断端骨愈合、骨塑造重建的速度较正常人缓慢，长骨截骨矫形后，不宜采用 AO 钢板内固定原则。

截至 2021 年 12 月，秦泗河矫形外科共手术矫治低磷性佝偻病下肢畸形 110 例，获得丰富的临床经验。基本矫形原则是股骨截骨矫形后有限内固定结合长杆外固定，小腿多处皮下截骨后用 Ilizarov 环式外固定，较轻度的畸形术中能矫正，应结合髓内钉固定术。术后注意动态评价与调控。秦泗河团队手术治疗的 110 个病例，最终都获得满意的畸形矫正与骨愈合。现介绍 1 例成年重度下肢畸形患者，

包括术前评价决策、组合手术方式与步骤、固定方法与术后调控流程以及随访结果，相信能给同道带来借鉴。

一、病例资料

（一）病史

患者女，25 岁。低磷性遗传性佝偻病致双膝重度内翻畸形。其母亲、弟弟皆患此病。患者 2 岁时才开始走路，3 岁时发现双腿弯曲畸形，且随年龄增长，畸形逐渐加重，至今变化未停止。2 年前患者双膝开始出现疼痛，曾去过几家医院就诊，未获手术矫治确定疗效的答复。

（二）查体

双膝重度内翻畸形，股骨、胫腓骨内翻畸形，伴有下肢扭转畸形，站立时双膝间距离达 31cm，双踝足外翻（图 2-5-6 A）。双下肢关节活动正常。

（三）影像学检查

双下肢全长 X 线片示双下肢重度内翻、扭转畸形，股骨、胫骨画线有多个成角旋转中心（center of rotation of angulation，CORA）（图 2-5-6B）。

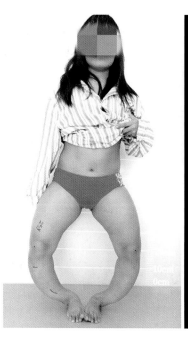
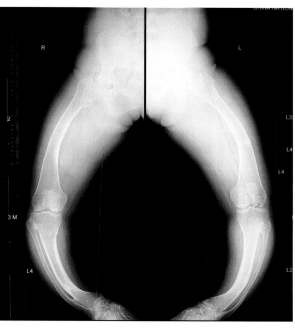

图 2-5-6A   女，25 岁。双下肢重度内翻畸形，站立位呈现典型 O 形状，X 线片显示双下肢骨弧状弯曲

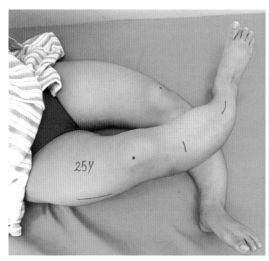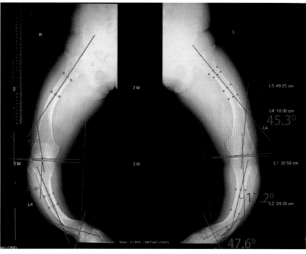

图 2-5-6B　术前测量双侧股骨、胫腓骨畸形成角旋转中心（CORA 角），由此确定截骨矫形部位

二、重建策略与手术方法

（一）重建策略与注意事项

在实施下肢矫形手术的同时，可联合使用活性维生素 D（骨化三醇）与磷酸盐，维持体内钙离子与磷酸盐代谢稳定。手术矫形目标是纠正骨骼畸形，恢复双下肢机械轴线和关节线，制订手术方案时应先拍摄双下肢站立位全长 X 线正、侧位片。双膝内翻畸形严重的患者，全长片的平台不能容纳站立位，可以单下肢分开拍摄。

此类患者骨质疏松、骨皮质菲薄，股骨、胫骨畸形类似"香蕉状"，术中出血与术后伤口渗血比正常人多，双下肢应分开手术实施，手术过程中可采用自体血回收输入的方法，尽量不输异体血。

（二）手术方法

1. 股骨截骨矫形

患者伴有内翻、内旋和前弓畸形，因大腿较短且粗，无法应用气囊止血带，在手术开始时，先在股骨大转子下垂直骨干、平行台面穿入 1 枚直径 5.0 mm 的螺纹针，驱血后将橡皮止血带捆扎于螺纹针近侧防止下滑。截骨时用锋利的窄骨刀做楔形截骨（骨质较硬时可先钻孔防止劈裂），截断后将截骨远端外旋、外翻、背伸矫形，截骨远端适度外移后与近端形成嵌插，增加稳定性，此时远近端两枚螺纹针位于同一水平面并相互平行，证明股骨截骨矫正满意。通过组合式连杆将螺纹针连接固定维持矫形位置，取合适宽度和厚度的 6 孔或 7 孔钢板塑形后，放置于股骨后外侧进行固定，内固定牢固后拔除临时螺纹针（图 2-5-6C）。

2. 小腿矫形

胫腓骨畸形具有多个畸形顶点，应胫腓骨近端和远端同时截骨，畸形扭转严重者应三段截骨才能满意矫正。因小腿多处截骨矫形，胫前筋膜室内肌肉必然扭转，应常规纵行切开小腿前筋膜，避免术后出血挤压形成骨筋膜室综合征。腓骨颈截骨注意保护腓总神经。手术结束在各截骨切口内留置引流片（图 2-5-6D、图 2-5-6E）。

3. 环式外固定架穿针原则

先套上钢环穿针固定近截骨断端，然后再穿针固定截骨远端，再将上、中、下三个钢环用带关节铰链的螺纹杆固定于一个整体，术中可以完成部分畸形矫正。

（三）术后管理

遵照下肢矫形术后与外固定规则实施。由于胫腓骨实施了 4 处截骨，尤其注意可能发生小腿筋膜室综合征。术后 5 天拍摄 X 线片，确定外固定调整矫形的时间、频率、方向等（图 2-5-6F、图 2-5-6G）。

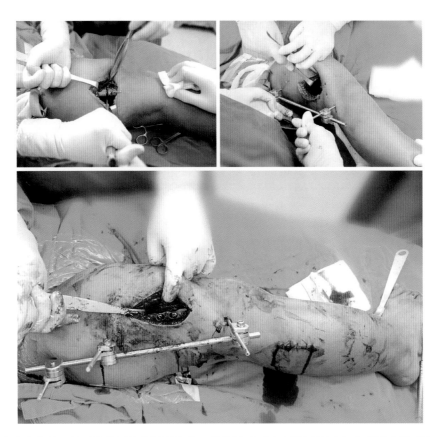

图 2-5-6C　股骨内翻畸形截骨，按照术前测定的矫形角度，截骨矫形后先穿针用外固定达到矫形需要位，再用短钢板固定截骨断端

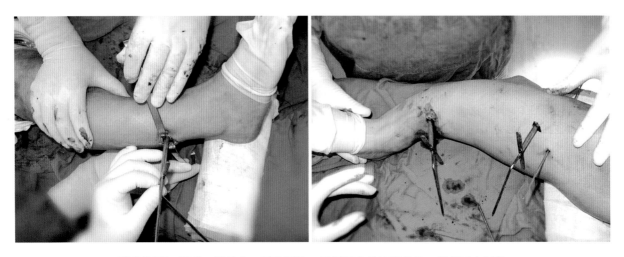

图 2-5-6D　胫骨、腓骨上、下各两处，采用闭合截骨器截骨，明显减少创伤

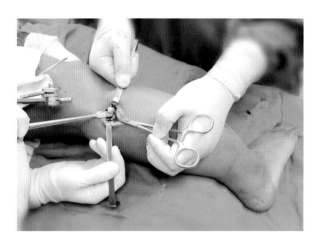

图 2-5-6E　腓骨颈截骨，注意保护腓总神经

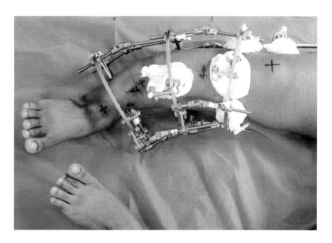

图 2-5-6F　术后缓慢调整外固定螺纹杆，矫正小腿内翻畸形

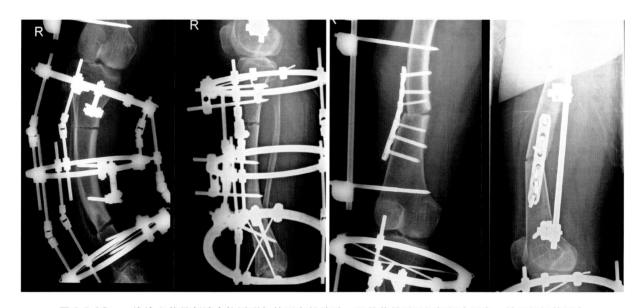

图 2-5-6G　X线检查截骨断端牵拉矫形与外固定的关系，股骨截骨后以短钢板内固定，辅以长杆外固定

术后 40 天畸形矫正达到设定的目标后，必须拍摄下肢立位全长 X 线片，测定右下肢机械轴线恢复情况（图 2-5-6H）。右下肢能较好负重后即可以实施左下肢手术，手术方法与术后调控原则同右下肢（图 2-5-6I）。

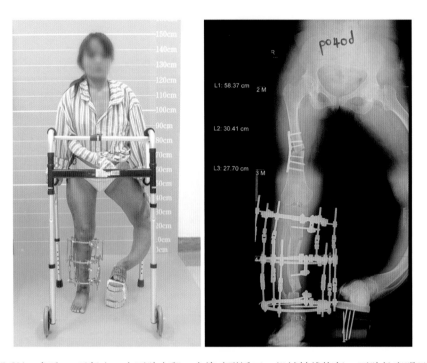

图 2-5-6H　术后 40 天复查，右下肢内翻、内旋畸形矫正，机械轴线恢复，下肢长度明显增加

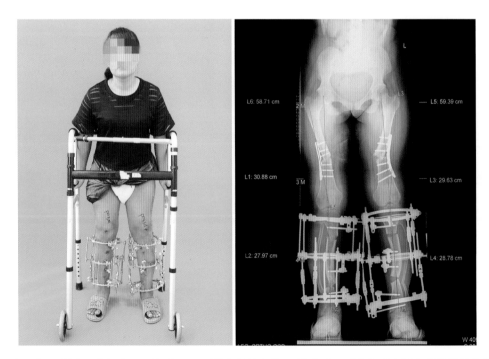

图 2-5-6I　左下肢矫正手术后 45 天复查，双下肢全长站立位 X 线片示双下肢负重力线与关节线均恢复满意

三、阶段性动态评价

1.右下肢术后 12 个月复查，股骨、胫骨截骨处皆愈合，下肢力线满意，鼓励患者双下肢全荷重锻炼行走（图 2-5-6J）。

2.右下肢术后 20 个月、左下肢术后 16 个月时复查，X 线片示双小腿畸形矫正，截骨处基本愈合（图 2-5-6K）。

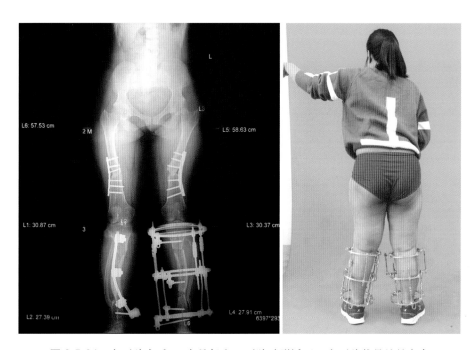

图 2-5-6J　右下肢术后 12 个月复查，下肢畸形矫正，右下肢截骨处骨愈合

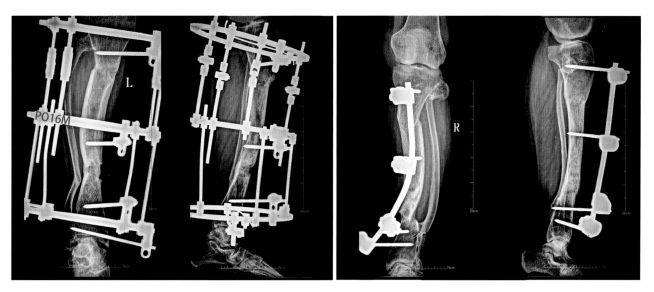

图 2-5-6K　右下肢术后 20 个月、左下肢术后 16 个月复查，截骨处基本愈合

四、术后随访

右下肢术后 28 个月、左下肢术后 24 个月，双下肢全长立位 X 线片显示下肢机械轴线恢复，膝、踝关节线基本正常，所有截骨处骨愈合，患者能够徒手行走（图 2-5-6L）。

5. 在缓慢矫形过程中，注意阶段性动态评价，最终达到下肢持重力线（机械轴）与关节线恢复正常。由于此类患者骨小梁结构紊乱，下肢骨代谢、重塑更需要适度、持续的负重应力刺激。秦泗河特别强调，下肢矫形过程中一定给患者创造站立行走的条件——"行走就是重建"。这是姐弟俩同期实施矫形重建手术，相互鼓励锻炼（图 2-5-6M）。

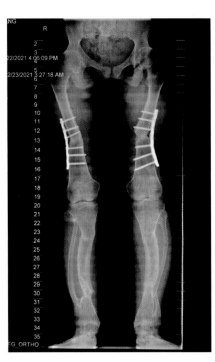

图 2-5-6L 右下肢术后 28 个月、左下肢 24 个月复查，股骨、胫腓骨截骨处骨愈合，双下肢持重力线恢复，患者步态接近常人

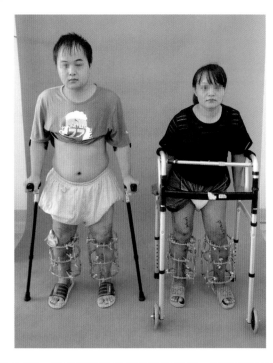

图 2-5-6M 姐弟俩皆罹患低磷性佝偻病，同期实施下肢矫形手术

五、专家述评

1. 术前仔细检查、系统评价，制订截骨矫形策略，备好相应的外固定器械构型。

2. 股骨截骨后，必须用组合式外固定器控制矫形达到标准后，再安装合适钢板固定截骨段，由于此类患者骨密度较正常人差，秦泗河多采用较薄的 6 孔胫骨锁钉钢板固定，外加组合式外固定器维持 4~6 周。

3. 一侧胫骨、腓骨 4 处甚至 5 处截骨（畸形特别重者胫骨截骨 3 处），腓骨颈部截骨要注意保护腓总神经。

4. 此类患者胫骨存在严重扭转，截骨后胫骨前筋膜适当上下剪开，如此在矫形过程中，减少对肌肉卡压，避免发生小腿骨筋膜室综合征。

6. 由于患者十几年来处于踝足外翻位行走，下肢畸形矫正后，踝足关节初期阶段将不适应新的站立行走方式，出现疼痛，嘱患者配穿合适的矫形鞋逐渐适应。

（秦泗河　石磊）

参考文献

[1] 张偲, 罗小平. 低磷抗维生素D性佝偻病诊治进展[J]. 中国实用儿科杂志, 2017, 32(9):669-673.

[2] 秦泗河, 郭保逢, 焦绍锋, 等. 应用骨外固定技术矫正四肢畸形8113例数据分析[J]. 中国修复重建外科杂志, 2018, 32(10):1241-1248

[3] 秦泗河, 臧建成, 焦绍锋, 等. Ilizarov技术联合胫腓骨上段微创截骨治疗膝内翻骨关节炎[J]. 中国矫形外科杂志, 2017, 25(4):292-296.

病例7 软骨瘤病致膝关节毁损性畸形保膝功能重建

多发软骨瘤为常见的良性骨肿瘤，同时发生在多个部位并继发肢体畸形者，称内生软骨瘤病。位于盆骨、胸骨、肋骨、四肢长骨或椎骨的软骨瘤易恶变；发生在指（趾）骨的软骨瘤极少恶变。可能是由于软骨组织异位增殖导致的正常软骨骨化失败，或骨骺无法成熟，导致骨中残留的软骨样增生。下肢软骨瘤受负重应力的影响，更易继发复杂的骨关节畸形与下肢不等长。

内生软骨瘤继发下肢复杂骨关节畸形与短缩，是矫形骨科的难题，以至部分患者发展到成年仍然未得到有效矫治。以下介绍的这个复杂病例，一期实施组合手术结合 Ilizarov 技术，后期装配补高支具，术后获得双下肢站立行走的优良效果。

一、病例资料

（一）病史

患者男，28 岁，研究生。6 岁时发现瘤体，生长发育过程中，右下肢短缩、扭转、屈膝、外翻畸形，小腿重度外翻扭转。随年龄增长右下肢畸形加重，因患肢悬吊，丧失了落地负重功能，只能左单腿跳跃或扶双拐行走。经有关专家推荐，2019 年 7 月 16 日来到秦泗河教授处诊治。

（二）查体

右下肢短缩、扭转、屈膝近 90°，膝外翻，小腿重度扭转畸形，站立时患肢悬吊不落地。右上肢畸形，同时可见膨大的瘤体（图 2-5-7A）。

（三）X线检查与CT三维重建

X 线片示右股骨、胫腓骨严重短缩，站立位双下肢长度相差 32 cm。踝部外翻、前足内收畸形。胫骨平台严重扭转、外移，丧失了基本膝关节结构。CT 三维重建显示，膝关节存在多维畸形（图 2-5-7B ~ 图 2-5-7D）。

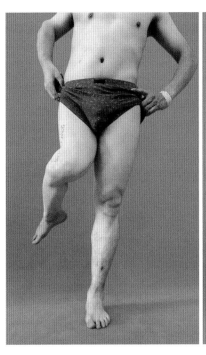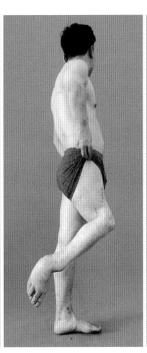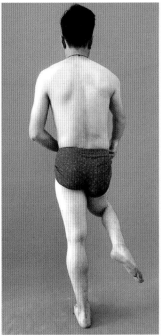

图 2-5-7A 男，28 岁，右下肢短缩、扭转，屈膝近 90°，膝外翻畸形，小腿远端外翻畸形，右上肢短缩，可见瘤体包块突出。左下肢单腿站立，患肢悬吊不能落地，长距离行走需要持双拐，膝关节主动屈曲运动尚存在

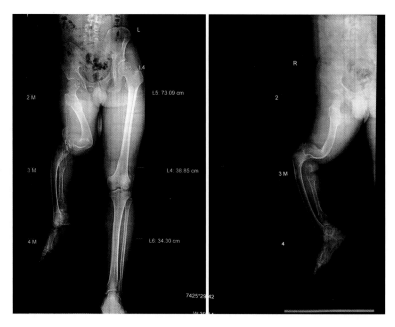

图 2-5-7B　站立位双下肢长度相差 32 cm。踝部外翻、前足内收畸形，胫骨平台严重扭转、外移，丧失了基本膝关节结构

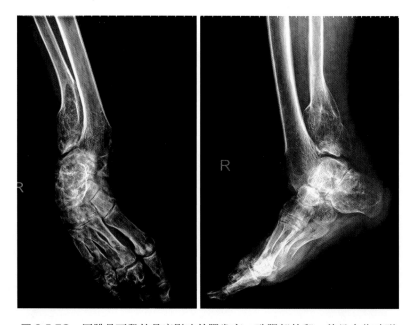

图 2-5-7C　因腓骨下段软骨瘤影响外踝发育，致踝部外翻、前足内收畸形

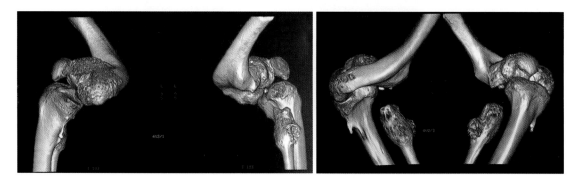

图 2-5-7D　CT 三维重建显示，膝关节存在多维畸形，畸形主要发生在股骨下段，失去了基本的骨关节结构

二、右膝关节畸形矫正与功能重建手术方法

（一）优化组合性手术

　　1.腓总神经松解。

　　2.膝关节内截骨，最大程度矫正股骨下段多维畸形，截骨断端双重建钢板固定。

　　3.穿针安装跨膝关节环式外固定器，术后牵拉矫正残余畸形（图2-5-7E～图2-5-7G）。

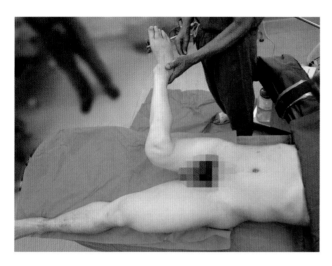

图2-5-7E　麻醉后再次检查膝关节活动度，手术采用仰卧体位

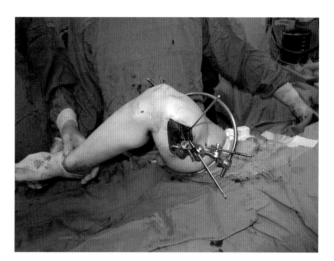

图2-5-7F　采用膝内、外侧2个切口显露股骨内、外髁，截骨后先穿针安装组合式外固定器，以方便调整截骨段的矫形角度

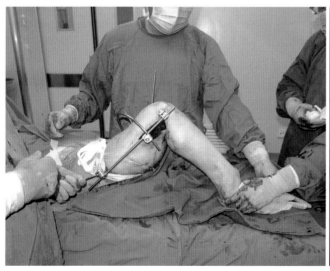
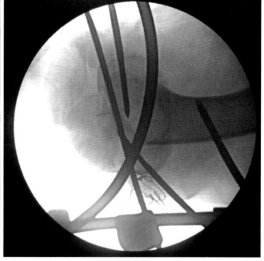

图2-5-7G　股骨髁上截骨外固定矫形达到要求后，用2个重建钢板固定截骨断端，然后再跨膝关节穿针安装 Ilizarov 环式外固定器

（二）术后管理

　　术后早期卧床期间指导进行踝关节足趾主动背伸及跖屈活动，股四头肌等长收缩，髋膝关节主动和被动活动。术后 5~7 天拍摄膝关节 X 线片，观察外固定针与关节铰链位置、关节间隙情况，合适后逐渐调整 Ilizarov 膝关节牵伸架，矫正剩余屈膝畸形。牵拉速度、频率依据患者感受程度而适时调整，调整过程中通过拍摄 X 线片，动态观察膝关节有无脱位及挤压现象，若存在应及时调整膝关节关节铰链的位置进行复位及牵开关节间隙。当外观矫形较满意时可以拍摄下肢站立位全长片（图 2-5-7H~J）。

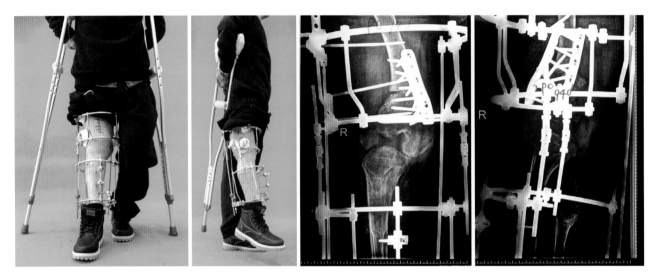

图 2-5-7H　术后调整外固定器，逐渐牵伸矫正屈膝、外翻畸形。术后 94 天，右膝关节已基本伸直至 0° 位，X 线片示已重建了膝关节的基本结构，右股骨远端仍残留骨性外翻畸形

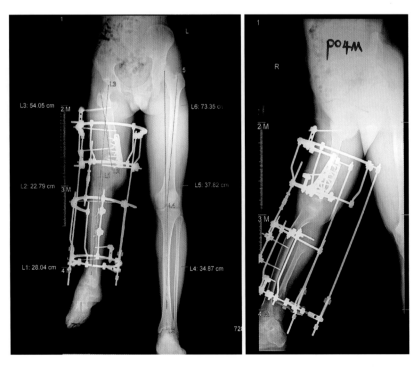

图 2-5-7I　右下肢术后 4 个月，双下肢全长正、侧位 X 线片示整体下肢持重力线大部恢复

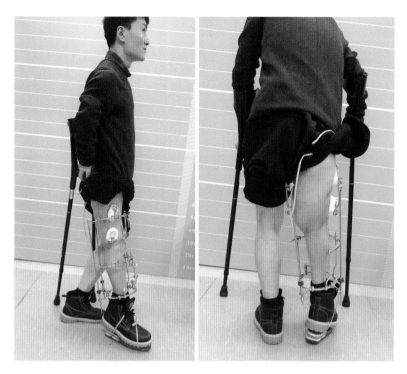

图 2-5-7J　术后 4 个月右下肢垫高，能够持拐双下肢负重锻炼行走，外固定器可以拆除

三、阶段性随访评价

（一）术后 5 个月

右下肢术后 5 个月，双下肢全长正、侧位 X

线片示，双下肢长度相差 19 cm，股骨髁上截骨钢板内固定，截骨端愈合良好。下肢持重力线基本恢复，具备装配补高矫形器的条件（图 2-5-7K、图 2-5-7L）。

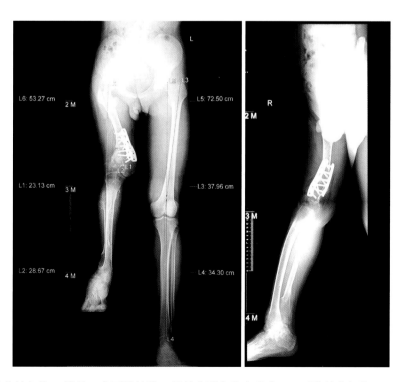

图 2-5-7K　术后 5 个月全长立位 X 线片，右下肢轴线、膝关节形态基本重建，双下肢长度相差 19 cm，需要装配补高支具才能均衡地站立行走

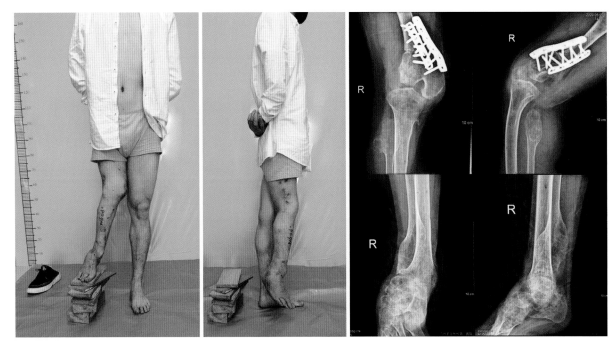

图 2-5-7L　术后 5 个月患肢外形、短缩程度，膝、踝关节 X 线检查

（二）术后9个月

患者右膝关节最大屈膝角度约 40°，患者诉日

常活动膝关节无疼痛，右下肢短缩，膝关节外翻畸形，患肢佩戴下肢补高长腿支具，日常生活质量大大提高（图 2-5-7M）。

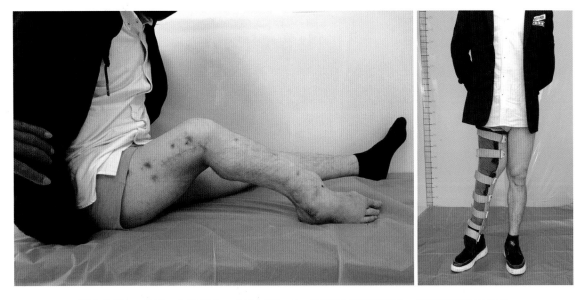

图 2-5-7M　术后 9 个月复查，主动屈膝 45°，装配补高矫形器后，能长距离徒手行走

（三）术后33个月

右膝关节 X 线检查示患者膝关节的基本结构、形态与功能获得满意重建（图 2-5-7N）。

四、专家述评

本患者实施第一期手术，矫正了下肢畸形，重建了膝关节的基本结构，装配补高支具后，获得了双腿站立行走的功能，为第二期下肢延长与重建手术创建了基本条件。患者近期拟实施第二次下肢矫形与延长术，均衡双下肢。

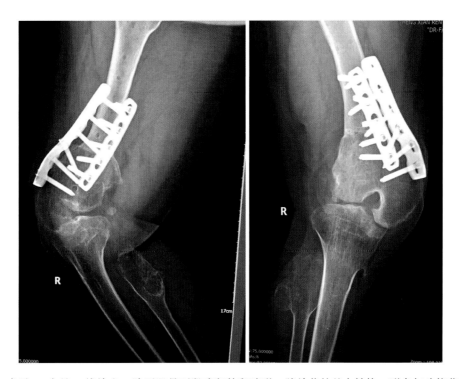

图 2-5-7N 术后 33 个月 X 线检查，除了股骨下段残留外翻畸形，膝关节的基本结构、形态与功能获得满意重建

（秦泗河 石 磊 岳孝太）

参考文献

[1] 孙磊,秦泗河,宁志杰,等.Ilizarov外固定器矫正膝关节畸形[J].中华骨科杂志,2012,32(003):211-216.

[2] 焦绍锋,秦泗河,王振军,等.成年脊髓灰质炎后遗症重度屈膝畸形的手术治疗[J].中华骨与关节外科杂志,2021,14(06):474-479.

病例8 蜡泪样骨病下肢畸形矫正

蜡泪样骨病为一种罕见的原因不明的骨质硬化性疾病,好侵犯单侧肢体。1928年由Leri首次报道,因此又称为Leri病。因增生的骨质自上而下沿骨干侧向下流注,似蜡烛表面的蜡滴,故又称为蜡滴样骨病。蜡泪样骨病本身无须治疗,但由其引起的骨关节畸形常影响下肢的运动功能,可行矫形手术治疗,矫正骨关节畸形,从而改善患者的肢体功能。本例患者即为蜡泪样骨病所致下肢畸形,矫形的难点在于其畸形病变的骨骼坚如磐石,纵然是最好的骨科摆锯、电钻皆不能切割破碎其石化的病骨。术中用锋利骨刀、骨凿强力敲击方能勉强击破畸形骨骼,完成畸形矫正。截骨断端所有内固定都无法实施,只能采用外固定长期固定才能发生骨愈合。

一、病例资料

(一)病史

患者女,21岁,大学生,左膝内翻、马蹄内翻足畸形5年进行性加重来诊。患者5年前无明显诱因发现左下肢畸形,脚跟不能着地,未发生溃疡。曾去过多家医院就诊,实施过跟腱延长等矫形手术无任何疗效,近年足负重行走疼痛,行走异常艰难。经过相关专家推荐,到秦泗河教授处就诊。

(二)体格检查与X线检查

患者左膝内翻,重度僵硬性马蹄内翻足畸形,仅能用外侧跖骨头负重(图2-5-8A),行走疼痛。X线片示:左髂骨、耻骨、股骨、胫骨及足踝部骨骼有条索状或斑点状骨质硬化(图2-5-8B),左下肢短缩13 cm伴膝内翻畸形(2-5-8C)。

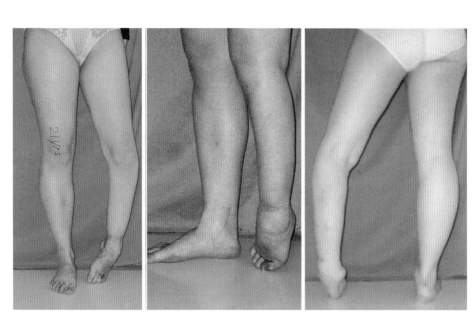

图 2-5-8A 左下肢膝内翻,左僵硬性马蹄内翻足畸形,仅能用前足外侧艰难地负重行走

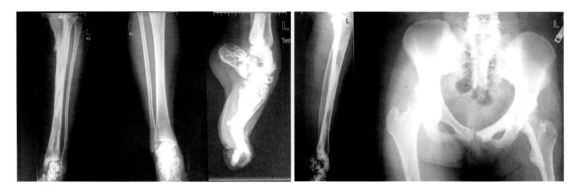

图 2-5-8B X线片示左髂骨、耻骨、股骨、胫骨及足踝部骨骼呈连续蜡泪样骨硬化表现,骨盆倾斜

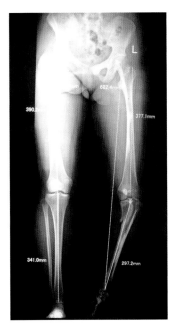

图 2-5-8C　双下肢全长立位 X 线片，左下肢短缩 13 cm 伴膝内翻畸形

二、手术治疗

（一）术前分析

该病例手术难点在于病变畸形的骨质异常坚硬。患者踝关节僵直于下垂位，跟腱延长不能即时矫正足下垂，只能跟腱皮下松解后，用 Ilizarov 技术缓慢牵拉矫正。病变的骨质极其坚硬，只有备锋利的骨刀才有可能实施断骨矫形之目标。截骨断端，只能穿自攻螺纹钉外固定，石化的骨骼愈合极其缓慢，应向患者交代清楚。

（二）手术方法

左跟腱经皮松解，三关节截骨矫形，胫骨结节下外翻截骨，穿针安装 Ilizarov 外固定器。

（三）术前准备

备 Ilizarov 外固定器，锋利骨刀，电钻，双套筒电钻钻孔辅助截骨装置等。

（四）手术步骤

腓骨头颈部外侧切口显露腓总神经后牵开保护，然后用骨刀在腓骨头颈结合部切断腓骨，缝合切口；用尖刀于不同平面经皮切断跟腱的部分纤维；足背外侧弧形切口（Ollier 切口），显露三关节后，用骨刀切掉三关节的关节软骨面，对合截骨端，矫正部分足内翻畸形后，用多根 2 mm 克氏针穿截骨段临时固定，缝合切口；穿针安装足踝部 Ilizarov 外固定器；胫骨结节下小切口显露胫骨后，在双套筒电钻钻孔辅助截骨装置的辅助下，横向钻一排孔，然后用锋利的骨刀切断胫骨，缝合切口，最后穿针安装小腿部 Ilizarov 外固定器（图 2-5-8D、图 2-5-8E）。

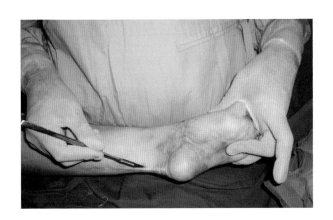

图 2-5-8D　跟腱经皮多点松解法

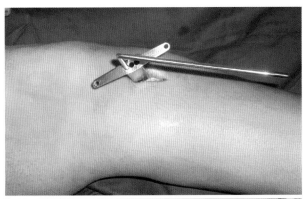

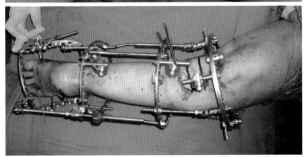

图 2-5-8E　胫骨结节下钻孔截骨后，跨踝足关节穿针安装环式外固定器

（五）风险规避

腓骨截骨时注意保护好腓总神经，避免损伤；三关节截骨时，尽量减少骨的切除，从而保留足的长度；胫骨和足部截骨时，由于患者骨质太坚硬，选用锋利的骨刀截骨，避免钻孔时产热过大而灼伤截骨端。

三、术后管理

术后 7 天开始缓慢调整外固定器，牵拉矫正马蹄内翻足与矫正胫骨的内翻畸形（2-5-8F）。术后牵拉 16 天、28 天复查、评价，膝内翻畸形即基本矫正（图 2-5-8G、图 2-5-8H），但僵硬性足踝畸形矫正缓慢。术后 180 天（6 个月）胫骨及足的截骨处才愈合（图 2-5-8I）。拆除外固定器后，足踝部佩戴支具保护下行走 2 个月。

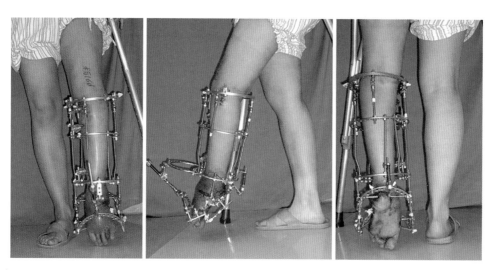

图 2-5-8F　术后缓慢、持续调整牵伸杆，矫正胫骨内翻与下垂内翻足畸形

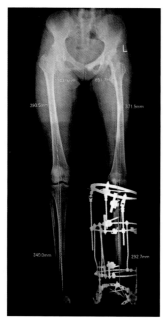

图 2-5-8G　术后 16 天 X 线检查，膝内翻畸形大部分矫正，马蹄足畸形仅少部分矫正

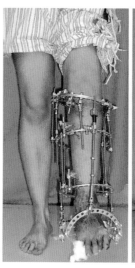
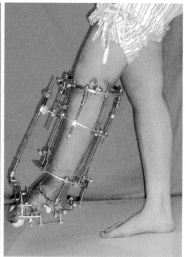

图 2-5-8H　术后 28 天，胫骨畸形矫正，足踝畸形部分矫正，鼓励患足踏地负重

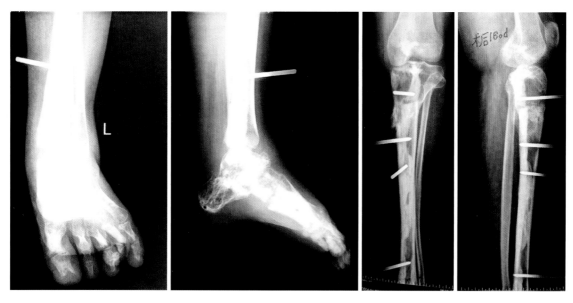

图 2-5-8I 术后 180 天（6 个月），左三关节截骨处、胫骨截骨处皆骨愈合，拟拆除外固定器

四、随访结果

手术后 27 个月随访，左下肢机械轴正常，但仍有左下肢短缩及下垂足畸形（图 2-5-8J）。术后 42 个月（3 年半）随访，行走功能近似正常，为代偿短肢足下垂畸形部分复发（图 2-5-8K）。

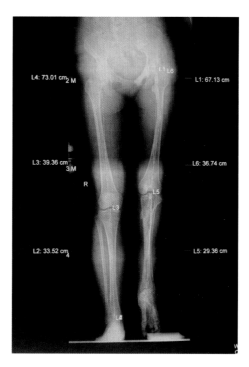

图 2-5-8J 术后 27 个月拍摄下肢立位全长 X 线片，左下肢持重力线恢复，仍短缩 5.5 cm，由于股骨、胫骨皆有蜡泪样硬化骨，难以实施短肢延长术

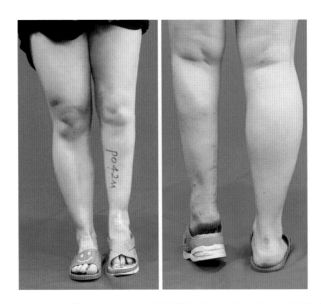

图 2-5-8K 术后 42 个月（3 年半），为代偿短肢足下垂畸形部分复发。但左足穿补高鞋垫常速行走，没有明显跛行步态

五、专家述评

蜡泪样骨病的主要病理改变为骨内外膜增生，呈不规则硬化。骨干上新骨堆积，骨轮廓变形，但极少见到骨干膨胀现象。病骨无恶变或病理骨折发现，无家族史，也非是遗传病。儿童至老年都可发病，但多数发生于 5~20 岁。特殊的骨质改变常可影响骨骼及肌肉组织的不均匀生长，引发相应的肢体畸形。

在发病的早期一般无明显症状，随着疾病的发展可以有疼痛、关节僵硬、节段性或完全性四肢不对称，若有神经受压现象，可有感觉障碍，压迫血管引起软组织水肿，皮肤发紧、发亮或红斑表现。典型 X 线表现：在长管状骨皮质，呈连续或断续的硬化骨条或斑块，从近侧向远侧伸延，多局限于一侧骨皮质，亦可包绕整个骨皮质。骨表面高低不平，宛如熔化而滴流之蜡油。密度极高如象牙骨样。增生骨周围骨结构正常，增生过多时髓腔变窄。骨松质内亦可见不规则线状、斑块状骨质增生。早期，骨的近关节部分不受累及，最终能伸入骨骺及跨越关节侵及另一骨干。短管状骨与骨骺的病变相似，表现为骨内有斑点状或条纹状致密影，不易引起轮廓改变，关节多不受影响，即使关节两端骨质发生明显新骨堆积，关节面仍保持光滑，此乃本症特点之一。

蜡泪样骨病肢体畸形截骨矫形为手术难点，由于骨质坚硬如石，术前需要准备多把锋利的骨刀备用；钻入克氏针和螺纹针时尤其需要注意转速，以免热损伤。其截骨端的骨愈合能力明显慢于正常骨，主持手术的医生应清晰了解并告知患者。

（秦泗河）

参考文献

[1] 李强, 杨随国, 黄永平. 蜡泪样骨病1例报告[J]. 中国矫形外科杂志, 2003(13):39.
[2] 郭彦杰, 张长青. 蜡泪样骨病的临床特征及X线诊断——附1例报告[J]. 国际骨科学杂志, 2008, 29(2):136-136.
[3] 姚树源, 许东浩, 雷新伟, 等. 小儿蜡泪样骨病一例手术治疗长期随访报告及文献复习[J]. 中华骨科杂志, 2021, 41(05):318-321.

病例9 脊髓灰质炎后遗症致下肢复合畸形应用内固定结合六轴环式外固定架矫正

脊髓灰质炎是由脊髓灰质炎病毒引起的一种急性传染病，以脊髓前角运动神经元损害为主，表现为发热后发生分布不规则和轻重不等的弛缓性瘫痪，又称为"小儿瘫"或"小儿麻痹症"。远期由于脊髓前角运动神经元受损导致的肌肉失神经支配而发生无力和萎缩，同时皮下脂肪、肌腱及骨骼也会不同程度出现萎缩，未受影响或影响较轻的拮抗肌发生挛缩而导致形式多样、轻重不一的骨关节畸形和功能障碍。对于脊髓灰质炎后遗症的治疗应根据年龄、肌肉瘫痪的部位和程度的差异，进行分析后制订适宜的手术计划。下肢畸形手术治疗的原则是：矫正畸形、稳定关节、平衡肌力、增强动力、恢复力线。手术顺序应从上至下，一般遵循先髋关节再膝关节然后踝足的手术顺序。下面报告一例马蹄足合并下肢短缩、膝外翻、小腿外旋畸形的多部位、多维度复杂畸形患者的治疗过程及随访结果。

一、病例介绍

（一）病史

患者女，30 岁，脊髓灰质炎后遗症致右下肢畸形，幼时曾于当地医院手术治疗足部畸形，效果欠佳，后畸形逐渐加重，目前残留髋关节外展外旋、膝关节屈曲伴外翻、足马蹄外翻畸形，严重影响生活。

（二）体格检查

右下肢髋关节屈曲外展外旋位，短缩约 4 cm，肌肉萎缩明显，肢体周径明显小于对侧，膝关节屈曲伴外翻，小腿外旋扭转，足马蹄外翻位，蹈趾旋前外翻，第二趾锤状趾畸形（图 2-5-9A）。髋关节活动度：外展内收 50°-25°-0°，屈曲后伸 90°-15°-0°，内旋外旋 10°-0°-60°；膝关节活动度：屈伸 120°-25°-0°；踝关节活动度：屈伸 60°-50°-0°；距下关节活动度：内外翻 0°-0°-30°。肌力：臀大肌 3 级，臀中肌 4 级、内收肌 3 级、髂腰肌 4 级、股四头肌 0 级、腘绳肌 4 级、胫前肌 1 级、胫后肌 0 级、蹈长伸肌 0 级、趾长伸肌 1 级、腓骨长肌 1 级、腓骨短肌 4 级。Ober 征（＋）。

（三）影像学检查

X 线片示股骨侧 LDFA 81°，外翻来源于股骨侧，肢体短缩 42 mm，主要来源于胫骨侧，踝关节屈曲 50° 位，对位尚可，前足外展畸形（图 2-5-9B）。扭转 CT 提示胫骨旋转角（内外踝连线和胫骨平台后侧切线之间的夹角）左侧 38°，右侧 56°。

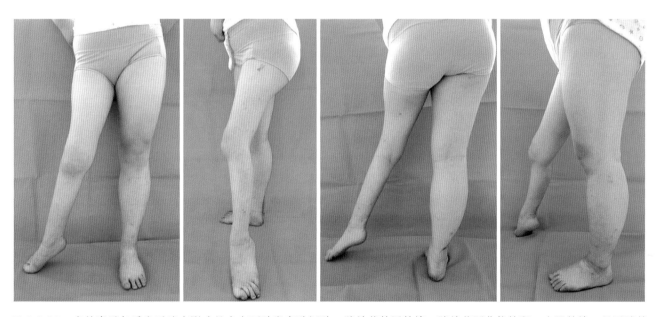

图 2-5-9A 术前脊髓灰质炎后遗症影响整个右下肢发育致短肢、髋关节外展外旋、膝关节屈曲伴外翻、小腿外旋、足马蹄外翻、蹈趾外翻、第二趾锤状趾畸形，且有明显肌肉萎缩

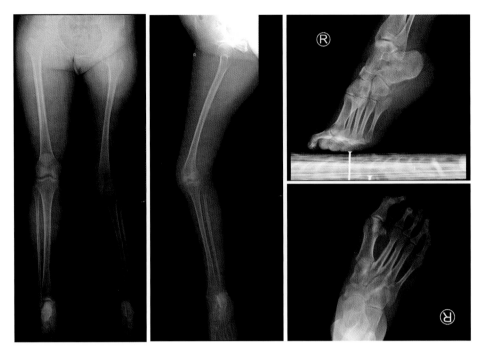

图 2-5-9B　X 线检查示右下肢骨骼发育纤细，存在明显扭转畸形

二、手术方法与术后管理

（一）手术方法

经皮微创髂胫束松解改善髋关节外展外旋，然后采取股骨髁上内侧闭合楔形截骨（前宽后窄，根据需要矫正的屈曲度数进行计算）同时纠正膝外翻和屈膝畸形（图 2-5-9C）。

距舟关节融合纠正足部外展及外翻畸形，跗趾趾间关节融合纠正跗趾外翻，经皮松解二趾屈趾肌腱，改善锤状趾，腓骨短肌转位至伸趾总腱加强背伸力量，然后穿针安装串联六轴环式外固定架，最后胫腓骨截骨，术后缓慢牵伸纠正短肢、马蹄足及小腿外旋畸形，最后五个足趾穿针固定在足环上，避免调整过程中出现爪形趾畸形（图 2-5-9D）。

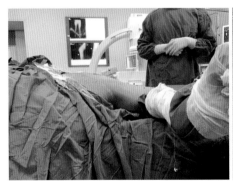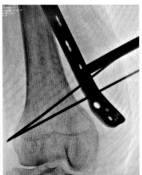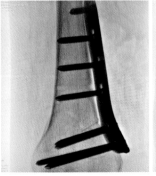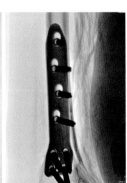

图 2-5-9C　术中松解髂胫束及股骨髁上截骨

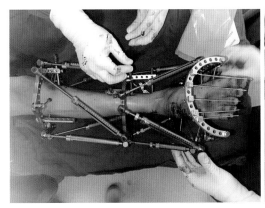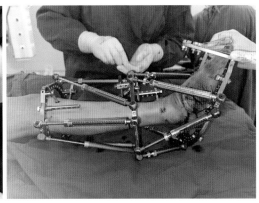

图 2-5-9D　六轴环式外固定架构型

（二）术后管理

按照常规，踝关节软组织牵伸术后第 2 天开始进行，而胫骨延长的矫正从术后第 7 天开始进行，软组织牵伸部分的环和杆于调整结束后再固定 4 周后拆除进行康复锻炼，而骨性手术则需待骨质愈合方可拆除外架，尤其是脊髓灰质炎后遗症的患者，可分次拆除，根据骨质愈合情况进行减针或更换碳棒过渡 6~8 周，这样可以有效降低短期内骨痂变形或骨折的风险（图 2-5-9E）。

患者佩戴外固定架过程中无严重并发症，关节功能保持尚可，于术后 1 年时胫骨延长愈合良好，选择拆除环架，减针后更换体积较小的碳棒固定，进一步促进骨痂矿化，2 个月后于门诊拆除碳棒（图 2-5-9F）。

三、随访结果

术后 2 年复查，右下肢畸形基本矫正，后足稍有外翻，可赤足行走，无疼痛，患者对矫正效果满意（图 2-5-9G）。

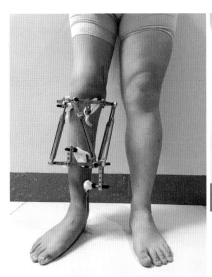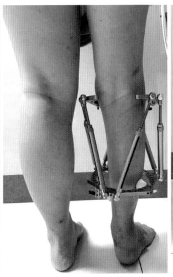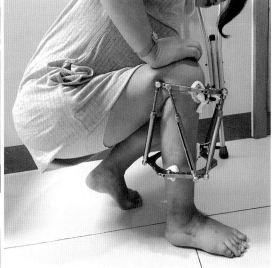

图 2-5-9E　拆除足环后继续保留胫骨近端外固定架康复锻炼

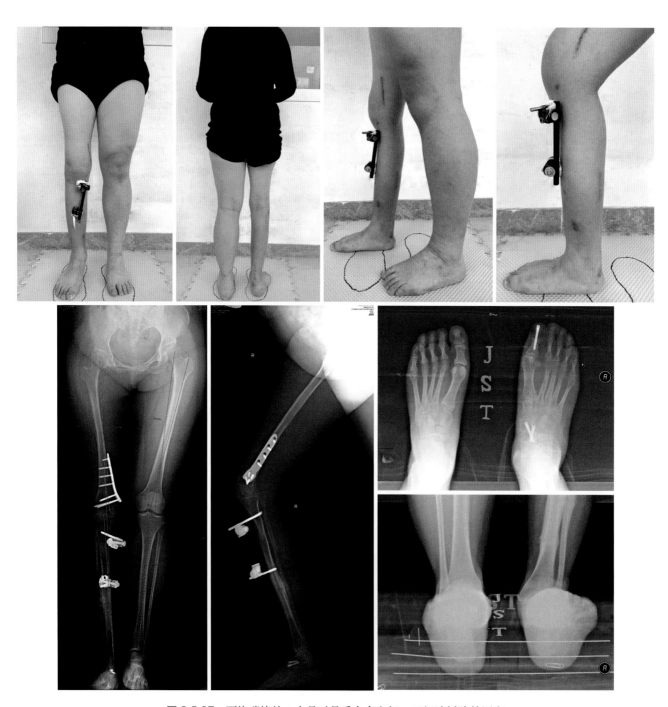

图 2-5-9F　更换碳棒约 2 个月时骨质愈合良好，于门诊拆除外固定

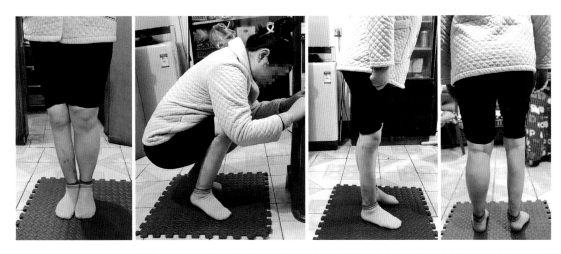

图 2-5-9G　术后 2 年，双下肢等长，膝关节屈曲、外翻畸形及小腿扭转和马蹄足畸形完全纠正，残留轻度跟骨外翻

四、专家述评

脊髓灰质炎后遗症导致的畸形常涉及多部位、多平面，所以在治疗时要整体考虑全下肢畸形叠加所造成的功能障碍，总结经验如下：

1. 分析畸形时要有宏观思维，如部分患者虽存在轻度屈膝、短肢及马蹄足畸形，但畸形间存在代偿使整体下肢功能尚可，此时如果贸然解决马蹄足畸形，患者术后很可能会出现手扶膝的情况，尤其是股四头肌力量差的患者，并且会加重短肢畸形。

2. 矫形还是要遵循从近端向远端的顺序，很多患者因足马蹄内翻畸形来诊，但查体发现其同时合并有膝外翻畸形，此时要告知患者需同期或一期纠正膝外翻，如果单纯解决足部畸形，那么后期再解决膝外翻时，足的力线有可能随之发生变化而影响手术效果。

3. 水平位上的扭转畸形不容忽视。很多马蹄内翻足的患者除了会代偿性地出现膝外翻，同时也会伴随出现小腿外旋畸形，如不矫正那么很多时候以踝关节做参考把足力线纠正满意后会发现足外旋角度很大，虽一般不影响后期功能，但双足严重的不对称很容易让患者感到不满意。

4. 足部畸形可以术中最大程度纠正，残留畸形依靠外固定缓慢调整，这样可以最大程度缩短患者佩戴外固定架的时间，而且可以降低安装外固定架的难度。

5. 六轴环式外固定架的应用使纠正畸形更加从容，尤其是纠正扭转畸形时，无需更复杂的构型。同时，如果术后调整的节律适合，也会大大降低出现神经症状的风险。

6. 股骨来源的膝外翻合并屈曲畸形，股骨髁上截骨内固定是个不错的选择，术后对膝关节活度影响小。

7. 做肢体延长选择股骨近端或胫骨近端截骨对关节活动度影响相对小一些。

（杜　辉）

参考文献

[1] 秦泗河，陈建文，周育松. 脊髓灰质炎后遗症下肢不等长外科治疗策略(附1582例报告)[J]. 中国矫形外科杂志，2004, 12(19):1463-1467.

[2] 焦绍锋，秦泗河，王振军，等. 成年脊髓灰质炎后遗症重度屈膝畸形的手术治疗[J]. 中华骨与关节外科杂志，2021, 14(6):474-479.

病例10　侵袭性硬纤维瘤病致下肢畸形六轴环式外固定架牵伸矫正

侵袭性硬纤维瘤病又称韧带样型纤维瘤病、肌肉腱膜纤维瘤病，是一种起源于深部软组织的成纤维细胞克隆性增生性病变，主要见于肌肉内结缔组织及其被覆的筋膜或腱膜，常向邻近肌肉组织或脂肪组织内浸润性生长，通常手术切除后容易复发，但一些病例可出现疾病稳定和自行消退现象。

侵袭性硬纤维瘤病可发生于全身各处，上、下肢近端和腹部为其好发部位，目前病因尚不清楚，可能是遗传、内分泌和物理等多方面因素共同作用，导致结缔组织生长调节缺陷。常无明显诱因下发现而就诊，多数病例微痛或无痛，但有些病变侵及神经时可引起疼痛或麻木等临床症状。少数病变可引起关节活动度受限，加之其易复发的特点，病变部位反复手术后瘢痕挛缩，进一步加重关节活动受限，

可能出现关节僵硬或畸形。下面分享一例采用六轴环式外固定架并应用Ilizarov技术牵拉矫正马蹄高弓足合并屈膝畸形病例的治疗过程与随访结果。

一、病例介绍

（一）病史

患者女，15岁。于9岁时确诊为左小腿近端侵袭性硬纤维瘤病于当地行手术治疗，术后约3个月时复发，并逐渐出现左膝关节屈曲伴左足跖屈内翻，后经海扶刀治疗，目前病情控制可，但出现固定性屈膝伴马蹄内翻高弓足畸形，左下肢无法负重，须扶双拐行走。

（二）体格检查

左膝屈曲90°畸形，膝关节活动度120°-90°-0°，足极度跖屈伴轻度内翻、高弓畸形，踝关节活动度55°-45°-0°，肌力、感觉、血运无异常（图2-5-10A）。

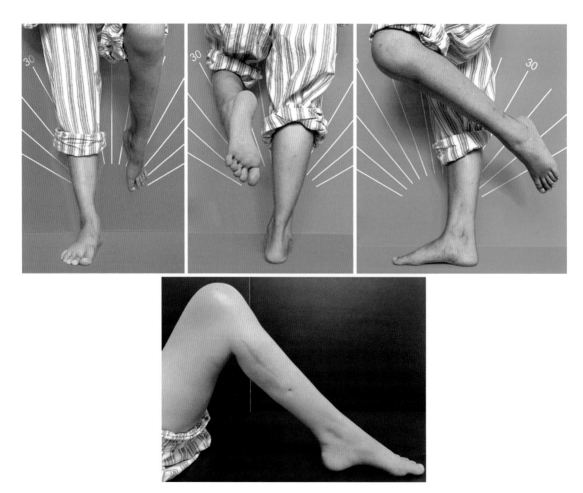

图2-5-10A　术前左膝关节后方软组织挛缩致左膝关节严重屈曲伴重度马蹄足畸形，且肌肉萎缩明显，因为各肌群肌力尚可且对称，所以足的高弓及内翻畸形不重

（三）影像学检查

X 线片示各关节对位尚可，左足内翻高弓畸形，骨骼发育纤细（图 2-5-10B）。

二、手术方法与术后管理

（一）手术方法

跖腱膜及姆展肌松解纠正轻度高弓畸形，跟腱松解及腘绳肌松解术中最大程度纠正屈膝及马蹄足畸形后，穿针安装串联的六轴环式外固定架，术后可在计算机辅助下缓慢牵伸矫正残留屈曲畸形（图 2-5-10C）。

（二）术后管理

术后计算机辅助出具调整方案后持续缓慢地牵伸纠正残留畸形，其间指导患者康复锻炼，维持邻近关节活动度及肌肉力量。一般术后 1 周内可开始调整，畸形完全纠正后外固定架需维持位置固定 6~8 周，其间可指导患者逐渐负重活动，并做好针道护理（图 2-5-10D）。

患者术前畸形角度比较大，矫正过程中出现针道切割伴感染，对症应用二代头孢菌素并加强针道护理后自愈，未对整体治疗造成影响（图 2-5-10E）。

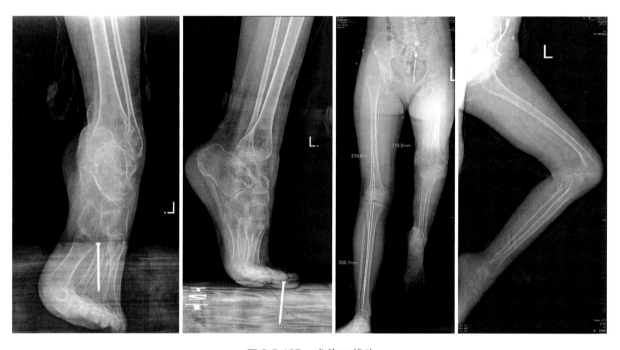

图 2-5-10B 术前 X 线片

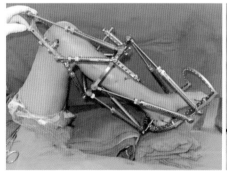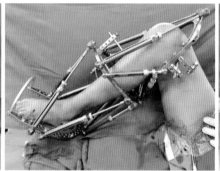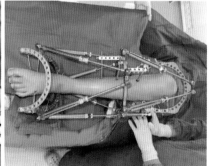

图 2-5-10C 穿针安装六轴环式外固定架方法与构型

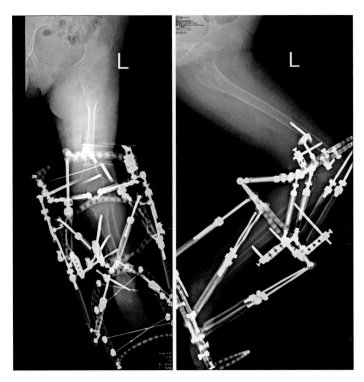

图 2-5-10D 术后 1 周内根据病情开始调整外固定架，逐渐牵伸矫正屈膝及马蹄足畸形

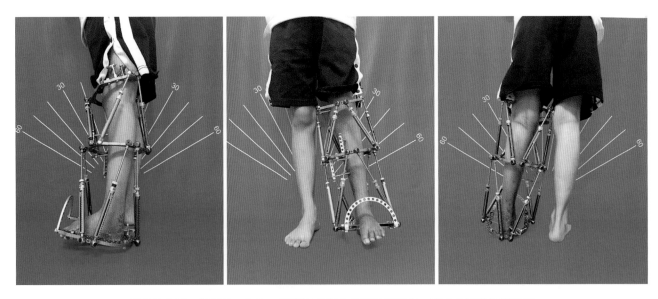

图 2-5-10E 术后约 4 个月，屈膝及马蹄足畸形纠正满意，拟手术拆除外固定架

三、随访结果

术后 9 个月复查，马蹄足畸形完全纠正，屈膝畸形大部分矫正，患者能脱拐负重行走（图 2-5-10F）。

对于复杂、严重的畸形，尤其是一期手术出现血管神经症状风险高的患者，外固定架缓慢牵伸矫正是安全有效的，具有无可替代的优势。

四、专家述评

侵袭性硬纤维瘤病易复发，加之其本身的病理特点，一旦累及关节，出现关节活动受限，多以软组织挛缩引起的关节僵硬及畸形为主，应用 Ilizarov 技术治疗，尤其是采用六轴环式外固定架矫正效果

满意。总结经验如下：

1. 软组织挛缩所致的畸形及关节僵硬，通过外固定缓慢牵伸优势明显，具有微创、出现血管神经症状风险低等特点。

2. 六轴环式外固定架可在计算机辅助下完成畸形的矫正，所以对治疗严重畸形过程中的调整节律和最终结果可以更精准地掌握，患者常可以按处方计划居家调整，从而大大减少了患者的住院时间和门诊复查次数。

3. 术中做充分的松解，最大程度纠正畸形，残留的畸形术后缓慢矫正，这样可以减轻术后外固定架调整过程中患者的不适感。

4. 外固定架拆除后，高质量的康复锻炼和足疗程佩戴夜用支具对疗效的保持及预防复发意义重大。

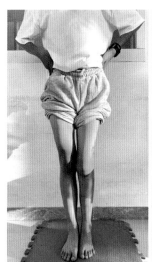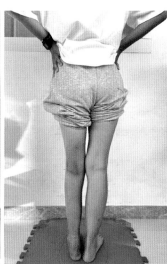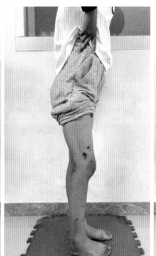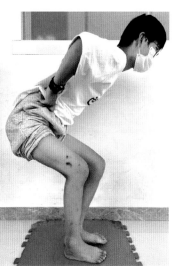

图 2-5-10F　术后 9 个月，左下肢畸形纠正满意，各手术创面愈合良好，治疗过程未出现血管神经症状

（杜　辉）

参考文献

[1] 李舒. 硬纤维瘤治疗策略的变化及新进展[J]. 中国肿瘤临床, 2023, 50(3): 130-134.

[2] 王永峰, 郭卫, 姬涛, 等. 硬纤维瘤病的临床特点及术后复发相关因素的分析[J]. 中国矫形外科杂志, 2010, 18(21): 1771-1775.

[3] 魏新军, 谢瑞卿, 赫荣国, 等. 儿童肢体硬纤维瘤手术切除的疗效观察[J]. 中国矫形外科杂志, 2006, 14(19): 1507-1508.

第六节　罕见病相关下肢畸形

病例1　成骨不全症双下肢畸形矫正功能重建

成骨不全症（osteogenesis imperfecta，OI）又称脆骨病，是一种以骨密度降低、骨脆性增加，导致反复骨折、进行性骨骼畸形为特点的单基因遗传性骨病。OI常幼年起病，轻微创伤后反复发生骨折，导致颅底凹陷、脊柱侧凸、胸廓塌陷、四肢弯曲等畸形，甚至可因肺部感染、胸廓畸形引发心、肺衰竭而死亡。患者还可伴有听力下降、关节韧带松弛、心脏瓣膜病变、牙本质发育不全和蓝色巩膜等骨骼外表现。

一、病例资料

（一）病史及查体

患儿女，8岁，自幼反复发生肢体骨折，因双侧大腿、小腿多发弯曲畸形，丧失了站立行走能力（图2-6-1A）。

（二）影像学表现

全身多部位骨质稀疏，椎体变形、脊柱侧凸或后凸畸形，胸廓扭曲、变形，四肢长骨纤细、皮质菲薄，骨髓腔相对较大，干骺端增宽，多发长骨骨折、长骨弯曲畸形等（图2-6-1B）。

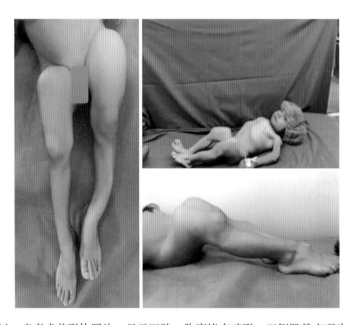

图2-6-1A　患者术前形体照片，显示四肢、胸廓皆有畸形。双侧股骨表现为成角畸形

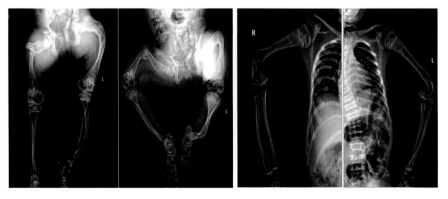

图2-6-1B　X线片检查，患者脊柱、上肢肱骨、下肢股骨、胫骨皆有畸形

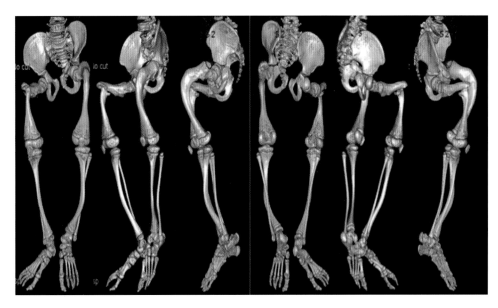

图 2-6-1C　术前双下肢 CT 三维重建，可见双侧股骨、胫骨均有畸形，右侧股骨可见假关节形成

双下肢 CT 三维重建，清晰可见双侧股骨、胫骨畸形的性质、程度，右侧股骨形成了假关节成角畸形（图 2-6-1C）。

二、临床分型与治疗方法选择

（一）成骨不全分型

根据遗传学、影像学和临床表现，Silence 等在 1979 年将成骨不全症分为四型，用来作为 OI 的临床严重程度分级。2014 年，Van 和 Silence 等将成骨不全症的最新研究进展纳入后，提出了 OI 的改良 Silence 分型。Ⅰ 型：轻型，骨脆性增加伴蓝色巩膜、听力损失，常染色体显性遗传；Ⅱ 型：致死型，围生期致死，常染色体显性或隐性遗传；Ⅲ 型：进展型，围生期即发生骨折，严重骨质减少伴进行性脊柱侧弯、听力损失直至完全丧失，可伴蓝色巩膜，常染色体显性或隐性遗传；Ⅳ 型：重型，反复多发性骨折伴骨骼畸形，但巩膜、听力往往正常，常染色体显性或隐性遗传；Ⅴ 型：骨间膜钙化伴肥厚性骨痂（*IFITM5* 突变导致），常染色体显性遗传。

（二）治疗方法选择

成骨不全症尚无针对病因的治疗方法。治疗目标为降低骨折率，避免长骨畸形和脊柱侧凸，尽量减轻慢性疼痛，以及最大程度增加活动度和其他功能能力。OI 患者应由具有专业知识的内分泌科专家和矫形外科专家进行评估。治疗需要多学科团队协作，包括理疗、外科干预、药物治疗，以及某些情况下的试验性治疗。OI 患者需要医护人员以及家属提供额外的健康监督，并对潜在并发症进行监测。

1. 药物治疗　近年来，针对 OI 患者研发了多种能增加患者骨密度、降低骨折风险的治疗新药，包括双膦酸盐类（bisphosphonates，BPs）、甲状旁腺素类似物（parathyroid hormone，PTH1-34）、RANKL 单克隆抗体、骨硬化素单克隆抗体、转化生长因子 -β 单克隆抗体等。

2. 保守治疗　成骨不全患者可在微小外力下，甚至一次剧烈肌肉收缩时即发生骨折。患者一生中往往会骨折数次至几十次不等。并非所有骨折都需要手术治疗。首次骨折或青枝骨折类稳定骨折可采取石膏、夹板、支具、牵引等保守治疗措施。

三、手术适应证与有效矫形手术方法选择

（一）手术适应证

目前 OI 尚没有统一的外科治疗适应证标准。一般认为，青枝骨折等稳定骨折建议采取石膏、支具等保守治疗措施；不稳定骨折、骨折不愈合、合并肢体短缩、患肢严重畸形是手术治疗的主要适应证。禁忌证为全身情况无法耐受手术者。该例患者诊断明确，下肢畸形明显，严重影响行走及生活，有手术指征。

（二）截骨矫形联合髓内钉固定为成骨不全症下肢骨重建金标准

1. 成人应用交锁髓内钉固定　成骨不全症患者由于下肢反复骨折，易造成长骨重度三维畸形。为矫正畸形，Sofield 和 Millar 等在 1959 年报道了一种多段截骨联合髓内钉治疗成骨不全性长骨重度畸形的手术方法，彻底改变了这种疾病的治疗方式。通过截骨后的重新排列，改变了畸形骨干之前的生物力学特征，避免畸形进一步加重并降低再次骨折风险。目前常用术式为 Sofield-Millar 截骨术以及改良的 Sofield-Millar 截骨术。

髓内钉固定属于中心固定。对于骨骺已经闭合的成年患者，可使用常规髓内钉。术中需根据患者的髓腔宽度进行适当扩髓，尽量植入大直径髓内钉并行远近端交锁，以增加内固定系统的稳定性。截骨后断端可行自体骨或者同种异体骨植骨。对于骨骺未闭合的儿童患者，应注意保护骨骺、保持患肢生长潜能，此时弹性髓内钉具有独特优势。但弹性髓内钉为非交锁髓内钉，需要与其他固定方法结合应用。

2. 少年儿童多段截骨矫形后联合应用可延长髓内钉　弹性髓内钉长度固定，无法随着骨骼的发育而延长，常需多次更换，并存在髓内钉松动、移位、滑脱或掉入髓腔或穿透关节等风险。目前 FD 钉是使用最多的可延长髓内钉。

四、双下肢重建策略：分期手术重建

（一）第一期行右侧股骨截骨矫形髓内钉固定，辅助石膏外固定

股骨截骨矫形术后穿入髓内钉固定，术中 X 线检测髓内钉达到合适位置，手术结合辅助长腿石膏外固定（图 2-6-1D）。

（二）第二期行左股骨、胫骨截骨矫形结合髓内钉固定

第二期行左股骨、胫骨截骨矫形结合髓内钉固定。手术结束后，左下肢上长腿管型石膏外固定（图 2-6-1E）。如此，为患者术后早期下床站立建立了基本条件。

（三）术后管理

双下肢手术结束后，患者双侧下肢力线恢复，但站立行走才会发生骨重建。必须为患者创造下肢负重行走的条件，该患者术后 1 个月，定制佩戴腰 - 髋 - 膝 - 踝 - 足矫形器，辅助下站立行走锻炼（图 2-6-1F）。

五、随访结果

术后 1 年半随访，双下肢 X 线片显示下肢力线尚好，髓内钉在位，骨质疏松较前明显改善。术后 2 年患者行走进一步改善。

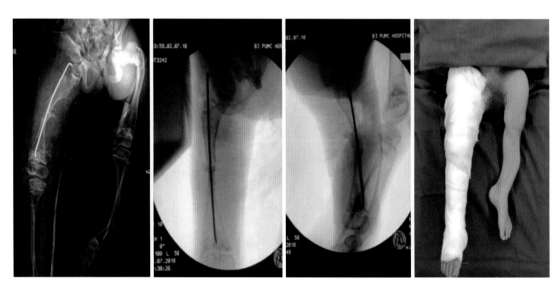

图 2-6-1D　右侧股骨截骨矫形，髓内钉内固定结合石膏外固定操作步骤

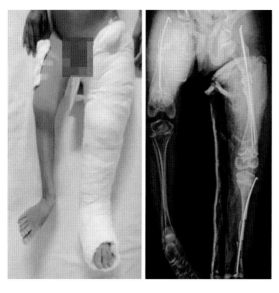

图 2-6-1E　左侧股骨、胫骨 3 处截骨矫形，穿髓内钉内固定术后，长腿石膏外固定。双下肢正位 X 线片显示，左股骨、胫骨截骨矫形术后，髓内钉固定位置合适，下肢力线满意

六、专家点评

成骨不全是临床罕见的遗传性疾病，主要遗传模式为常染色体显性遗传，少数呈常染色体隐性遗传，罕有 X 染色体伴性遗传。

成骨不全下肢畸形的外科治疗经历了石膏固定、截骨后接骨板固定、多段截骨联合弹性髓内钉固定，可延长髓内钉等多种手术方式的演变。弹性髓内钉和可延长髓内钉的临床效果明显优于保守治疗和接骨板治疗。但无论是药物还是手术治疗都只是对症治疗。未来期望通过产前筛查技术、异体干细胞移植、基因靶向治疗等技术的应用，进一步提高成骨不全症的诊治水平。

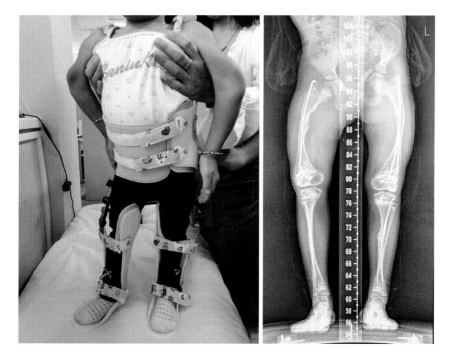

图 2-6-1F　佩戴连腰双下肢支具保护下站立行走，术后 1 年半 X 线检查显示，双下肢持重力线恢复较满意，股骨、胫骨截骨处皆骨愈合

（高　鹏　翁习生　陆　叶）

参考文献

[1] 任秀智，房凤岭，刘军龙，等.可延长髓内钉治疗成骨不全症儿童股骨骨折或畸形的疗效分析[J].中华骨科杂志，2019，9(5):257-263.

病例2　寄生胎左下肢并肢畸形伴翼蹼膝关节形态与功能重建

一、病例资料

（一）病史

患者女，43岁。出生后即发现左下肢畸形，20岁前曾在某医院就诊未能手术矫正。21岁结婚，并剖宫产生下正常女孩。近年右髋部出现疼痛、行走功能明显障碍，特来秦泗河矫形外科就医，希望矫正左下肢畸形，改善行走功能。

（二）体格检查

左屈膝约110°，有主动屈膝功能，不能伸膝，

股四头肌未摸到有收缩运动。左膝后翼蹼样畸形，左小腿后倾畸形，左足多趾（8趾）畸形，足下垂畸形伴踇趾外翻（图2-6-2A），踝关节有少许活动功能。

（三）影像学检查

X线片示腰椎侧凸，下肢重度短缩（图2-6-2B）。除了正常胫骨、腓骨之外，膝后多出一条完整的长骨，且上下都有关节，左足8趾畸形，多余的3个足趾其趾骨与关节发育完整（图2-6-2C）。左侧骨盆发育不良，骶骨椎板闭合不全。左髋关节无明显异常，患者长距离持单拐杖行走。彩超检查患者为先天性单肾，左肾缺如，但泌尿功能无异常。其他脏器未发现异常，患者无家族史。

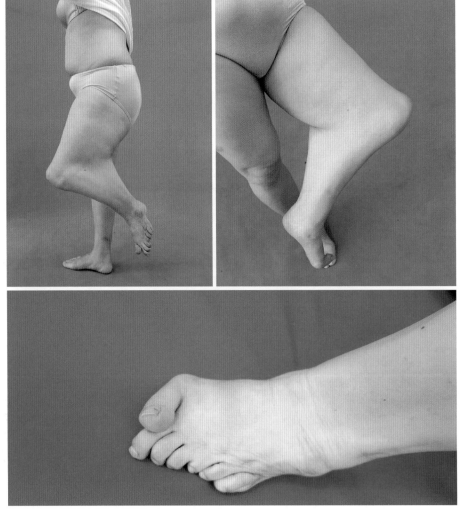

图2-6-2A　左下肢重度翼蹼膝畸形，屈膝畸形110°，马蹄足伴8个完整足趾，踇趾重度外翻

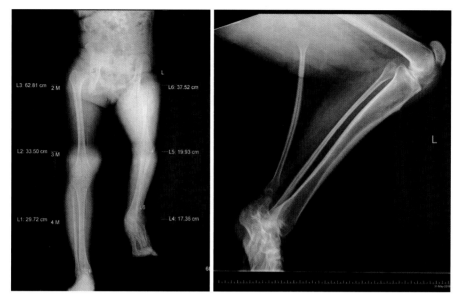

图 2-6-2B　腰椎左凸，下肢重度短缩，膝后多余的长骨在踝部、坐骨部位都有关节样结构

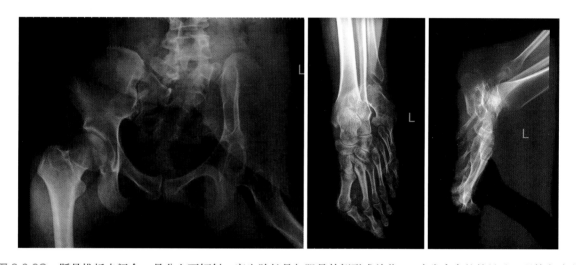

图 2-6-2C　骶骨椎板未闭合，骨盆左下倾斜。寄生胎长骨与跟骨外侧形成关节，8 个发育完整的足趾，跚外翻畸形

二、疾病诊断与评估

该病例接诊后，先诊断为左先天性翼蹼膝关节伴多趾畸形收住院，后经查找文献，仔细阅读影像检查后，认为其多生长出的膝后上下带关节的长骨及其外侧 3 个多趾，是下肢部分胎体寄生包裹在左下肢内，属于发育不全的寄生胎并肢畸形。由于膝后多了一条完整的长骨，导致膝后软组织明显加宽与重度屈膝畸形，符合寄生胎左下肢并肢畸形伴翼蹼膝关节的诊断。

三、患者对治疗的诉求及左下肢重建思路

（一）患者对手术治疗的诉求

希望将腿伸直，能够身体直立双下肢持重行走，希望保留膝关节活动功能。

（二）左下肢重建需要解决的难度

患者已经 43 岁，并肢加重了翼蹼膝的皮肤宽度，膝后皮肤张力大增加了矫形难度。如此大的翼蹼屈膝畸形，采用传统矫形手术难以矫正，唯有应

用 Ilizarov 技术缓慢、持续牵拉才能矫正屈膝畸形，然后再装配支具。期望能够直立行走又能保留一定的膝关节活动功能。

四、手术重建策略

（一）第一期手术穿针安装Ilizarov环式外固定牵伸器

不做手术切口，跨膝、踝关节穿针安装 Ilizarov 环式外固定牵伸器，术后通过缓慢牵拉矫正严重的屈膝畸形与僵硬性足下垂畸形（图 2-6-2D）。

第一期经过长达 12 个月的牵拉，膝关节基本伸直，拆除外固定器配上支具能够双下肢行走（图 2-6-2E）。但是一年后屈膝畸形部分反弹，且膝关节疼痛，患者再次入院要求治疗。

检查：屈膝畸形又反弹约 40°，出现膝骨性关节炎，膝关节仅能微小活动且行走疼痛。再保留膝关节已经没有必要，膝关节置换对该患者疗效不可靠。

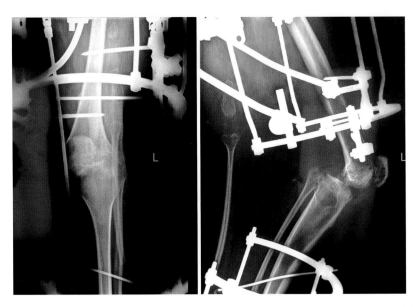

图 2-6-2D　第一次手术仅实施穿针安装 Ilizarov 环式外固定牵伸器，术后缓慢牵拉矫正屈膝畸形。牵拉 4 个月后发现随着膝后软组织的伸展，原起于坐骨部位的寄生胎长骨近端下移至膝部

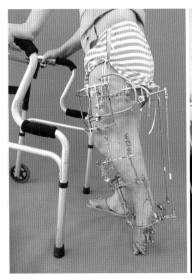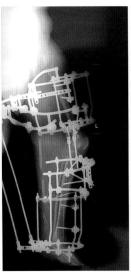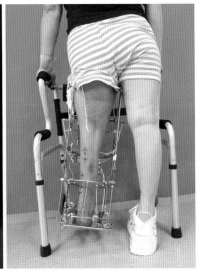

图 2-6-2E　牵拉 12 个月与 15 个月后复查，屈膝畸形基本矫正，患肢佩戴外固定器可以负重锻炼行走

（二）第二期手术切除膝后部分长骨（并肢）及3个多趾

尽可能多地切除膝后长骨（并肢），切除3个多趾及其相连跖骨、跗骨（图2-6-2F），术后缩小了足的宽度，重建了能够穿普通鞋子的足外形。

（三）第三期手术改变原定保膝方案，行膝关节切除融合

膝关节楔形截骨融合矫正残留的屈膝畸形，用组合式外固定（图2-6-2G）。为方便行走保留10°左右屈膝角度。鼓励患者术后负重行走，以促进膝关节加压融合，术后5个月膝关节已骨愈合（图2-6-2H）。

五、随访结果

第3次术后5个月，患者来医院复查，膝关节已经融合，能够双下肢负重行走。拆除外固定，装配长腿补高支具保护下锻炼行走（图2-6-2I）。建议患者行走几年后下肢软组织稳定，可以考虑做人工膝关节置换。

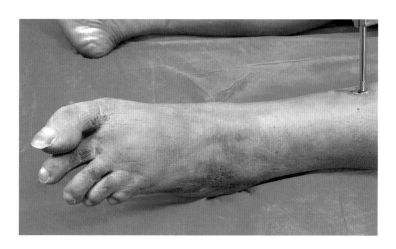

图2-6-2F　第2次手术切除3个外侧足趾，切除一段寄生胎长骨

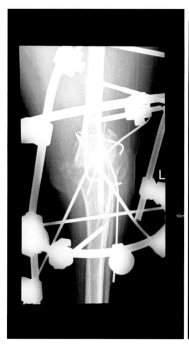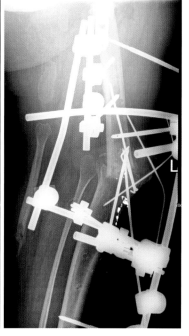

图2-6-2G　第3次手术，实施膝关节楔形切除融合，用组合式外固定器截骨处加压融合。注意寄生胎长骨的远段第2期手术时已切除

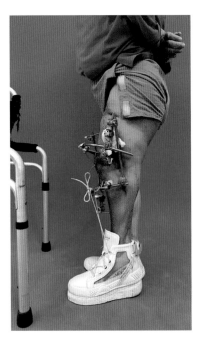

图 2-6-2H 术后 5 个月膝关节截骨已骨愈合，来医院拆除外固定器

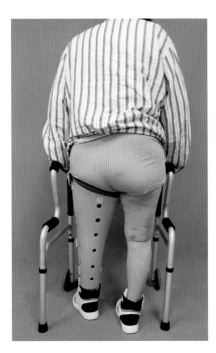

图 2-6-2I 第三次术后 5 个月，拆除外固定装配支具保护下行走 2 个月，增加骨愈合的强度后再徒手行走

六、专家述评

寄生胎是一种罕见的先天性疾病，遗传学上又称"胎内胎"，是指完整胎体的某部分寄生有另一个或几个不完整的胎体。寄生胎发病率为 1/50 万，在临床上极其少见。

本例为极其罕见的病例，术前存在膝关节屈曲 110° 与足下垂外翻、多趾畸形，对生活与行走造成严重障碍，丑陋的下肢外形给患者造成心理影响。显然具备矫正下肢畸形、改善行走功能的要求与条件。

经验教训：牵拉矫正屈膝畸形装配支具行走一年多后，屈膝畸形部分反弹，并发膝关节骨性关节炎与行走疼痛。第 3 次手术实施了膝关节截骨融合术。最终获得下肢力线基本恢复，能够双下肢直立行走的结果。这个患者的手术策略如果初期不考虑保膝矫正畸形，二期手术即可以达到畸形矫正与重建双下肢行走功能的目标。其膝后软组织平衡后建议置换特制的人工膝关节。

（秦泗河 石 磊 臧建成）

参考文献

[1] 牛会林, 张美德. 寄生胎13例临床病理学分析[J]. 临床与实验病理学杂志, 2005, 21(3):3.

[2] 杨玲, 宋文英, 郑明明, 等. 新生儿骶尾部寄生胎一例并文献复习[J]. 中华新生儿科杂志, 2021, 36(1):5.

病例3　海洛因中毒性脑病双下肢僵直畸形形态与功能重建

海洛因急性中毒经及时妥善救治可不遗留后遗症。作者收治一例患者有长达二十余年注射海洛因吸毒史，最终成功戒断，但遗留双下肢广泛肌肉僵硬萎缩，髋、膝、踝、足重度僵直畸形，难以站立行走。推测，由于长期使用海洛因，在戒毒治疗过程中，内源性内啡肽产生减少及对阿片受体的敏感性下降甚至失去作用，会出现复杂的戒断症状，表现为频繁反复的强直痉挛发作，癫痫持续状态，甚至去皮质状态，导致下肢肌肉持续痉挛、缺血挛缩、变性，出现关节僵直。长期吸食海洛因还可导致横纹肌溶解，以及广泛的脑白质病，表现为大脑半球、脑干、小脑白质的脱髓鞘病变，多呈对称性，称为海洛因脑病。

一、病例资料

（一）病史

患者男，59岁，主因"双下肢活动障碍行走困难6年"入院。患者吸毒20余年（静脉注射海洛因），6年前开始戒毒，虽戒毒成功，但出现双下肢髋、膝、踝关节僵直，活动受限，无法独自站立行走，生活不能自理，曾经过系统康复1年多但无疗效，经某专家推荐到秦泗河教授处诊治。

（二）体格检查

搀扶可勉强站立，腹股沟、大腿可见注射瘢痕，下肢肌肉广泛萎缩、僵硬，皮肤弹性差，双髋关节僵直于屈曲30°，双膝关节僵直于过伸10°，双踝关节僵直于跖屈50°，足趾爪形（图2-6-3A）。

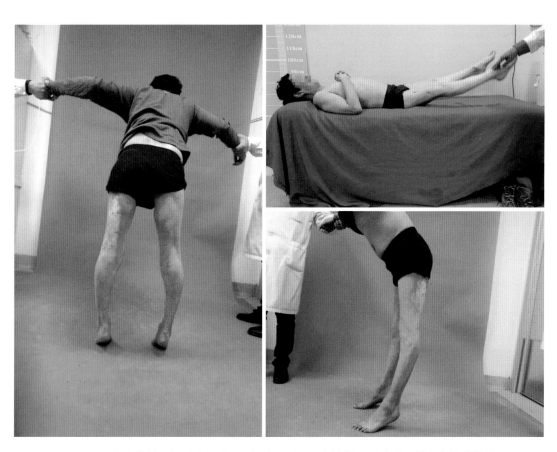

图2-6-3A　患者术前双侧屈髋、膝反屈僵直畸形，足僵硬性下垂畸形，他人搀扶才能站立

（三）影像学检查

X线片显示，髋、膝、踝关节结构无异常，膝关节呈过伸位，双髌骨高位，大腿、小腿肌肉内有钙化灶，双足下垂畸形（图2-6-3B、C）。

（四）手术指征

1.双下肢屈髋、膝关节僵直、马蹄足畸形，不具备负重站立、行走的基本条件，髋、膝、踝关节活动受限，需要手术矫正畸形，改善关节活动。

2.患者有改善功能、恢复生活自理的主观要求。

3.秦泗河矫形外科自我评价后认为，具备为该患者实施下肢手术矫正畸形、改善功能的技术能力、临床经验与综合条件。

二、术前计划

双下肢分两期手术实施，先行一侧肢体畸形手术矫正，患肢在佩戴支具下获得站立行走的能力，自然提高了康复的信心，然后再实施另一侧下肢的手术矫正。

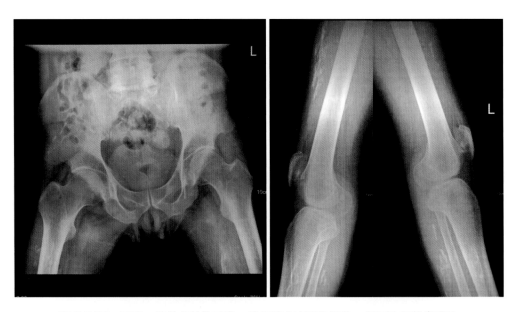

图 2-6-3B　双髋、膝关节结构正常，软组织内广泛性钙化，股四头肌轮廓消失

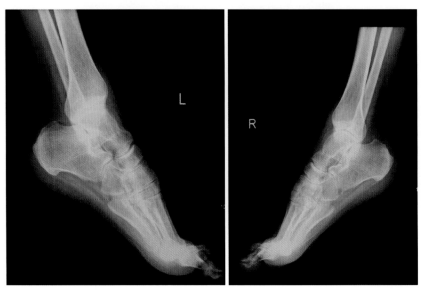

图 2-6-3C　踝足关节骨性结构正常，踝关节间隙狭窄伴重度僵硬性足下垂畸形

三、手术方法

（一）第一期右下肢多部位松解结合Ilizarov技术

1.患者仰卧位，术侧臀部适当垫高（图 2-6-3D）。

2.髋关节前侧松解矫正屈髋畸形（图 2-6-3E、图 2-6-3F）。

3.小腿前方胫骨前肌腱和趾长伸肌腱延长，矫正爪形趾畸形（图 2-6-3G）。

4.膝关节前外侧松解髂胫束、纤维化的股直肌、股间肌，部分改善屈膝功能（图 2-6-3H）。

5.用尖刀皮下松解挛缩僵硬的跟腱（图 2-6-3I），减少术后牵拉跟腱挛缩的阻力。

6.足踝穿针安装Ilizarov外固定器，术后缓慢、持续地牵伸矫正马蹄足畸形。

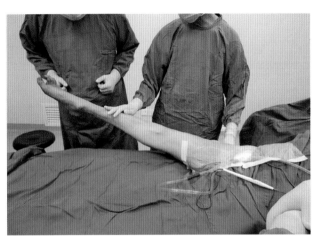
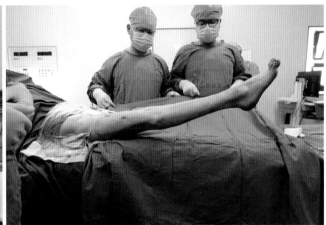

图 2-6-3D　患者仰卧位，消毒铺巾后因屈髋、膝关节僵直畸形，右下肢无法落在手术台上

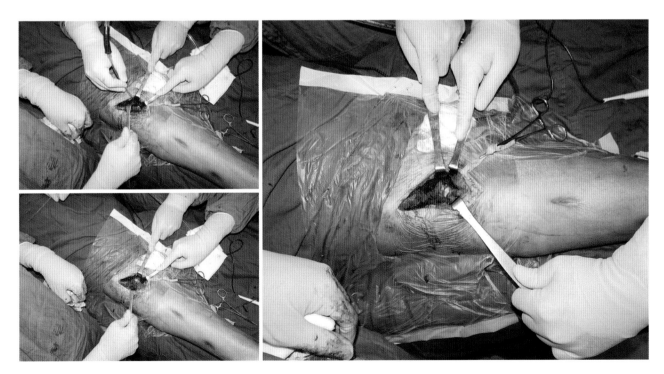

图 2-6-3E　第一步手术操作：屈髋松解，剥离附着在髂骨的所有挛缩的肌肉、筋膜组织，切断股直肌起点、髂-股韧带及髋关节前外侧纤维关节囊，屈髋畸形彻底矫正

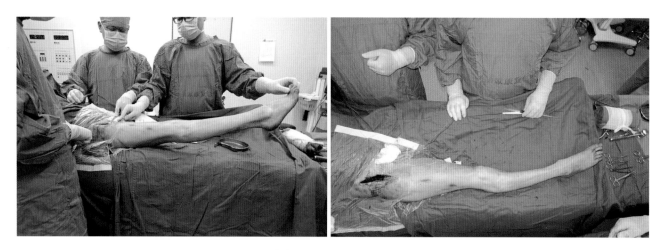

图 2-6-3F   屈髋畸形矫正后，下肢自然落在手术台上

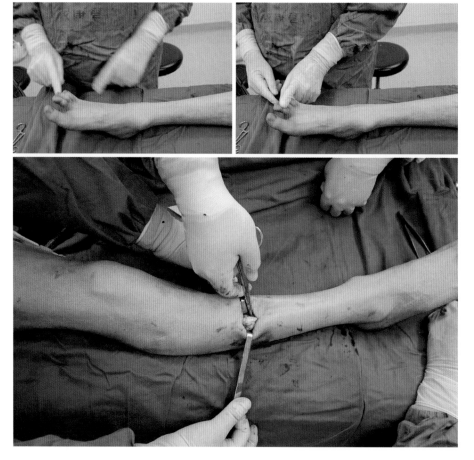

图 2-6-3G   患者伸趾肌腱挛缩致爪形足趾，实施伸趾肌腱延长术矫正

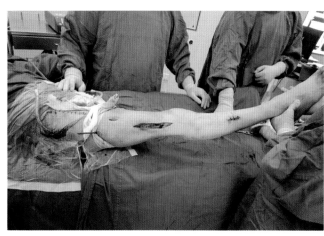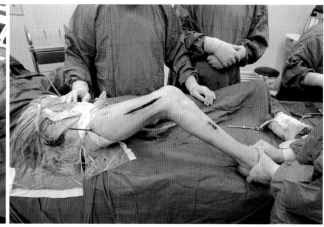

图 2-6-3H　膝外侧切口，松解髂胫束及纤维化的股直肌、股间肌等，术中获得 50° 左右被动屈膝功能

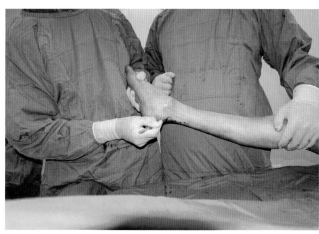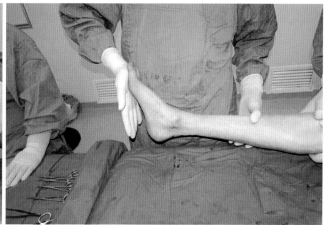

图 2-6-3I　用尖刀经皮松解延长跟腱，矫正部分马蹄足畸形后，将预装好的足踝 Ilizarov 外固定器套于右足踝，按照规则穿针组装外固定器

（二）第一期术后处理

1. 术后早期床上主动、被动肌肉收缩，指导佩戴外固定器的肢体抬高活动；由于膝关节前方皮肤弹性差，术后 8 小时髌骨前方皮肤出现张力性水疱，及时将固定膝关节的组合式外固定器松开，减少屈曲角度，观察膝前皮肤张力情况。

2. 术后 3 天拔除伤口引流管，鼓励患者扶助行器下地站立，术后 5 天去除术区敷料，拍摄患肢 X 线片，观察固定针长度、关节间隙和对位等。

3. 调整足踝外固定器，牵开踝关节间隙，缓慢牵拉矫正足下垂畸形。

4. 鼓励患者早期下床，足站立持助行器锻炼行走，进行残存肌肉的功能锻炼（图 2-6-3J）。

5. 术后 20 天，足踝畸形矫正，左膝关节主被动屈曲可至 50°，膝关节前方皮肤已明显松弛，拆除右大腿外固定装置。术后 50 天拆除右足踝外固定装置，主、被动锻炼伸踝运动，术后 6 个月右足能全足底负重站立（图 2-6-3K）。

（三）第二次手术重建左下肢形态与功能

右下肢术后半年，患者再次住院行左下肢手术，手术方法与术后管理程序同右下肢。由于术者总结了右下肢手术操作及术后管理经验，左下肢术后功能恢复较右下肢明显加快。术后 4 周，左膝关节恢复了 40° 屈膝功能，足踝下垂畸形矫正（图 2-6-3L）。术后 5 周左足外固定装置拆除，上石膏固定锻炼行走功能（图 2-6-3M）。

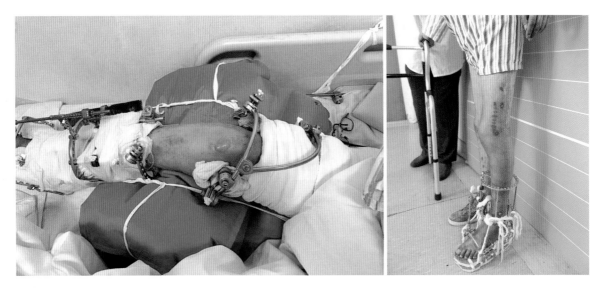

图 2-6-3J　因患者膝前皮肤挛缩，膝僵直松解术后用外固定器维持适度屈膝位，并逐渐增加屈膝角度。3 周后膝前皮肤松弛，拆除外固定装置。但牵拉矫正足踝的外固定装置需要 7 周后拆除

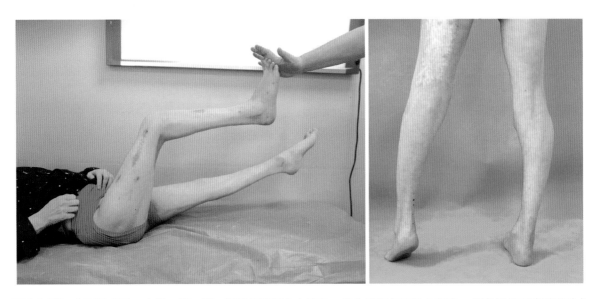

图 2-6-3K　右下肢术后 6 个月，髋、膝、踝关节能够自主活动，能全足底负重站立行走，拟实施左下肢矫形手术

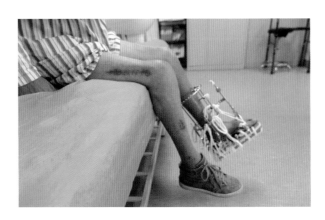

图 2-6-3L　左下肢术后 4 周，膝关节恢复了 40° 屈膝功能，足踝下垂畸形矫正

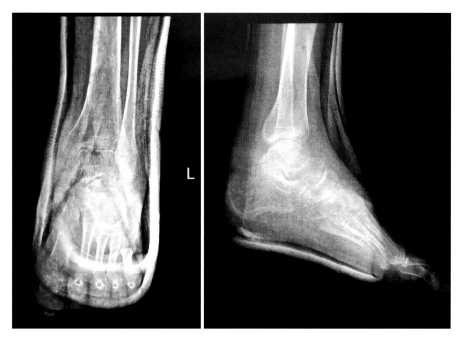

图 2-6-3M　左足踝术后 5 周拆除外固定装置，上小腿石膏保护下锻炼行走功能

四、术后随访

（一）第一次右膝术后19个月X线检查

与术前膝部 X 线检查比较，发现前移位的胫骨平台恢复到正常位置，髌骨上移畸形矫正（图 2-6-3N ）。

（二）第一次术后27个月微信随访

双侧髋、膝、足踝畸形矫正及关节功能恢复。患者可独立行走，不但日常生活可自理，且能从事轻体力劳动。患者自我诉说，随着时间的延长功能越来越好，由术前依靠轮椅代步，需要他人照顾生活，术后变为可以从事轻体力劳动，能够照顾父母。对手术效果满意（图 2-6-3O ）。

五、专家述评

海洛因中毒及戒断后，导致下肢广泛的肌肉坏死、纤维化、钙化（图 2-6-3P ），继发双下肢髋、膝、踝大关节僵硬畸形，罕有文献报道。秦泗河团队为该患者实施 2 次手术后获得满意的畸形矫正与功能重建结果，治疗与恢复过程中未发生并发症。

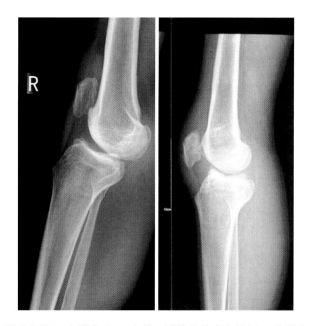

图 2-6-3N　右膝术后 19 个月，膝关节伸直位拍摄 X 线侧位片，与术前比较前移位的胫骨平台恢复到正常位置，髌骨上移畸形也已矫正

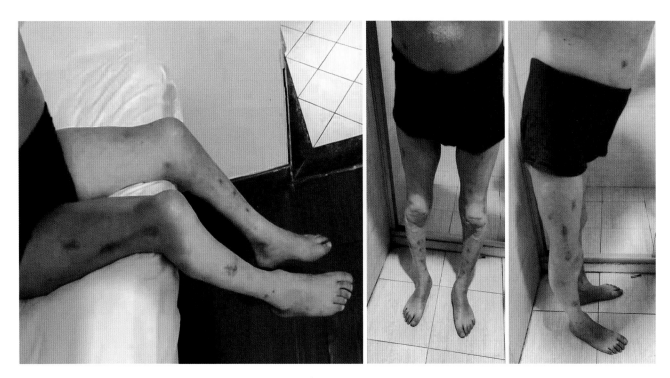

图 2-6-3O　第一次术后 27 个月微信随访，患者能够徒手短距离行走，膝关节屈伸 ＞90°。这是患者在自家拍的照片

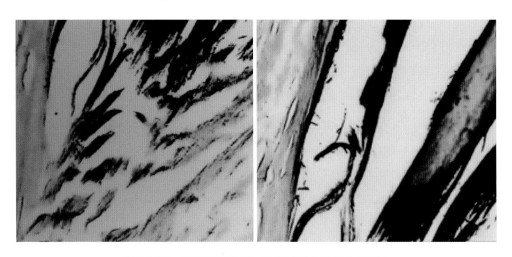

图 2-6-3P　肌肉组织病理：致密结缔组织增生伴钙化

（秦泗河　石 磊）

参考文献

[1] 羊毅，李萍. 海洛因中毒性周围神经病变肌电图观察[J].
中国现代医学杂志，2000，10(6)：59- 61.

[2] 朱涛，徐秋萍，林玲. 急性海洛因中毒致横纹肌溶解患者
的救治[J]. 中华急诊医学杂志，2008，17(1)：89-90.

[3] 古坤意，潘秋燕，褚晓凡，等. 海洛因中毒神经系统损害的
影像研究[J]. 实用神经疾病杂志，2005，8(6)：24-25.

[4] 欧阳嶷，何志义，刘屹，等. 海洛因中毒致白质脑病3例报
告[J]. 中国医科大学学报，2002，31(2)：141-143.

[5] 蔡平平，缪心军，陈玉熹. 重度海洛因中毒致神经系统损
伤2例临床分析[J]. 浙江临床医学，2003，5(2)：146-147.

[6] 古坤意，潘秋燕. 海洛因中毒引起神经系统损害的临床研
究[J]. 河南实用神经疾病杂志，2001，4(2)：11-12.

病例4 肝豆状核变性致足踝重度畸形形态与功能重建

肝豆状核变性又称威尔逊病（Wilson's disease, WD），是一种主要以青少年发病的常染色体隐性遗传的铜代谢障碍疾病。其特点为铜代谢障碍导致铜在体内过度沉积，主要累及肝、中枢神经系统、肾及角膜。临床表现多种多样，可有较广泛神经系统损害，如小脑损害导致共济失调及语言障碍，锥体系损害出现腱反射亢进、病理反射和假性球麻痹等，下丘脑损害产生肥胖、持续高热及高血压等。临床上以肝损害、角膜色素环及锥体外系症状等为主要表现，肌张力常常增高，年龄大者多表现为震颤、肌张力障碍、舞蹈样或投掷样动作，症状缓慢进展。秦泗河手术治疗2例女性患者，1例7岁，1例26岁。皆表现为足踝畸形，由于既往文献没有报道，故将其中1例成年患者手术矫治经过与结果介绍如下。

一、临床资料

（一）病史

患者女，26岁，主因"四肢畸形、功能障碍10年"入院。10年前，即2005年1月，无明显诱因出现全身乏力，睡眠增多，当地诊所考虑"癔病"，给予针灸等治疗，症状无改善，未进一步诊治。2006年3月，家属发现患者写字较前变丑，越写越小，流涎，行走时脚后跟抬离地面困难，行走不稳，至当地县医院检查磁共振提示"双侧基底节区异常信号"，诊断"肝豆状核变性"，未做特殊治疗。上述症状缓慢加重，逐渐出现手震颤、持物动作笨拙。2006年4月在某医院就诊，诊断为"肝豆状核变性"，给予驱铜、保肝、保脑，对症改善肌张力等综合治疗，1月余出院时流涎改善，行走不稳无明显改变。2007年再次在该医院巩固治疗4个疗程，因"血象较低"，转外院行"脾切除术"治疗，又经多次治疗，四肢肌张力增高症状有所改善。患者四肢畸形逐渐明显，表现为双足痉挛性马蹄内翻足畸形，双腕关节垂腕痉挛畸形，生活不能自理。经推荐到秦泗河教授处诊疗。

（二）体格检查

患者神志清楚，精神一般，言语不清，回答切题，咽反射稍迟钝。轮椅推入病房，不能行走，姿势欠协调。患者双手掌指及指间关节呈屈曲痉挛畸形，左屈腕屈指畸形，左上肢肘关节伸直受限，左足呈僵硬性马蹄内翻高弓畸形，右侧踝关节轻度跖屈（图2-6-4A）。双上肢、下肢肌张力呈铅管样增高，双侧桡骨膜反射、膝腱反射亢进，双手指鼻及快速轮替动作笨拙。全身皮肤及双侧巩膜无黄染，未见明显角膜色素环。牙龈增生。腹平软，左腹部可见一长约15 cm陈旧性手术切口瘢痕（脾切除手术切口），双下肢无水肿。

（三）辅助检查

X线检查，显示左重度马蹄高弓足畸形改变（图2-6-4B）。生化检查、超声、血压等检查结果，不妨碍实施下肢矫形手术。为减少全身麻醉药物对肝脏的影响，选用硬膜外麻醉。

二、矫形重建思路

肝豆状核变性继发左侧重度马蹄内翻足，且已经发展至僵硬型，导致丧失了站立行走的基本条件。如能矫正畸形后装配足踝矫形器，可以重建直立行走的能力。其右手的功能尚能满足生活需要，故左腕手畸形患者及家属没有手术矫正的诉求。

三、左足手术方法与术后处理

（一）手术方法

硬膜外麻醉下行"左跟腱延长＋胫后肌、踇长屈肌、趾长屈肌肌腱延长＋跟距关节融合＋跖腱膜松解"，术中马蹄内翻足畸形大部矫正（图2-6-4C）。残留畸形与软组织挛缩穿针安装Ilizarov环式外固定器，由于足趾重度屈曲挛缩，5个足趾都穿针予以牵拉矫正（图2-6-4D）。

（二）术后调控

术后1周开始缓慢调整牵拉螺纹杆，逐渐矫正踝足与足趾畸形（图2-6-4E）。牵拉1个月后左足畸形即大部矫正，鼓励患者佩戴外固定器足底负重，辅助下锻炼站立行走（图2-6-4F），促进足踝畸形向正常形态与功能重塑。上肢畸形未做处理。

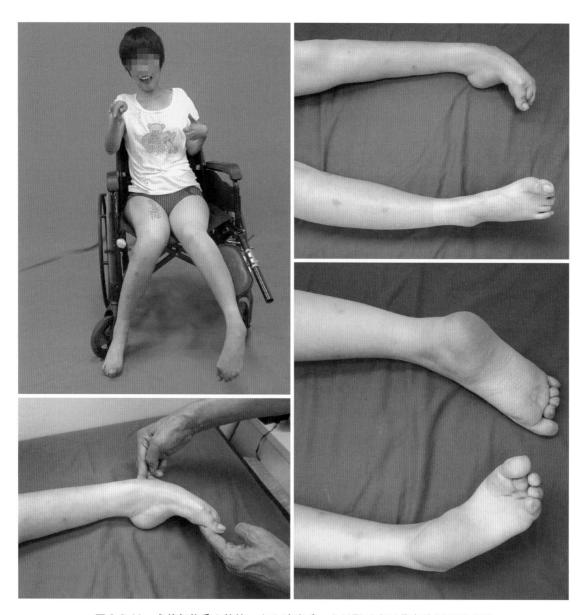

图 2-6-4A　术前仅能乘坐轮椅，左上肢腕手、左足踝重度屈曲挛缩僵硬性畸形

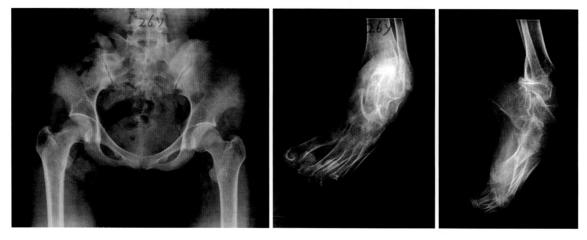

图 2-6-4B　术前 X 线片，左踝足及足趾关节极度跖屈、前足内收畸形

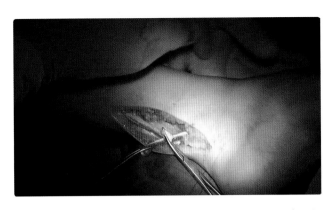

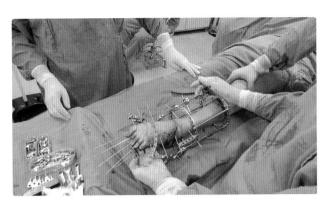

图 2-6-4C 通过跟腱内侧一个切口，延长挛缩的跟腱、胫后肌腱、趾长屈肌腱、踇长屈肌腱，手术操作注意保护胫后神经、血管

图 2-6-4D 跟距关节融合后，穿针安装 Ilizarov 外固定器，因患者 5 个足趾皆有屈曲挛缩，皆给予穿针，术后与马蹄内翻畸形同期牵拉矫正

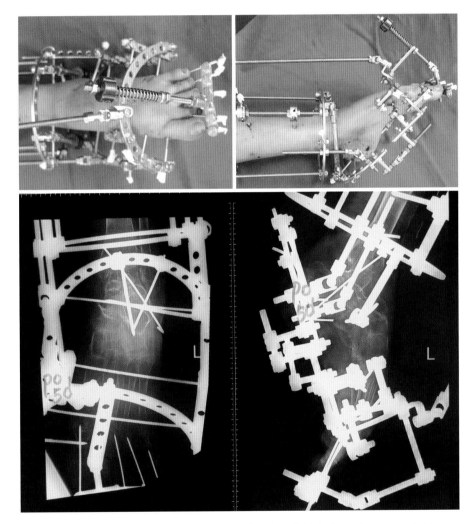

图 2-6-4E 牵拉矫正踝足及足趾挛缩的环式外固定器构型，术后 5 天 X 线检查后，即开始调整螺纹牵伸杆，矫正马蹄内翻及踇、趾屈曲挛缩畸形

四、随访结果

患者术后 105 天左足踝畸形完全矫正，拆除外固定器，配穿足踝矫形器保护下锻炼行走，如此能避免畸形复发（图 2-6-4G）。

五、专家述评

本例病史 10 余年，逐渐加重，不能站立和行走。肝豆状核变性铜代谢障碍可通过内科治疗获得纠正，但肢体畸形手术矫正既往文献没有报道，并

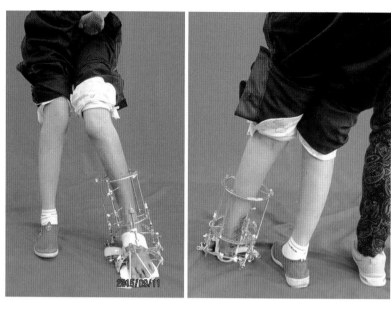

图 2-6-4F　牵伸矫正足踝畸形过程中，鼓励患者足负重锻炼

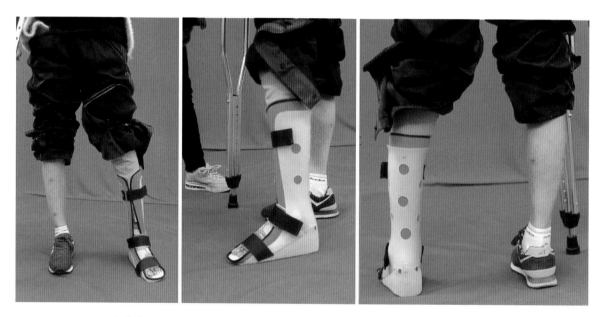

图 2-6-4G　患者术后 105 天左足踝畸形完全矫正，拆除外固定器，配穿足踝矫形器保护下站立行走

无成熟的经验供借鉴。根据秦泗河矫形外科原则，治疗目标应确定为矫正畸形，缓解痉挛与挛缩，稳定关节、平衡肌力，达到全足底站立行走的目标。

　　手术治疗结果证明，这个病例的术前系统评价、医疗决策、手术方法与术后管理流程，实现了解除肌腱挛缩、足踝畸形矫正与后足稳定的目标，既重建了直立行走功能的目标，又规避了手术并发症。由术前仅能依靠轮椅代步，变为术后可以辅助下直立行走。

（秦泗河 臧建成）

参考文献

[1] 梁秀龄, 李洵桦, 石铸. 肝豆状核变性临床若干问题[J]. 中华神经科杂志, 2005, 38(1):57-59.

[2] 臧建成, 秦泗河, 李岱鹤, 等. Ilizarov技术治疗肝豆状核变性所致肢体畸形1例[J]. 中国矫形外科杂志, 2017, 25(4):374-376.

病例5　腓骨肌萎缩症成年期双足踝畸形形态与功能重建

　　腓骨肌萎缩症（Charcot-Marie-Tooth病，CMT），是一种进行性、神经性肌萎缩综合征，为遗传性运动感觉神经元病（hereditary motor and sensory neuropathy，HMSN）一个较常见的类型，是周围神经系统较常见的常染色体显性遗传疾病。Charcot-Marie-Tooth病大多数在婴幼儿期发病，在美国其发病率约为1/2000，是引起儿童高弓内翻足畸形最常见的病因。其足踝畸形临床表现多为高弓内翻足、爪状趾、肢体远端肌肉萎缩、跖骨头下方疼痛、步态不稳、足部疲劳和穿普通鞋困难等。

　　肌力不平衡是引起Charcot-Marie-Tooth病足踝畸形的主要原因，由足内与足外肌群不均衡性瘫痪萎缩、继发关节挛缩所致。CMT常发病于幼年，其临床特点为慢性进行性以双下肢为主的四肢远端肌肉无力和肌萎缩，无或仅有轻微的感觉障碍，肌肉萎缩极少超越膝关节，临床出现"鹤腿样"畸形改变。长时间的肌力不平衡，使得足部小关节畸形由柔韧性向僵硬性转变。凡有渐发性、无明显诱因的高弓内翻足、爪状趾、步态不稳的患者，应怀疑腓骨肌萎缩症，若患者有家族史即可基本确诊。

　　截至2021年12月，秦泗河矫形外科共实施CMT足踝畸形矫治手术287例，为国际上该病最大的一组矫形手术数据，积累了丰富的临床经验，可通过用优化组合性手术一期完成矫形重建目标。

　　组合手术方法包含：①挛缩筋膜肌腱微创松解。②骨性畸形截骨矫正。③肌腱移位动力平衡。④严重畸形者术后结合骨外固定（Ilizarov技术）调控矫正残留畸形。⑤拆除外固定后佩戴个体化足踝支具保护下行走6~8周。

　　秦泗河矫形外科形成的临床理念、优化组合手术方法与术后管理流程，使得腓骨肌萎缩症足踝畸形这个罕见难治性疾病，变得安全、有效、容易矫治。

一、病例资料

（一）病史

　　患者男，22岁，双足畸形进行性加重来诊，呈现为马蹄内翻高弓足，左侧重，经保守治疗、康复锻炼等，足踝畸形仍然进行性加重。在北京某医院行肌电图等检查后，诊断为腓骨肌萎缩症，特来找秦泗河教授诊治。无家族史，无基因诊断结果。

（二）体格检查

　　患者跛行步入病房，双足呈高弓内翻、足趾爪形畸形，跟腱挛缩，足下垂，足底外侧着地，可见胼胝形成，无破溃，畸形左侧重。双小腿肌肉萎缩，呈"鹤腿样"畸形，胫后肌肌力4级，胫前肌肌力3级弱，腓骨长、短肌肌力3级，小腿三头肌力4级弱，伸踝、伸趾残存肌力<3级，不能完成主动背伸踝、足关节的功能（图2-6-5A、图2-6-5B）。

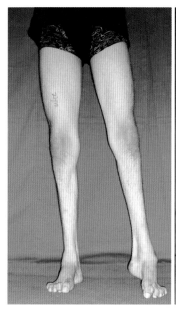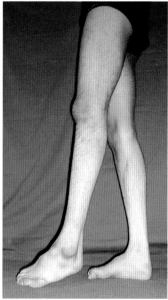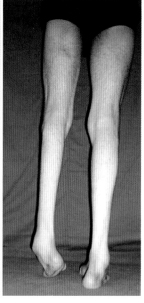

图2-6-5A　患者站立位，双足内翻下垂畸形，用前足外侧负重，双小腿肌肉萎缩，呈"鹤腿样"改变

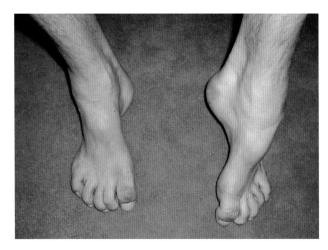

图 2-6-5B　高弓足畸形伴爪形趾，双跟腱挛缩，左足畸形重

（三）影像学检查

X线检查，双足骨关节呈马蹄高弓内翻畸形，双距骨在踝穴明显内翻倾斜改变（图 2-6-5C）。

二、手术决策与重建目标

一期手术解除踝、足、趾多个关节的挛缩，矫正骨性畸形，稳定后足，屈肌腱移位重建伸踝、外翻动力平衡。为有利于患者术后早期下地负重行走功能锻炼，双足畸形分两期手术重建。

三、第一期左足手术方法与术后处理

（一）左足手术方法

左跟腱延长、踇长屈肌腱延长、跖腱膜皮下松解、胫后肌前外置代第三腓骨肌、趾长伸肌，距下关节融合，踇趾趾间关节融合，踇长伸肌后移。手术结束后，穿针安装组合式外固定器（图 2-6-5D）。

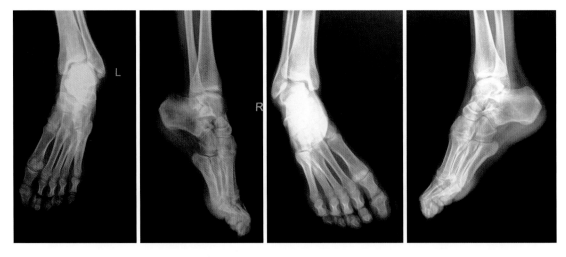

图 2-6-5C　X线片示，双足呈现马蹄、高弓、足内翻、爪形趾畸形改变，双距骨在踝穴明显内翻倾斜改变

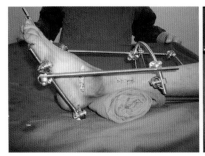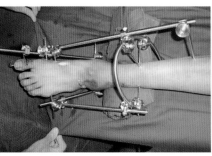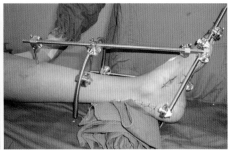

图 2-6-5D　左足手术后穿针安装组合式外固定器

（二）术后处理

1. 术后患肢适当抬高，注意观察患者肢端感觉、活动及血运情况。

2. 术后第 3 天鼓励患者下地，患足即可适当负重行走。

3. 术后第 5 天拆除包扎敷料，暴露伤口及针道。拍摄手术部位 X 线片，观察穿针、对位情况，关节位置关系，测量畸形角度，残留畸形通过体外手动调整外固定器矫正。

4. 左足术后恢复到能稳定地站立负重行走时，再实施右足手术（图 2-6-5E）。

四、第二期右足畸形手术矫正与术后管理

（一）右足畸形特点

患者右足畸形看似较左足轻，但后足、中足都有骨性内翻畸形（见图 2-6-5E 右图），伸踝、伸踇、伸趾肌力减弱较左足重。因此，手术方案、固定方法与左足有所不同。

（二）右足 6 个手术方法

跟腱延长，跖腱膜切断，三关节融合，踇趾趾间关节融合，胫后肌、踇长屈肌联合移位代伸踇、伸趾肌，残留畸形术后用 Ilizarov 技术调控矫正（图 2-6-5F、图 2-6-5G）。

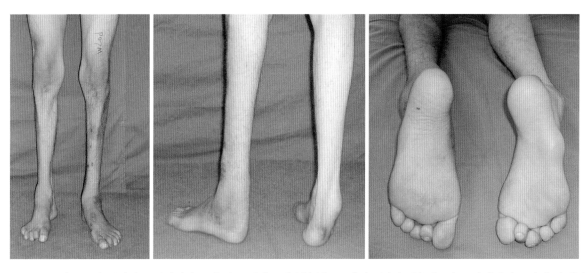

图 2-6-5E 左足术后 7 个月随访，马蹄内翻、高弓、爪形趾畸形皆矫正，能全足底负重行走。拟二次实施右足内翻畸形矫正术

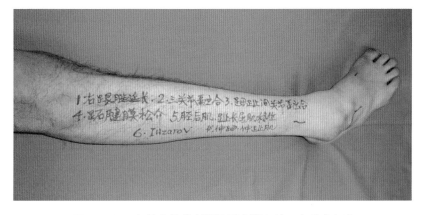

图 2-6-5F 右足术前外观照及写在腿上的 6 个手术方法

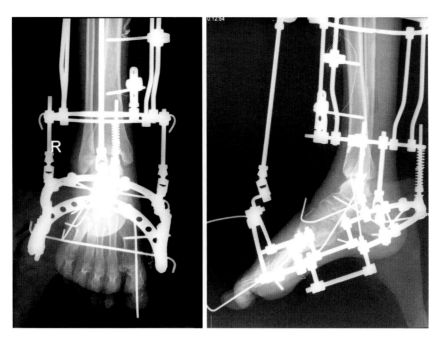

图 2-6-5G　右足术后 9 天 X 线检查，尚残留足下垂及高弓足畸形，通过调控外固定器螺纹杆牵拉矫正

（三）术后处理

右足术后早期指导患者锻炼移位肌的收缩运动。已经前移代伸踝、伸趾肌的胫骨后肌、姆长屈肌，因为是拮抗肌移位，收缩时相转化慢，要鼓励患者通过脑的意念训练踝、足趾的背伸收缩运动（图2-6-5H）。

五、随访结果

患者左足术后 19 个月、右足术后 12 个月随访，双足踝畸形矫正，肌力恢复平衡，无并发症发生，行走无痛。能够穿普通鞋子常速远距离行走。疗效满意（图 2-6-5I、图 2-6-5J）。

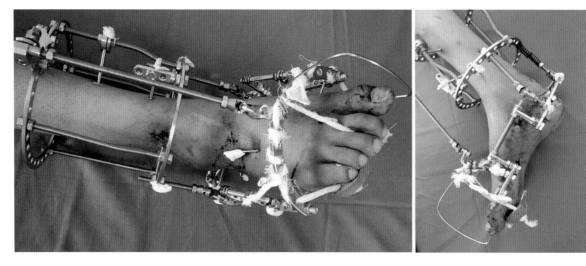

图 2-6-5H　环式外固定器缓慢调控矫正残留足畸形过程中，鼓励患者通过脑的意念训练，右足已经前移代伸踝、伸趾的胫骨后肌、姆长屈肌背伸收缩运动，促其跖屈功能收缩时相，向踝、姆趾背伸运动功能转化

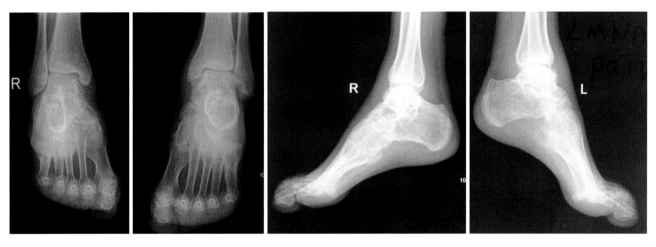

图 2-6-5I 左足术后 19 个月、右足 12 个月 X 线检查,足畸形完全矫正,术前倾斜的距骨恢复了踝关节正常结构与功能

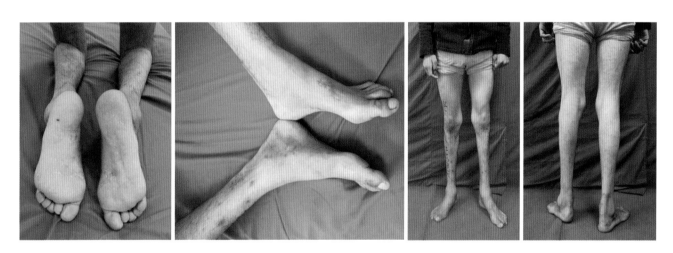

图 2-6-5J 双足形态恢复正常,无痛性全足底负重行走,综合评价疗效优

六、专家述评

截至 2021 年 12 月,秦泗河从事 40 多年矫形外科临床,其矫形外科团队共手术治疗各类足踝畸形 22 063 例,其中腓骨肌萎缩症 287 多例,创立了具有中国特色的代表秦泗河医学思想、手术风格的"足踝畸形矫正、残缺修复与功能重建技术体系"。从手术指征、临床理念、手术原则与方法、术后管理流程、疗效结果,与西方足踝重建原则有很大不同,能够用简单、微创手术方法结合骨外固定(Ilizarov 技术)重建严重、复杂的足踝残缺畸形,同时规避了严重并发症的发生。这个腓骨肌萎缩症双足踝畸形形态与功能重建病例,能够部分反映秦泗河足踝重建技术体系的临床思维、手术原则与术后管理流程。

(秦泗河 臧建成 石 磊)

参考文献

[1] 梁喜斌, 秦泗河. Charcot-Marie-Tooth 病足踝畸形与外科治疗进展[J]. 中国矫形外科杂志, 2014, 347(09): 804-807.

[2] 秦泗河, 桂鉴超, 梁晓军. 外固定与足踝重建[M]. 北京: 人民卫生出版社, 2015.

病例6　先天性腓骨缺如成年期下肢形态与功能重建

一、临床资料

（一）病史

患者女，23岁，生后发现右小腿及足踝畸形，右上肢前臂缺如。发育过程中出现屈膝、小腿外旋畸形，足踝内翻畸形。随年龄增长右下肢发生重度短缩畸形。行走功能明显障碍。患者16岁时曾去过两家大医院就诊，认为手术效果难以确定。于2002年23岁时，慕名到秦泗河大夫处就诊。

（二）体格检查

右前臂先天性缺如，右屈膝畸形50°，小腿重度外旋畸形，右足第四、五足趾缺如伴足内翻畸形。站立位下肢短缩＞14 cm。重度降下式跛行（图2-6-6A）。

（三）影像学检查

X线检查，腓骨完全缺如，第四趾、五趾缺如，距骨、跟骨一体，踝关节尚存在。由于胫骨重度外旋畸形，膝关节骨性结构及关系改变，髌骨外脱位。髋关节无异常（图2-6-6B）。

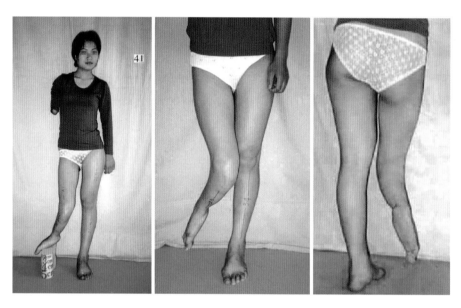

图 2-6-6A　右前臂完全缺如，下肢屈膝、小腿扭转畸形伴短缩 ＞14 cm，足下垂内翻畸形

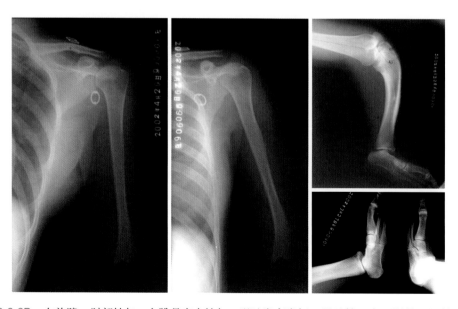

图 2-6-6B　右前臂、肘部缺如。右腓骨完全缺如，踇趾发育尚好，足趾缺2个，距骨、跟骨一体

二、术前评价与手术重建目标

患者存在如下几个畸形：屈膝畸形 >50°，小腿重度扭转畸形，足内翻畸形，下肢重度短缩（足底木块垫高 14 cm 未能达到等长）。患者对手术治疗的诉求是：矫正畸形，相对等长双下肢，保留膝关节的活动功能。

三、手术方法及术后管理

（一）手术方法

膝关节外侧髂胫束松解，腓总神经松解，股二头肌腱延长。胫骨结节下截骨，术中部分矫正小腿外旋畸形，然后跨越膝关节、踝关节穿针安装 Ilizarov 环式外固定器（图 2-6-6C）。

（二）术后管理

1.在牵拉矫正屈膝畸形的同时，进行适当速度的胫骨延长（图 2-6-6D）。

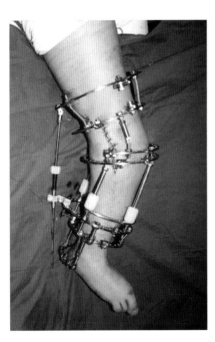

图 2-6-6C 实施髂胫束松解，胫骨上段截骨，术中部分矫正小腿外旋畸形后，跨膝、踝关节穿针安装 Ilizarov 环式外固定器

2.由于术后同期需要矫正屈膝、小腿外旋畸形、足踝畸形，小腿大幅度延长术。因此，术后环式外固定器需要动态调控，适时评价，必要时改变外固定构型。直至屈膝、小腿外旋及足踝畸形矫正，双下肢长度接近均衡（图 2-6-6E~ 图 2-6-6G）。

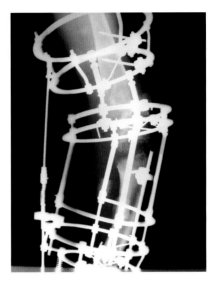

图 2-6-6D 胫骨近端截骨，在矫正屈膝、胫骨旋转、前弓畸形的同时延长胫骨

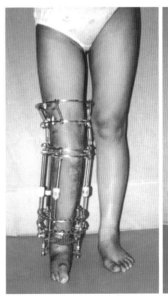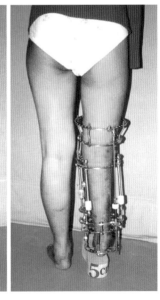

图 2-6-6E 在缓慢、持续、稳定牵伸矫正膝、踝关节畸形的同时延长胫骨。右图示：由术前足底垫高 14 cm，小腿延长后改为 5 cm 木块

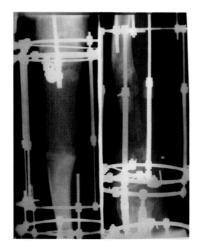

图 2-6-6F　术后 12 个月，屈膝畸形矫正，胫骨延长 11.5 cm

3.小腿骨延长区域成骨质量的检测：如果发生骨延长过程中成骨质量差，将明显影响最终疗效。成骨质量优良的标志是：延长区域 X 线检查，骨再生显影均匀、成骨宽度与原骨基本相等，无虫蚀、碎裂等成骨表现。正常的再生成骨显影决定了延长速度，该患者胫骨一次延长 11.5 cm，并同期矫正屈膝、胫骨前弓畸形，但实现了良好的牵拉骨再生成骨类型（图 2-6-6H、图 2-6-6I）。

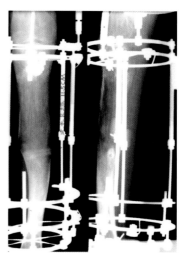

图 2-6-6H　术后 18 个月，胫骨延长 11.5 cm，再生骨显影均匀、与原骨等宽，符合良好的再生成骨类型

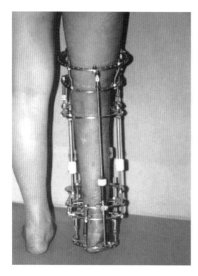

图 2-6-6G　屈膝畸形、小腿外旋畸形及足踝畸形矫正，双下肢长度接近均衡

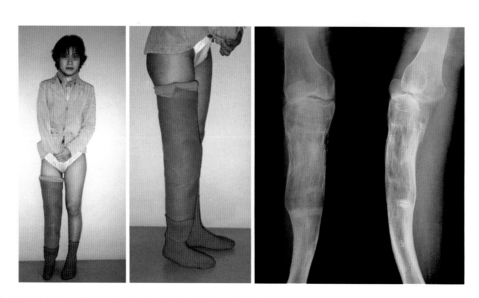

图 2-6-6I　术后 21 个月延长区域骨愈合强度达到标准，拆除外固定延长器，高分子石膏保护下锻炼行走 4 周，以增加骨的应用强度

四、随访结果

（一）术后3年随访

整个下肢矫形、延长重建过程中，未发生并发症，术后 3 年随访时已经能够双下肢均衡行走（图 2-6-6J）。

（二）术后11年随访

右侧胫骨延长区域骨密度、皮质厚度未达到正常，但相应部位粗度增加（图 2-6-6K）。

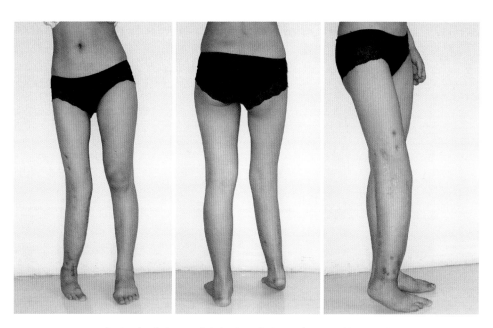

图 2-6-6J　术后 3 年随访，虽残留部分屈膝畸形，但双下肢能较均衡地站立行走

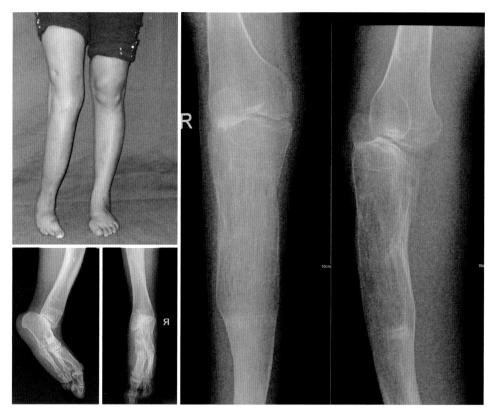

图 2-6-6K　术后 11 年复查，胫骨延长区域骨密度虽未达到正常骨，但患者自诉，小腿（胫骨）上段的周径（粗度）较术前增加

（三）术后17年5个月随访

术后17年5个月随访，下肢站立位全长X线检查，右下肢机械轴并未达到正常标准，膝关节伸屈活动仅40°，但患者能徒手行走5km以上，膝、踝关节无痛，对治疗结果满意（图2-6-6L～图2-6-6N）。

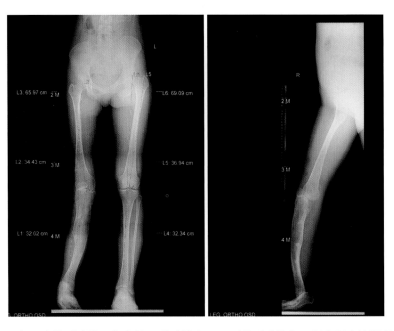

图2-6-6L   术后17年5个月下肢站立位全长X线片检查，双下肢近乎均衡，仍存留少许胫骨外翻、前弓畸形

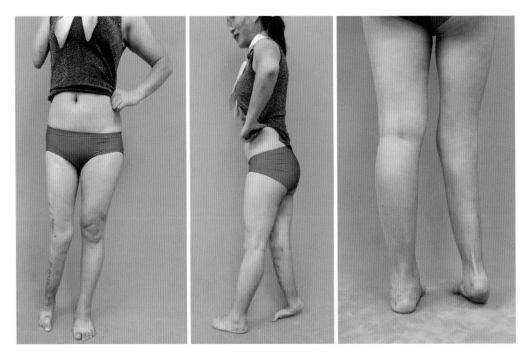

图2-6-6M   术后17年5个月，患者自诉能徒手行走5km以上，膝、踝关节无痛

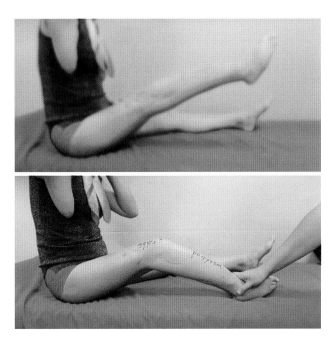

图 2-6-6N　膝关节伸屈活动 40°，仍残存少许胫骨前弓、前足内收畸形，患者不诉求再行手术矫正

五、专家述评

　　先天性腓骨完全缺如，发展至成年期必然发生复合畸形，该患者存在如下 4 个畸形：屈膝畸形 >50°，小腿重度外旋畸形，下肢不等长 >14 cm，足下垂内翻畸形。需要一期手术解决以上存在的 4 个问题，并克服右上肢前臂缺损下肢延长与重建期间，无法持双拐单侧下肢负重行走锻炼的困境。术后 17 年随访的优良效果，证明了秦泗河设计的手术方案与术后动态管理流程合理，体现了系统工程原理与模仿自然重建理念。

（秦泗河）

第三章　难治性上肢畸形重建

第一节　硬皮病致上肢畸形

硬皮病是一种以皮肤炎症、变性、增厚和纤维化进而硬化和萎缩为特征的结缔组织病。此病可以引起多系统损害，其中系统性硬化除皮肤、滑膜、指（趾）动脉出现退行性病变外，消化道、肺、心脏和肾等内脏器官也可受累。

硬皮病的病因仍不明确，可能在遗传、环境因素、女性激素、细胞及体液免疫异常等因素作用下，成纤维细胞合成并分泌胶原增加，导致皮肤和内脏的纤维化。化学物质或病毒感染是影响疾病易感性的环境因素。因皮肤硬化和萎缩会导致关节周围的动力失衡，影响下肢骨关节的发育，不正常应力的负重，将加重畸形发展。畸形常见部位是足踝和膝关节，上肢也有累及。

根据皮肤受侵犯的程度，硬皮病可分为两种亚型：①局限性硬皮病患者仅远端肢体皮肤增厚，躯干不受侵犯。典型表现概括为 CREST 综合征（钙质沉积、雷诺现象、食管功能障碍、指端硬化和毛细血管扩张）；②弥漫性硬皮病患者表现为肢体远端及近端和（或）躯干皮肤增厚。检查要点是，肢体畸形的部位、僵硬程度，皮肤瘢痕硬化范围，有无骨性畸形等。

硬皮病致肢体畸形的治疗疑难之处在于，目前还没有良好的治愈原发疾病的方法。秦泗河教授应用 Ilizarov 牵拉组织再生重建技术，矫治硬皮病四肢畸形取得较满意的疗效，现介绍一例上肢病例的器械构型、治疗过程与疗效，供同行借鉴。

一、病例资料

（一）病史

患者女，31 岁，右肘关节屈曲、腕关节背伸、桡偏畸形 20 余年。出生后 5 个月发现右上肢皮肤变硬发黑，近 20 年腕及前臂皮肤软组织硬化僵硬范围扩大到肩背部，严重影响了右腕关节及手的功能。患者曾去多个医院就诊认为不能手术矫正。特来秦泗河矫形外科就诊。

（二）体格检查

右侧前臂、腕手发育较对侧短小，肘关节屈曲畸形 40°，腕关节桡偏背伸挛缩，拇指内收挛缩。

后颈部、右侧肩背部、上臂、前臂及腕掌部，皆有广泛的皮肤变黑、皮下软组织硬化挛缩，软组织弹性差。腕关节背伸、桡偏、拇指内收挛缩畸形。右手伸屈功能、握拳动作受影响，感觉正常（图 3-1-1A、图 3-1-1B）。

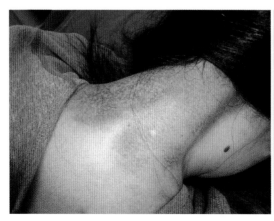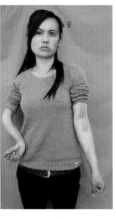

图 3-1-1A　患者颈背部皆有轻度硬皮病的皮肤表现；右上肢发育短小、肘关节屈曲 60°

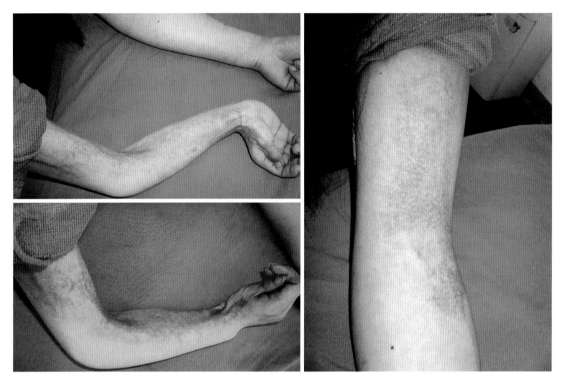

图 3-1-1B　右前臂萎缩，腕部桡偏、背伸畸形。左肘关节屈侧皮肤亦累及

（三）影像学检查

X 线检查显示：右腕关节背伸挛缩、肘关节屈曲畸形（图 3-1-1C）。

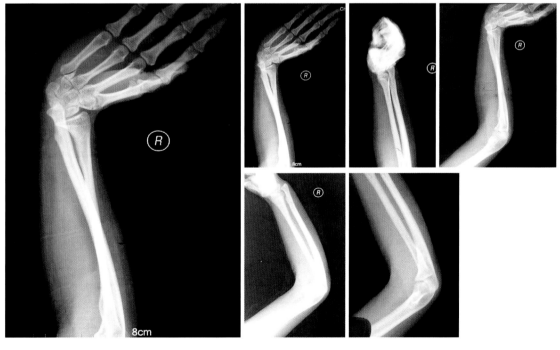

图 3-1-1C　X 线检查显示右腕关节背伸挛缩、肘关节屈曲畸形

二、右腕关节畸形矫正与功能重建策略

硬皮病所致的前臂及腕手挛缩畸形，目前没有明确的手术矫形与重建文献，手术松解挛缩的筋膜、肌腱风险大、疗效不确切。

秦泗河认为，硬化病侵犯的皮肤与皮下组织仍然属于有生命、能够代谢转化的活体组织。采用穿针安装Ilizarov环式外固定器，通过术后稳定、缓慢、持续牵拉，硬化的皮肤及肌腱组织在应力刺激下，能够松弛、延展甚至向正常组织细胞转化，从而矫正多个关节的僵硬性挛缩畸形，最大限度地重建患者前臂、腕关节形态与手的功能。推论认为，

牵拉组织再生仍然适用于硬皮病的肢体畸形矫正与功能重建。

三、手术方法与术后管理

（一）手术方法：跨腕关节穿针安装环式外固定器

患者平卧于手术床，上肢置于侧台，常规消毒铺单。在尺桡骨和掌骨穿螺纹针和克氏针，连接环式外固定器，由此，构成了跨越腕及拇指腕掌关节的稳定固定与牵拉外固定装置，便于术后的牵拉。由于前臂尺桡骨穿针、掌骨穿针是在安全部位进针，在X线透视下注意穿针深度，术中不会发生意外损伤（图3-1-1D）。

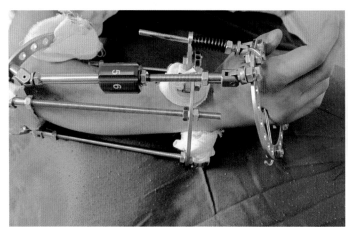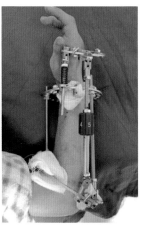

图 3-1-1D　跨腕关节环式外固定器牵拉构型，在牵拉矫形过程中不影响手的运动

（二）术后管理

1. 术后第2天拍摄上肢X线片，开始调整腕手的牵伸杆，根据患者耐受情况，每天1~3 mm，分4次完成。牵拉矫形期间，注意观察皮肤软组织张力，以便调整牵拉速度。鼓励患者锻炼手指。

2. 腕手畸形矫正外形达到要求后，拍摄X线片观察骨关节情况。

3. 外固定器佩戴时间应长于普通矫形患者。

4. 术后4周，畸形牵拉矫正达到目标后，外固定器应继续佩戴2个月，促进挛缩、僵硬的皮肤组织软化重建。该患者固定3个月（图3-1-1E）。

5. 最后1个月腕关节畸形矫正达到目标后，应定期打开外固定牵伸杆，活动腕掌关节与手指，但晚上睡觉时牵伸杆必须再安装固定上（图3-1-1F）。此类患者病变硬化的皮肤对针道具有避免移动的约束力，反能减少出现针道感染的概率。

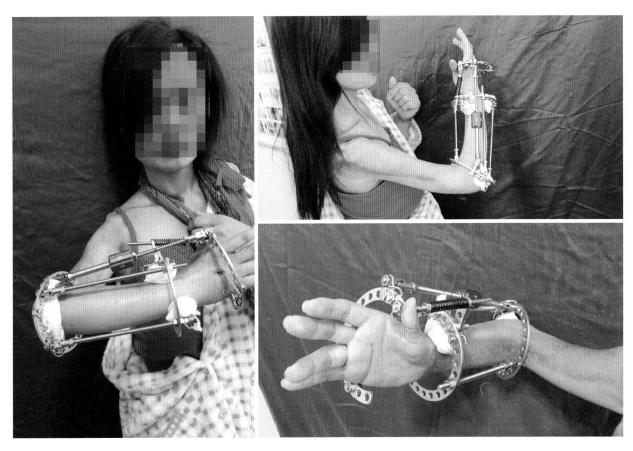

图 3-1-1E　牵伸杆上加弹簧，增加弹性牵拉效应，牵拉速度以患者的感觉与硬化皮肤的反应而定

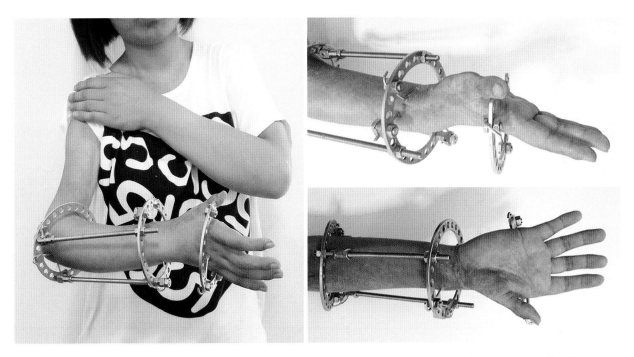

图 3-1-1F　畸形矫正后，定期松开牵伸杆，活动腕关节与手指，但是晚上睡觉时牵伸杆必须再安装固定

四、随访结果

患者术后 3 个月来医院拟拆除外固定器，发现右腕关节畸形矫正满意，各手指伸屈活动基本正常。术后 13 个月随访右侧前臂腕关节畸形无复发，右手伸屈、对掌功能明显改善（图 3-1-1G、图 3-1-1H）。发现意外疗效：前臂、腕部病变区域的皮肤弹性较术前改善、颜色变浅，该现象发生的原因值得深入研究。

五、专家述评

1. Ilizarov 技术加上秦泗河矫形外科智慧，为硬皮病患者的肢体畸形矫正与功能重建，提供了一个微创、有效的治疗方法。临床观察证明，通过缓慢、持续、稳定的牵拉，随着畸形的矫正，能够使硬化的皮肤有所软化、延展，从而达到腕关节功能重建。

2. 由于操作基本属于无血手术，几乎不会出现手术并发症。如果几年后患肢畸形部分复发，可再用 Ilizarov 技术牵拉治疗，仍然有效。

3. 在缓慢牵拉矫形过程中，应注意伴随畸形的矫正而调整牵伸杆的位置。腕关节畸形的矫正，仍需考虑"畸形旋转中心"的问题，确保关节不会脱位。

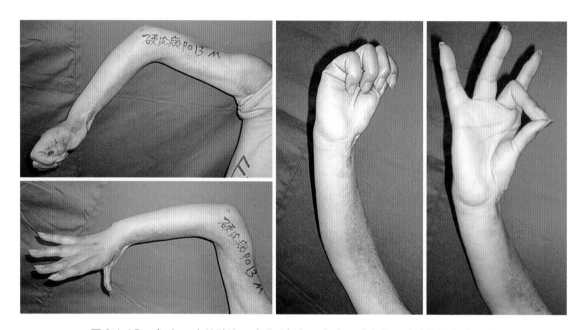

图 3-1-1G　术后 13 个月随访：畸形无复发，右腕、手自主运动功能较术前改善

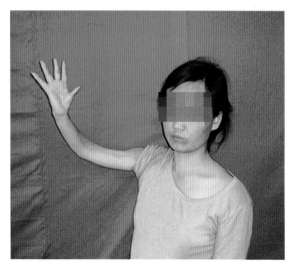

图 3-1-1H　牵拉矫形过程中，未出现针道感染等并发症，患者对疗效满意

4. 合并明显骨性畸形者，术中先做截骨部分矫正畸形，残余畸形再应用 Ilizarov 技术矫正。

5. 患硬皮病的皮肤对牵拉的反应变化很慢，畸形矫正结束后，外固定器要继续佩戴 2 个月左右，使得硬化挛缩组织松弛后再拆除外固定器，减少畸形反弹。

（秦泗河　臧建成）

参考文献

[1] Sihe Qin, Jiancheng Zang, Shaofeng Jiao, Qi Pan. Lower lime deformities: deformity correction and function reconstruction[M]. Springer, 2020.

第二节　创伤后残指短缺畸形

一、残指短缺延长概述

手指在日常生活中具有不可缺少的作用，手工作业者经常出现手指损伤、大段指骨毁损。本病例是挤压伤后导致右手示指、中指毁损，给患者生活和工作带来很多困扰。手指外观残缺引起人际交往中不自信，有自卑感。

作者应用个体化组装的 Ilizarov 微型外固定器，应用皮下截骨，不用牺牲其他手指或足趾，不用植骨，不会增加新的创伤和痛苦，2 个以上残指可以同期安全地实现延长与重建结果。以下介绍一个病例供同行借鉴。

二、病例介绍

（一）病史

患者男，23 岁，因"右手挤压伤导致示指、中指中远端指节毁损 1 年"于 2020 年 6 月 19 日入院。

患者 1 年前因重物挤压伤致右手示指、中指粉碎性骨折伴有软组织广泛挫伤，当地急诊实施了截指手术，仅保留了示指、中指近端部分。经过 1 年锻炼后，患者自感右手示指、中指大段缺损，手形难看。右手的握、捏功能部分丧失，给生活和工作带来困难，迫切要求手术增加残指的长度。

（二）体格检查

右手示指近端残留 1.5 cm，中指近端残留 1.8 cm，掌指关节活动良好。残指端有正常皮肤包裹，无瘢痕挛缩，为实施残端延长提供了基本条件（图 3-2-1A）。

（三）影像学检查

X 线片示右手示指、中指中远端指节缺损，近节指骨部分残留，残指掌指关节结构正常。

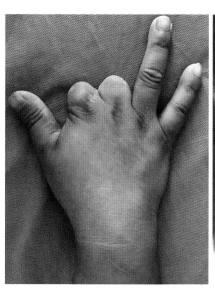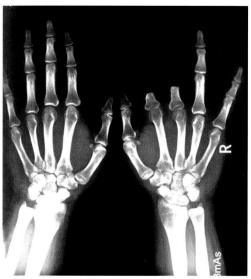

图 3-2-1A　右手示指、中指残端外形与 X 线表现。示指近端残留 1.5 cm，中指近端残留 1.8 cm

三、残指延长策略与重建目标

（一）Ilizarov技术指骨延长术的独特优势

对于手指残缺者，经典治疗方法有手指移植、掌骨指化、皮管移植术等。这些方法要求较良好的供区条件和被移植区条件，治疗成功后，手指外形与原来指骨形状有很大差异，增加了供区破坏，如果移植失败，给患者造成"雪上加霜"的损害。

Ilizarov外固定器指骨延长技术，能够做到微创、无供区损伤，残指骨延长与皮肤肌腱软组织延长同步进行，长度能够控制，延长可一次缓慢完成，不需二次手术切开植骨内固定。若掌握恰当，几乎不会产生影响疗效的并发症。

（二）重建目标

2个残指各延长3 cm，改善手的抓握功能。若延长过多，由于没有指间关节，造成抓握功能障碍。术前重要的工作是，组装个体化的残指外固定延长器，且必须测试符合要求后，方可消毒备用（图3-2-1B）。

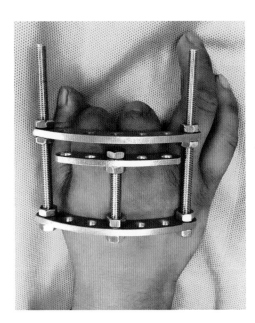

图 3-2-1B　组装个体化残指外固定延长器，术前测试合适后消毒备用

四、手术方法与术后管理

（一）手术方法

1. 患者臂丛神经阻滞麻醉满意后术区消毒、铺巾。

2. 于示指、中指近端基底部透视定位截骨位置，取 0.5 cm 皮肤切口，钝性剥离软组织后插入两孔截骨器，垂直指骨横行钻孔后不截骨。

3. 将自行设计的 Ilizarov 外固定器套于右手上，调好空间位置，靠近截骨远端示指、中指各交叉穿 2 枚直径 2.0 mm 螺纹半针，截骨近端各穿 1 枚直径 2.0 mm 螺纹半针，在第二、三掌骨处交叉穿直径 2.0 mm 螺纹半针固定，松开截骨远端螺纹半针，左右转动，透视确定截骨完全离断、固定针位置满意，拧紧外固定器螺母，结束手术（图 3-2-1C、图 3-2-1D）。

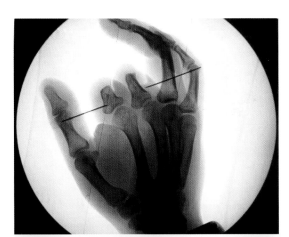

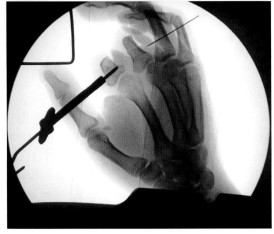

图 3-2-1C　指残端截骨与穿针操作方法：由于残端骨过短，术中透视下定位截骨位置，截骨用 2 mm 钻头，穿针每一部操作必须精准，否则会导致手术失败

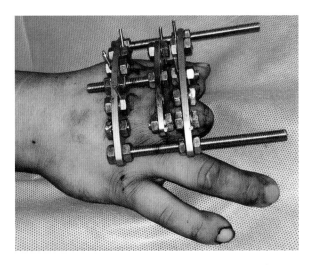

图 3-2-1D 穿针完成与延长器械固定后外观，2 个螺纹延长杆可以同步延长 2 个残指

（二）术后管理

1.术后 7 天拍摄右手正斜位 X 线片，开始断端延长。

2.初期 0.5 mm/d，分 3 次完成；延长 10 天后复查 X 线片观察截骨端拉开情况，并指导右手功能锻炼。

3.由于示指、中指残留骨质较少，延长过程中密切观察钢针松动情况，若有松动，应及时处理。

4.延长初期一般每 2 周左右行 X 线检查，观察延长端成骨情况，根据成骨情况及时调整延长频率和速度。

5.延长 1 cm 后，延长速度减慢为 0.2~0.3 mm/d（图 3-2-1E）。

6.定期复查 X 线片，如骨痂矿化良好，密度接近原掌骨、指骨时，减少固定刚度，简化外固定装置，直至完成拆除外固定器。本病例术后 8 个月骨愈合达到标准后拆除外固定器。

五、随访结果

术后 14 个月随访，X 线检测与术前相比，示指、中指各延长 3 cm，延长区骨重建良好。外观及手的功能极大改善，给患者生活上带来自信，没有出现并发症，治疗效果满意（图 3-2-1F、图 3-2-1G）。

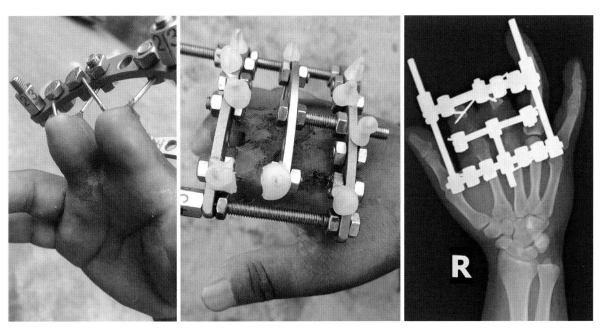

图 3-2-1E 术后 3 周，残指各延长 1 cm，X 线检测钢针位置良好，减缓延长速度

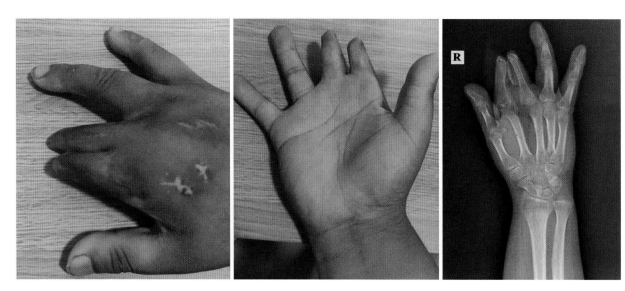

图 3-2-1F 示指、中指各延长 3 cm，外观及功能皆改善，患者对治疗效果满意

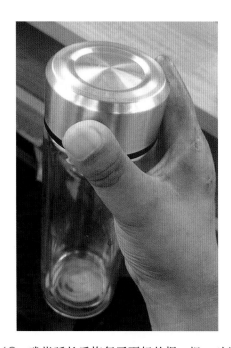

图 3-2-1G 残指延长后恢复了更好的握、捏、对掌功能，手持物功能明显改善

六、专家述评

1.适应证选择：外伤性手指残缺，指骨发育不良，骨骺早期闭合所致的掌、指骨短缩畸形。

2.截骨时尽量保护好骨膜，术后 5~7 天开始延长，延长初期 10~14 天行 X 线片检查，观察牵拉成骨情况。及时调整延长频率和速度，若新生骨痂形成少，可放慢延长速度，必要时可以回压。若新生骨痂较好，要增加延长速度。

3.手指延长由于指骨细小，穿针要求较高，此病例示指、中指骨质残留短，延长过程中要密切观察钢针稳定情况和软组织张力情况。患指功能和外观得到改善后，长度适可而止，避免骨端过多延长。

4.本病例的外固定器系根据残指延长需要自行设计，无固定模式。

（彭爱民　张庆彬　秦泗河）

第三节 创伤后遗尺骨骨不连和骨缺损

一、病例介绍

（一）病史

患者男，22 岁，因"挤压伤致尺、桡骨骨折钢板内固定术后 13 个月"，于 2013 年 2 月 27 日入院。患者 1 年前因折弯机挤压双前臂，致软组织毁损，右尺、桡骨粉碎性骨折。曾在当地医院经过多次手术保肢成功，但右尺骨钢板内固定后出现骨不连，特来我科就诊。

（二）体格检查

双前臂多次手术遗留瘢痕，皮肤完好，无窦道，右前臂旋转功能部分受限，腕关节背伸、掌屈活动尚可，右手指屈伸可达到功能位，皮肤感觉无减退。

（三）影像学检查

X 线片显示：右桡骨、尺骨皆用钢板固定，桡骨愈合良好，尺骨骨不连。游离骨块以钢丝固定伴骨缺损（图 3-3-1 A）。

二、手术策略与器械准备

（一）手术方案与环式外固定器准备

取出尺骨、桡骨的所有内固定的钢板、钢丝，取出尺骨游离骨块，断端硬化骨切除后，尺骨缺损 5.5 cm。尺骨近端皮下电钻打孔微创截骨，安装 Ilizarov 外固定器。术后向尺骨缺损处缓慢骨搬移修复骨缺损。

（二）环式外固定器及其安装工具准备

术前测量前臂周径和长度，选择 Ilizarov 洞孔全环、半环、C 环、连接螺杆、螺纹半针（直径 3.5 mm、4.0 mm）、克氏针（直径 2.5 mm、2.0 mm）及钢针固定夹、微创双排截骨器和骨科常规器械。

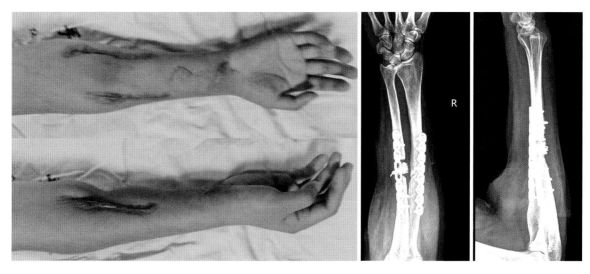

图 3-3-1A 双前臂曾多次手术遗留切口瘢痕，右尺骨骨不连，游离骨块以钢丝固定，伴骨缺损

三、手术方法与术后管理

（一）手术方法

1.患者臂丛神经麻醉满意后，右上肢术区消毒、铺单。

2.首先选择前臂桡骨原切口，取出钢板。再行尺骨原切口进入，取出钢板、钢丝，见游离骨块硬化，同时取出，微创截骨器去除断端硬化骨，测量骨缺损 5.5 cm。于尺骨近端皮肤小切口，微创截骨后不截断。自尺骨鹰嘴处放置直径 2.5 cm 弹性针，髓内固定，在骨块搬移中不易偏离轴线。缝合切口，简单包扎。

3.将预装好的 Ilizarov 环式外固定器套于右前臂，调整好空间位置，在尺骨近端和腕关节处横贯穿直径 2.0 mm 克氏针固定于环上，拉张固定。

4.在截骨近端尺骨上穿入直径 3.5 mm 螺纹半针，远端尺骨上穿入 2 枚直径 3.0 mm 螺纹半针加强固定，中间搬移环穿入 1 枚直径 2.0 mm 克氏针，窄骨刀截骨后固定。透视确定截骨断开，固定针位置满意，紧缩外固定器螺母，手术结束（图 3-3-1B）。

（二）术后管理

1.术后 7 天，开始尺骨骨段向远端搬移，1 mm/d，分 6 次完成。骨搬移期间注意锻炼手的运动功能（图 3-3-1C）。

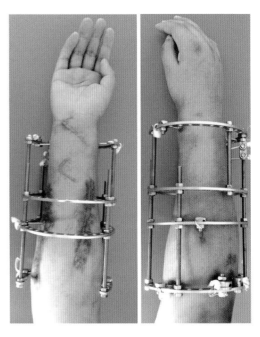

图 3-3-1C　术后 7 天，开始尺骨搬移修复骨缺损的操作

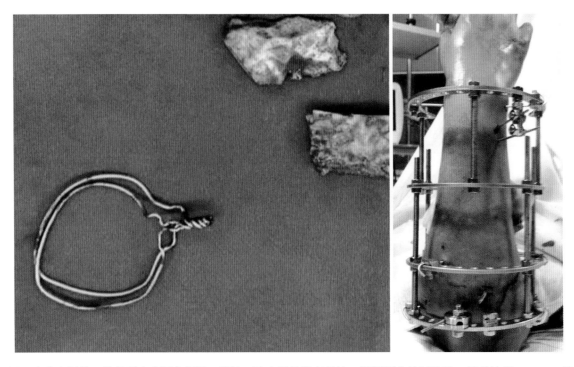

图 3-3-1B　取出右尺骨、桡骨所有内固定钢板、钢丝，取出尺骨游离骨块，断端硬化骨切除后，尺骨缺损 5.5 cm。尺骨近端皮下电钻打孔微创截骨，安装 Ilizarov 外固定器

2. 定期拍摄 X 线片观察搬移端情况，根据骨痂形成情况调整骨搬移速度（图 3-3-1D）。

3. 加强患肢功能锻炼，定期复查 X 线片观察搬移端骨痂矿化和汇合端骨愈合情况，逐步拆除外固定器，减少固定刚度。

4. 术后 12 个月断端愈合，分期拆除外固定器，在减少应力遮挡中促进搬移骨的重塑、改建。

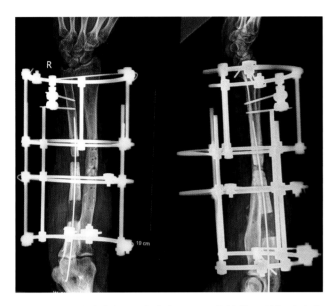

图 3-3-1D 定期拍摄 X 线片复查，观察轴线、骨搬移速度与成骨影像情况

四、术后随访

术后 18 个月随访，患者右前臂功能良好，X 线检查尺骨缺损满意重建（图 3-1-1E）。治疗过程中未发生影响疗效的并发症。疗效优良。

五、专家述评

该患者一期手术拆除右前臂所有内植物，切除尺骨不连的硬化骨，尺骨近段截骨后穿针安装 Ilizarov 环式外固定器，术后稳定、缓慢、持续地搬移尺骨近段骨块。仅用一个简单的骨搬移手术，不需植骨、不用促进骨愈合的药物，最终满意修复了尺骨缺损，重建了右前臂形态与功能，医疗期间未发生并发症。

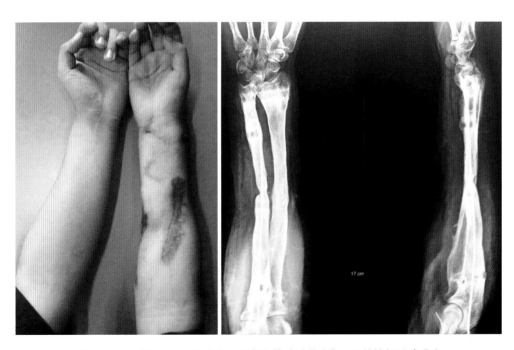

图 3-1-1E 术后 18 个月随访，患者右前臂功能良好，尺骨缺损重建满意

（彭爱民 张庆彬 郑学建）

第四节　多发性骨软骨瘤病致前臂畸形

多发性骨软骨瘤病（multiple osteochondromatosis）是一种软骨生长紊乱疾病，属于常染色体显性（单基因遗传）遗传性疾病，外显率（其中女性不完全外显）为66.7%～100%，由骨骼发育异常引起，临床特点表现为多个外生骨疣，又称为遗传性多发外生骨疣病（hereditary multiple exostosis，HME）。

一、病例资料

（一）病史

患者男，18岁，出生时四肢正常，约1岁时发现右小腿无明显诱因出现包块，有家族遗传病史。2008年发现左肘关节有包块，未做处置，2011年发现右膝关节外翻呈"K"形，在北京某医院手术矫正。于12岁行右膝软骨瘤切除术，13岁行左尺骨软骨瘤切除术。近年发现左侧尺骨短缩、左肘关节畸形随着身体发育逐渐加重。患者有明确的家族遗传病史，其母亲、姨、外祖母均罹患骨软骨瘤病。

（二）体格检查

右上肢可见陈旧性手术瘢痕，肘关节、右膝关节外翻，上肢、下肢多处出现肿瘤样包块。左腕关节尺偏、桡骨头脱位及肘关节屈曲畸形（图3-4-1A）。

（三）影像学检查

X线检查示双髋部、左侧尺骨远端皆有软骨瘤样改变，桡骨头脱位，尺骨短缩远端缺损，桡骨远端弯曲畸形，腕关节复合畸形（图3-4-1B）。

二、外科治疗决策与手术技术要点

（一）外科治疗决策

切除尺骨远端软骨瘤，桡骨畸形截骨即时矫正，Ilizarov技术尺骨近段截骨延长修复尺骨远端缺

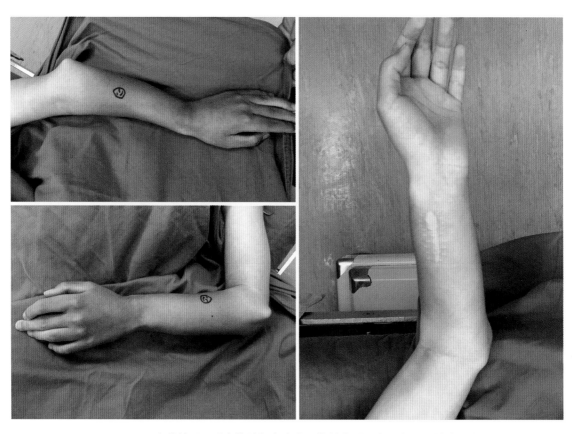

图3-4-1A　术前外观显示右前臂复合畸形，桡骨头明显皮下突出，前臂短缩

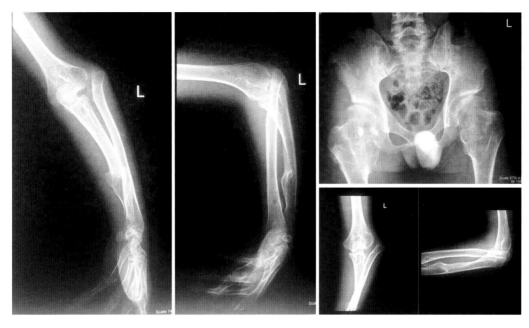

图 3-4-1B　X 线片示：左侧尺骨远端瘤样变伴有短缩、远端缺损，桡骨弯曲，桡骨头向近端脱位伴腕关节尺偏畸形，双股骨近端可见骨软骨瘤

损，在尺骨搬移延长过程中同期将桡骨头牵拉下移，最终使前臂长度可重建腕关节平衡。下移的桡骨小头并不能形成正常的上尺桡关节，由于患者 18 岁，暂不影响肘关节功能及外观，本次手术不做桡骨头切除。

（二）手术技术要点

1. 显露切除尺骨远端的软骨瘤，切除骨的长度依据瘤体的大小而定。秦泗河习惯用线锯断骨切除，

如此切口小，很少会产生热损伤。

2. 尺骨近端截骨，用电钻打孔后，先不断骨，注意尽量保持骨膜完整。

3. 桡骨截骨也采用小切口，先电钻打孔后不断骨。

4. 穿针安装 Ilizarov 环式外固定器，注意先穿针固定前臂骨的上下两端，确定外固定空间布局后，截骨远端穿针固定后再断骨，如此截骨断端不会错位（图 3-4-1C）。

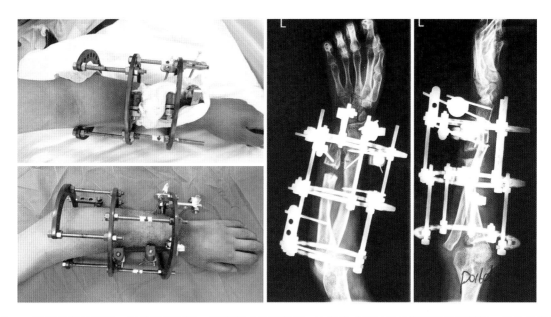

图 3-4-1C　一期桡骨截骨矫形、尺骨截骨延长、安装环式外固定器。X 线检查显示尺骨滑移延长已开始，脱位的桡骨头已经部分下移

（三）术后处理

1. 术后 5 天拍摄上肢 X 线片，调整外固定器远近侧螺纹杆，开始延长尺骨，每日 1 mm，分成 6 次完成。

2. 延长后 10 天复查 X 线片，观察截骨端牵开情况，以决定牵拉速度。一般延长速度为 0.5~0.8 mm/d，每延长 1~2 cm 拍片复查 1 次，根据骨痂生长情况动态调整延长速度（图 3-4-1D）。

3. 延长结束后，定期拍摄 X 线片复查，根据骨痂矿化情况待骨痂完全骨化、恢复皮质骨的完整性后，分期拆除外固定器。

4. 该患者在尺骨延长过程中出现轻度屈腕畸形，配置掌托支具与前臂外固定器通过铰链连接，如此尺骨延长过程中能预防屈腕畸形发生（图 3-4-1E）。

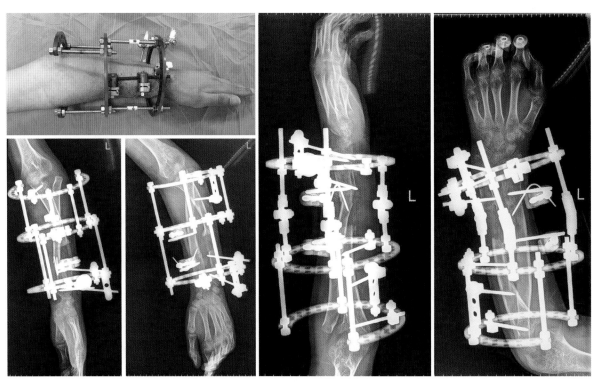

图 3-4-1D　术后前臂延长与重建过程中，不同时间段拍摄 X 线检查评价，以调整尺骨延长速度

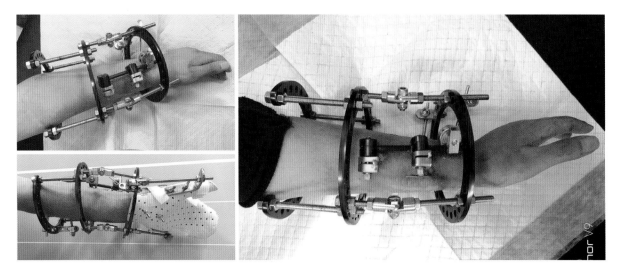

图 3-4-1E　尺骨延长过程中发生腕关节尺偏畸形，装配超腕支具矫形与调控

（四）术后5个月、7个月复查

术后 5 个月尺骨延长达到标准，前臂重建完成，锻炼手的功能，促进尺骨延长区域骨的重塑（图 3-4-1F）。术后 7 个月环式外固定器拆除，尚保留 3 个螺纹针固定 1 个月后再拆除（图 3-4-1G）。

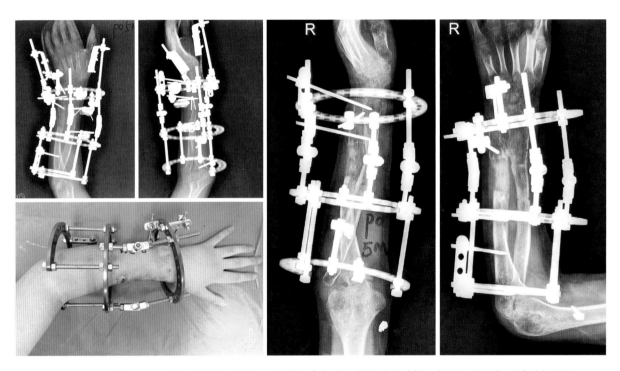

图 3-4-1F 术后 5 个月尺骨延长达到标准，前臂重建完成，锻炼手的功能，促进尺骨延长区域骨的重塑

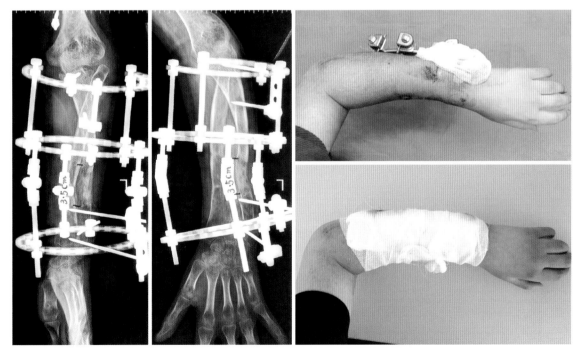

图 3-4-1G 尺骨延长 3.5cm，桡骨头牵拉下移至肱骨外髁下。术后 7 个月环式外固定器拆除，尚保留 3 个螺纹钉固定 1 个月后再拆除

三、随访结果

术后 9 个月复查，桡骨弯曲畸形矫正，尺骨延长达到重建腕关节平衡的要求，延长区域骨愈合。佩戴跨腕关节矫形器再保护下运动 1 个月（图 3-4-1H）。

术后 11 个月随访，前臂外形、功能皆恢复良好，前臂旋前时桡骨头仍有少许突出，疗效优良（图 3-4-1I）。

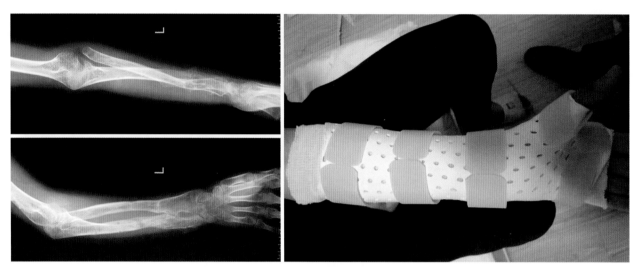

图 3-4-1H　术后 9 个月 X 线检查，桡骨截骨、尺骨延长区域完成骨愈合与重建，佩戴跨腕关节矫形器 1 个月并锻炼手的功能，以巩固疗效

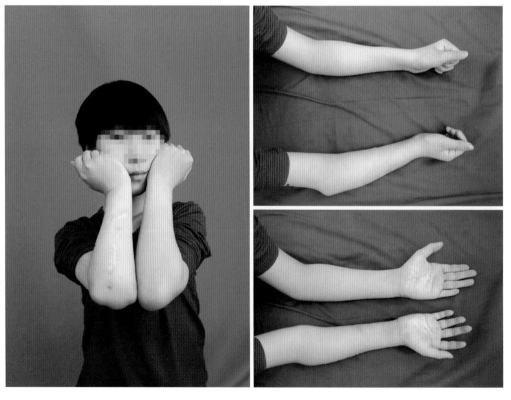

图 3-4-1I　术后 11 个月随访，前臂外形、功能皆恢复良好。前臂旋前时桡骨头仍有少许突出

四、专家述评

该患者已经 18 岁，前部骨骺发育基本停止。秦泗河应用组合手术：桡骨截骨矫形、尺骨远端软骨瘤切除、尺骨近端截骨延长重建骨缺损，同期牵拉上移脱位的桡骨头，重建腕关节的骨性平衡。将 Ilizarov 技术与组合式外固定结合，一期手术解决了瘤体切除、桡骨畸形矫正、尺骨远端缺损牵拉成骨修复、腕关节平衡、前臂复合畸形重建的目标，治疗过程中未发生影响疗效与手功能的并发症。术后 11 个月随访结果，完全达到术前设定的重建目标。术后 5 年电话随访，患者已经正常上班工作了。

参考文献

[1] 秦泗河, 郭保逢, 焦绍锋, 等. 应用骨外固定技术矫正四肢畸形8113例数据分析[J]. 中国修复重建外科杂志, 2018, 32(10): 1241-1248.

[2] 吴鸿飞, 郭保逢, 赵 巍, 秦泗河. Ilizarov 骨延长术治疗尺桡骨短缩并腕关节畸形[J]. 中国矫形外科杂志, 2017, 25(17): 1618-1620.

[3] 姚瑞翔, 蔡文全. Ilizarov环式外固定架技术治疗儿童软骨瘤病性尺骨干续连症[J]. 中华骨与关节外科杂志, 2020, 13(5): 409-413.

（秦泗河）

第五节　尺骨缺损桡骨中心化重建

一、病例资料

（一）病史

患者男，云南人，于 2000 年 1 月（5 岁）于当地医院诊断右尺骨骨髓炎，并实施清创手术，后骨髓炎治愈遗留右尺骨巨大缺损，逐渐形成肘关节畸形，于 2006 年 6 月（11 岁）求诊。

（二）体格检查

桡骨头向上脱位 5 cm 以上，肘关节呈现连枷状态，屈伸活动依靠软组织支撑，屈肘桡骨头明显隆起，肩关节与手的功能正常（图 3-5-1A）。

（三）影像学检查

X 线片显示右尺骨几乎完全缺损，仅远端遗留少许，桡骨头向上脱位，桡骨远段尺偏畸形（图 3-5-1B）。

二、病例分析

（一）诊断

根据病史、查体及影像学检查，诊断：右尺骨骨髓炎后遗症，右尺骨巨大缺损、桡骨头脱位，肘关节呈现连枷状态。

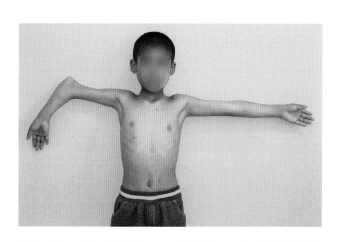

图 3-5-1A　患者大体照片，右肘假关节。右肘关节呈现连枷状态，屈伸活动依靠软组织支撑，屈肘桡骨头明显隆起，肩关节与手的功能正常

（二）重建方法与策略

第一期用 Ilizarov 环式外固定器，通过牵拉矫正桡骨头脱位至肘关节平面以下，为二期桡骨中心化重建尺骨的连续性创造条件。

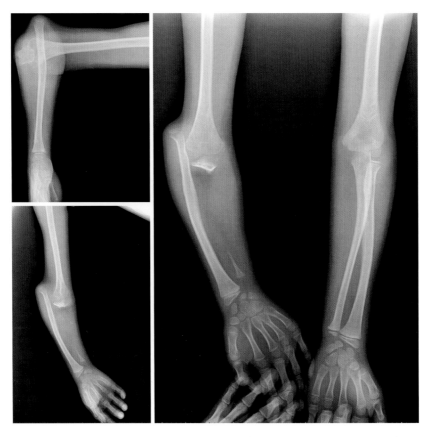

图 3-5-1B　术前 X 线检查。右桡骨远段尺偏畸形，右侧桡骨头向上脱位 5 cm 以上，右尺骨几乎完全缺损，仅遗留尺骨鹰嘴与远端少许残缺骨片，屈肘时桡骨头向上脱位

三、治疗

（一）第一期手术跨肘关节穿针安装Ilizarov环式牵伸器

不做手术切口，穿针外固定方法见图 3-5-1C，在术后缓慢牵拉的过程中，惊讶地发现"尺骨残端骺板分离性延长 4 cm"，虽然属于肘关节牵拉手术的意外效果，但无疑给桡骨尺骨化提供了近端尺骨支撑固定的基础（图 3-5-1D）。桡骨尺骨化（即用一个桡骨支撑其前臂的运动功能）即在肘关节牵拉成

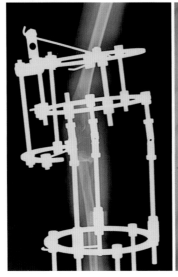
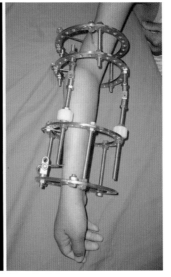

图 3-5-1C　第一期手术方法：仅穿针安装右上肢环式外固定器。术后环式外固定器快速牵拉，使得桡骨头下移对应在尺骨近残端部位

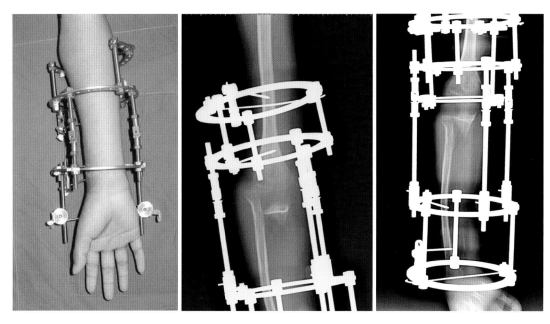

图 3-5-1D　术后牵拉 17 天桡骨头复位形体照及 X 线检查，意外发现：在桡骨小头逐渐下移的过程中，尺骨鹰嘴骨骺板分离延长，为桡骨近端与尺骨近端融合中心化创造了条件

形之后桡骨截骨中心化，肱尺关节功能重建，矫正桡骨远端尺偏畸形（防止发生桡腕关节尺侧移位），又称"单骨技术"。可保留前臂的长度以及外形，保留稳定而灵活的前臂，是重建尺骨巨大缺损的最佳选择。

（二）第二期手术桡骨中心化重建前臂形态与功能

　　将桡骨颈部截断，向尺侧推移至尺骨残端部位，用薄的重建钢板固定，实现了桡骨中心化的目标。其尺骨远端存在尺偏畸形给予同期截骨矫正。由于骨质疏松跨肘关节的外固定器仍然保留（图 3-5-1E）。

　　外固定器拆除后支具保护下锻炼（图 3-5-1F）。

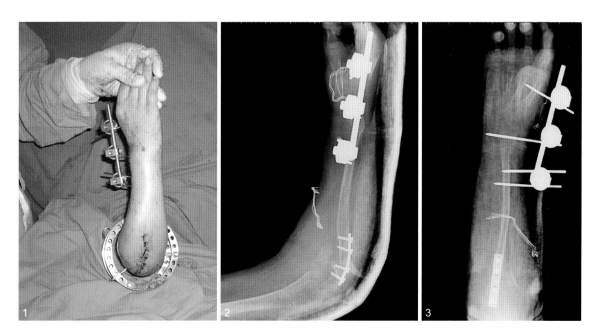

图 3-5-1E　第二次尺骨 - 桡骨中心化手术方法与过程：尺骨近端骨骺延长区域矿化后，将桡骨头下截骨后截骨远端推移至尺骨残端使其中心化融合，用 4 孔重建钢板固定，桡骨远端尺偏畸形截骨矫正，截骨断端用单臂外固定，肘关节带关节铰链的环式外固定器保留（1. 术中照片，2、3. 术后 X 线片）

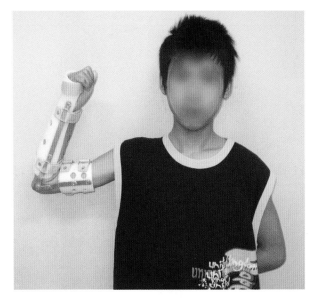

图 3-5-1F　外固定器拆除装配跨肘、腕关节支具保护

四、随访结果

术后患者前臂外形基本正常，肘关节屈伸活动接近正常，手指活动及腕关节活动基本正常，前臂部分旋转功能丧失。2009 年 7 月，复查 X 线片截骨愈合，遂拆除固定桡骨尺骨近端的钢板，继续功能练习。

术后 3 年（14 岁）随访，X 线片示尺桡骨中心化达到目标（图 3-5-1G）。右前臂外形、功能基本正常（图 3-5-1H）。嘱咐患者保护性使用右前臂，避免搬运重物，防止桡骨骨折。

术后 54 个月（4 年半）X 线检查，桡骨明显变粗（图 3-5-1I）。

2019 年 11 月，第一次手术后 13 年 4 个月随访，患者 24 周岁，中心化的桡骨代偿性增粗，右前部

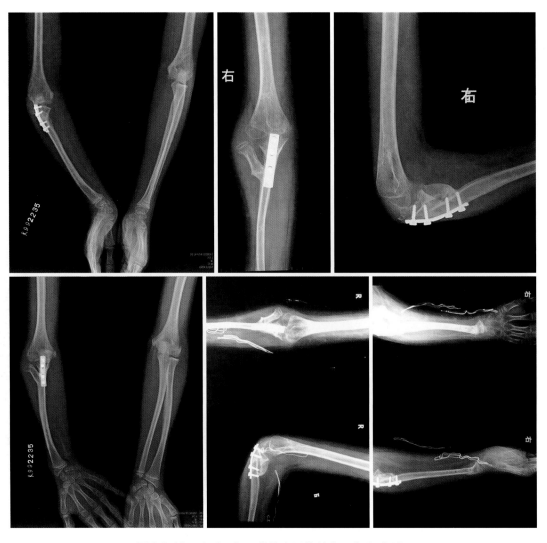

图 3-5-1G　术后 3 年 X 线检查尺桡骨中心化达到目标

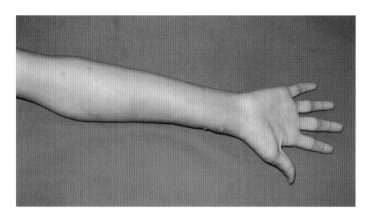

图 3-5-1H　术后 3 年随访，患者右前臂外形及肘关节功能基本正常

外形、长度，肘关节、腕关节功能，前臂肌肉力量以及日常劳动，与健侧上肢没有差别（图 3-5-1J）。

第一次手术后 14 年（2020 年 7 月，患者 25 岁），主持手术的秦泗河去云南其家中复查，右前臂部外形正常，前臂肌肉力量正常，肘关节、腕关节功能基本正常（屈肘位前臂旋前障碍），右上肢整体功能与健侧上肢没有差别，日常劳动不受影响（图 3-5-1K）。

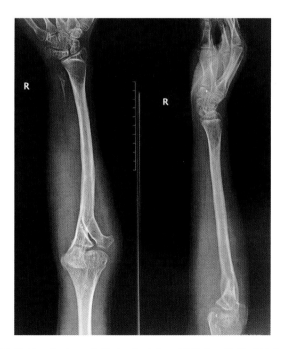

图 3-5-1I　术后 54 个月（4 年半）X 线检查，桡骨明显变粗

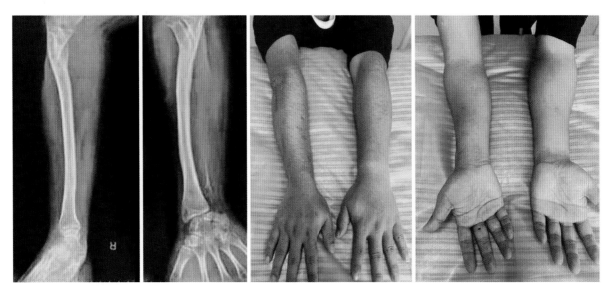

图 3-5-1J 术后 13 年 4 个月。X 线片示中心化的桡骨代偿性增粗。大体像显示右前臂外形、长度，肘关节、腕关节功能，前臂肌肉力量以及日常劳动，与健侧上肢没有差别

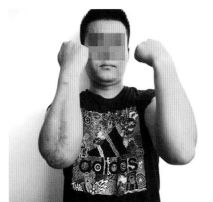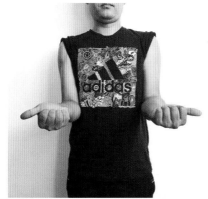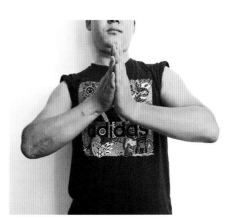

图 3-5-1K 术后 14 年患者前臂外观及功能照

五、专家点评

尺骨缺损见于先天性畸形、骨髓炎患者，因高能量外伤常导致前臂长骨粉碎骨折、大段骨缺损，常合并皮肤软组织缺损。尺骨骨缺损超过 6 cm 被称为巨大尺骨缺损，常常伴发桡骨头脱位，肘关节和腕关节不稳定，乃至肢体长度差异、畸形及功能障碍，是临床治疗的难题。采用传统单纯植骨，因缺乏血液供应，骨愈合时间长，易出现不同程度的骨质吸收及感染等。如不及早手术治疗，畸形将越来越严重。如何有效修复尺桡骨大段骨缺损是骨科难题。

本病例虽然尺骨骨干几乎全缺损，但是鹰嘴尚存在，为重建肘关节与前臂具备了基本条件。秦泗河采用了不开刀先牵拉矫正桡骨头脱位，拟二期手术桡骨中心化重建肘关节与前臂功能。但是没有预见到，牵拉桡骨头下移的过程中尺骨鹰嘴骨骺板自然分离延长 4 cm。这一意外出现的效果为尺骨中心化重建创造了更便利的解剖条件，从而获得了奇特的重建效果。

（秦泗河）

参考文献

[1] 秦泗河, 郭保逢, 焦绍锋, 等. 应用骨外固定技术矫正四肢畸形8113例数据分析[J]. 中国修复重建外科杂志, 2018, 32(10): 1241-1248.

第六节　脑性瘫痪痉挛性前臂旋前、屈腕、屈指畸形

一、概述

脑性瘫痪（cerebral palsy，CP）是指婴儿妊娠期、出生时、出生后4周，发育未成熟的中枢神经系统受到损伤所引起的运动和姿势异常，常伴有智力、行动、感觉的损害。中枢神经系统病变为静止性，然而骨骼肌肉系统的继发性病变会随着生长发育而逐渐加重，直到骨骼发育成熟。根据临床特点分为痉挛型、手足徐动型、强直型和共济失调型等。根据瘫痪部位分为单瘫、双瘫、三肢瘫、四肢瘫、偏瘫以及截瘫等。上肢矫形手术主要适应于痉挛型关节畸形，最常见类别是：肩关节内收、内旋、肘关节屈曲、前臂旋前、腕关节屈曲、拇指内收，手指屈曲呈握拳状。

二、病例资料

（一）病史

患者男，16岁，7个月早产儿，产后窒息，经抢救后存活，其家属即发现其右半侧肢体活动不灵活，2岁时才学会行走，呈尖足步态。于当地医院就诊，诊断为脑性瘫痪右侧偏瘫（痉挛型），在当地医院曾实施过多次康复治疗，未获得明显效果。患者智力正常，随着患者年龄增大，右侧肢体畸形加重，影响正常生活，来秦泗河教授处就诊。

（二）体格检查

右前臂旋前、屈腕畸形达90°，腕关节僵硬，伴有手指屈曲挛缩畸形，拇指内收畸形严重，不能主动伸直，被动伸直受限，活动时无明显疼痛。右足呈马蹄内翻足畸形，行走时足底前外侧着地，足部肌张力高，自主活动很差（图3-6-1A）。

（三）X线检查

右侧重度屈腕畸形，未见明显骨性畸形改变（图3-6-1B）。

三、分期手术重建策略

先手术矫正右足马蹄内翻畸形，方便行走后，再实施右上肢畸形矫正。

第一期右足矫形手术方法：右跟腱、胫骨后肌腱延长，跟距关节融合术，然后穿针安装 Ilizarov 环式外固定器，如此能满意地矫正马蹄内翻足畸形，且畸形矫正后不会再复发（图3-6-1C、图3-6-1D）。

四、右上肢-手重建手术

（一）手术方法与操作步骤（图3-6-1E）

患者全身麻醉满意后平卧，患肢放于侧台，常规消毒铺单，止血带控制下手术。

1. 前臂屈肌群起点松解下移，包括旋前圆肌、屈腕、屈指浅肌腱。

2. 掌侧腕关节上切口，延长指深屈肌腱、拇长屈肌腱。

3. 松解拇内收肌横头，术中即可发现其前臂旋前、屈腕、屈指畸形有所矫正。桡骨背侧切口，游离桡侧伸腕长肌，游离远端肌腱切断，近端与桡侧腕长伸肌腱缝合。

4. 在桡骨远端打一个横向骨洞，将桡侧腕短伸肌腱远端穿骨洞反折自身缝合，将腕关节固定于功能位。缝合各个手术切口。

5. 穿针安装组合式外固定器，将前臂固定在适当旋后位置，腕关节背伸，拇指腕掌关节、手指掌指关节固定在中立位置。

（二）术后处理

外固定器固定2个月，其间鼓励患者锻炼手指活动。若畸形矫正不满意，可以打开外固定器，手法矫形后重新固定在满意的矫形位置（图3-6-1F）。

五、随访结果

术后3个月拆除外固定，其前臂旋前畸形及屈腕、屈指、拇指内收畸形基本矫正，未发生并发症。告知患者继续佩戴前臂-手支具4周保护下锻炼手的运动（图3-6-1G）。

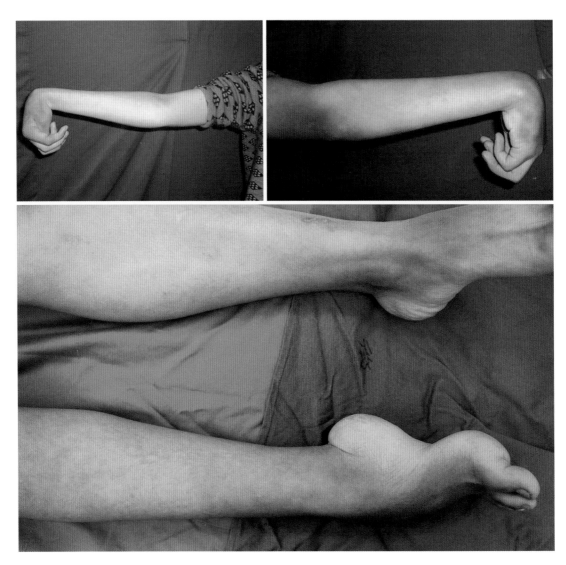

图 3-6-1A　术前右前臂重度旋前、屈腕、屈指、拇指内收畸形，手尚存部分自主功能。右足马蹄内翻畸形

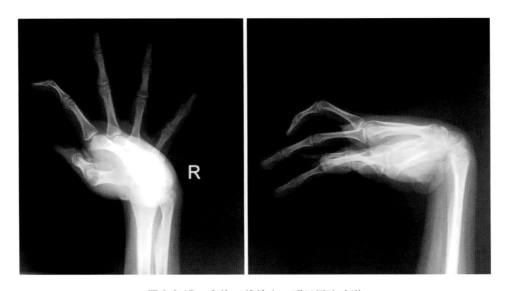

图 3-6-1B　术前 X 线检查，明显屈腕畸形

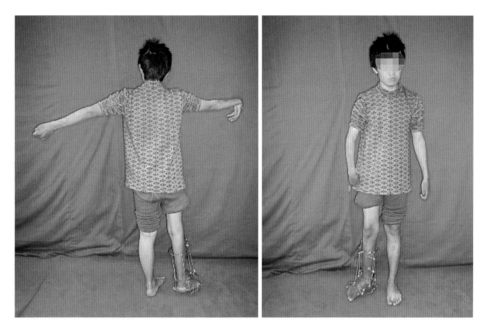

图 3-6-1C 右足马蹄内翻畸形 2 个月前行手术矫正，可带外固定器足负重锻炼

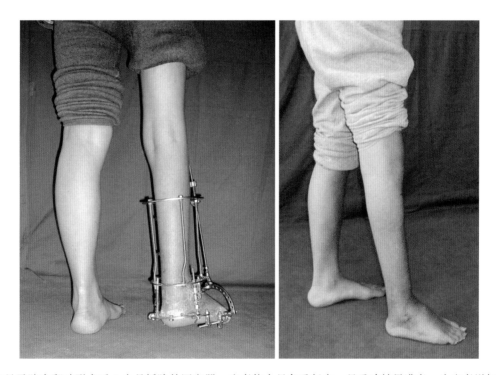

图 3-6-1D 右足马蹄内翻畸形术后 3 个月拆除外固定器，患者能全足负重行走，足重建结果满意，为患者增加了继续治疗右上肢的信心

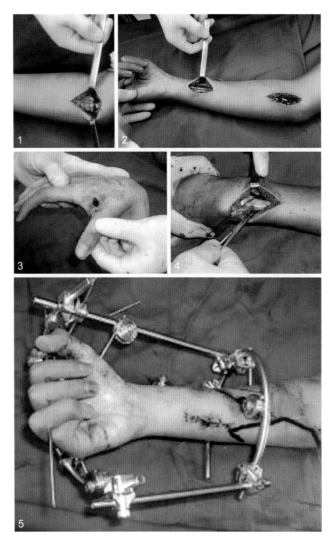

图 3-6-1E　手术操作步骤：1.松解右侧前臂屈肌群起点，使其起点下移，能部分矫正屈腕、屈指、前臂旋前畸形。2.前臂掌侧切口显露并延长挛缩的指深屈肌腱、拇长屈肌腱；3.松解挛缩的拇内收肌横头。4.术中屈腕畸形矫正后，将桡侧腕短伸肌腱远端横穿桡骨骨洞后反折缝合，用肌腱控制腕关节于功能位；5.穿针安装组合式外固定器，控制腕关节、拇指腕掌关节、掌指关节于矫形需要位

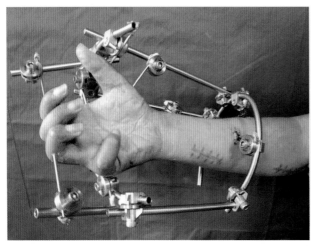
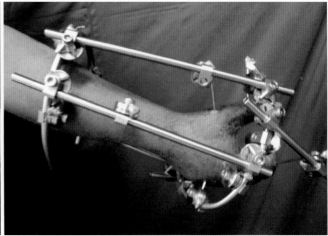

图 3-6-1F　术后调整外固定器，控制前臂于中立位，腕 - 手关节功能位置

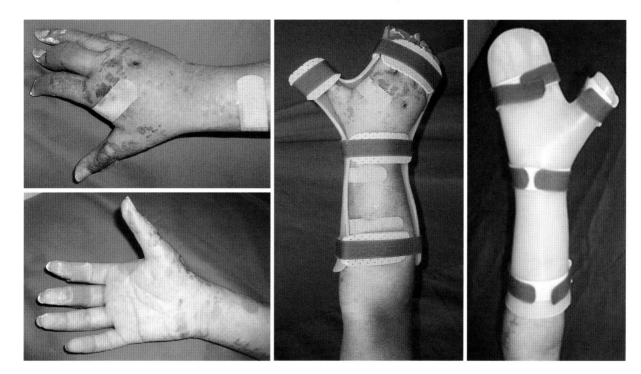

图 3-6-1G　术后 3 个月拆除外固定，前臂、腕手关节畸形皆矫正。装配前臂 - 手支具维持 4 周，嘱患者定期取下支具锻炼手的运动

六、专家述评

　　痉挛性前臂旋前、屈腕、屈指、拇指内收畸形，为脑性瘫痪、脑卒中后遗症较常见畸形，发展至成年期由于屈肌群肌腱由痉挛继发为挛缩，严重时患者手呈握拳状态，丧失了手的基本功能，也给患者心理造成很大负担。

　　秦泗河创用了优化组合的手术方法结合骨外固定控制原理，用伸腕短肌腱固定代替了腕关节融合矫正屈腕畸形。手术简单，微创，疗效可靠，基本能规避严重并发症发生。

（秦泗河）

参考文献

[1] 秦泗河, 陈哨军, 于炎冰. 脑性瘫痪的外科治疗[J]. 北京: 人民卫生出版社, 2008.

第七节 创伤后遗前臂"皮包骨"性骨不连和骨缺损

一、病例资料

（一）病史

患者女，14 岁，因"右上肢外伤、多段骨折后骨不连 1 年"于 2013 年 2 月 1 日入院。患者 1 年前车祸外伤致右前臂多段开放粉碎骨折，在当地医院行切开复位外固定和克氏针髓内固定，此后出现感染骨髓炎、骨不连、骨外露，经多次清创和换药后感染消失，软组织愈合，多为瘢痕。遗留右前臂晃动不稳和垂腕畸形，要求稳定前臂、改善上肢手功能。患者尤其希望保留用右手写字的能力。

（二）体格检查

右前臂贴骨瘢痕、假关节、垂腕畸形，右屈腕屈手指肌力 3 级，伸腕和伸指肌力 1 级（图 3-7-1A）。

（三）影像检查

X 线片示桡骨中远段骨不连，尺骨中近段骨不连，伴成角畸形，尺骨近端有骨感染与骨吸收（图 3-7-1B、图 3-7-1C）。

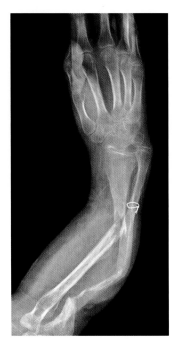

图 3-7-1B 桡骨中远段骨不连，尺骨中近段骨不连

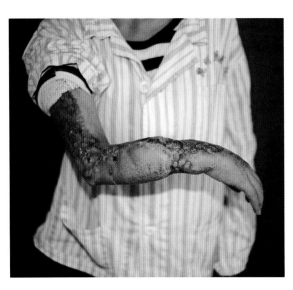

图 3-7-1A 前臂上臂多处贴骨瘢痕；前臂多段骨折形成假关节。腕和手僵硬在轻度屈曲位

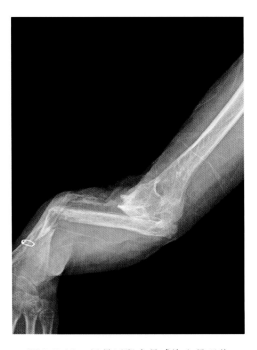

图 3-7-1C 尺骨近段有骨感染和骨吸收

二、第一次手术

2013 年 12 月，进行第一次手术。手术以治疗桡骨骨不连和尺骨骨缺损为目的。术中彻底清创，切除尺骨骨感染的中段，予以桡骨骨折固定和尺骨搬移。随访 3 个月发现尺骨搬移处成骨差，尺骨近段吸收，骨感染未能控制（图 3-7-1D）。

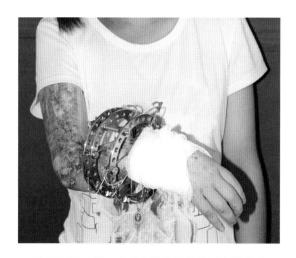

图 3-7-1E　第二次手术简化后的外固定器构型

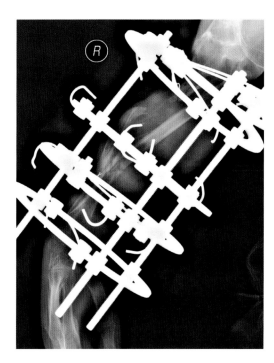

图 3-7-1D　第一次术后 3 个月 X 线检查，尺骨搬移延长几乎没有再生成骨，证明局部血运很差，不会出现再生成骨现象

三、第二次手术

第一次术后 3 个月后行第二次手术。鉴于第一次手术未达到疗效，术中简化原尺骨搬移外固定器构型（图 3-7-1E）。

手术重建目标改为：以固定桡骨骨折和促进软组织愈合，消除骨与软组织感染为治疗目标。第二次术后 9 个月复查，患肢骨感染和软组织感染皆愈合，桡骨骨折仍未愈合，尺骨近段吸收，予以拆除外固定器（3-7-1F、图 3-7-1G）。

四、第三次手术

鉴于第二次手术依然没有取得要达到的骨重建目标，第三次手术外固定器构型要满足治疗桡骨骨

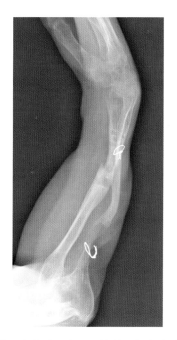

图 3-7-1F　第二次术后 9 个月，桡骨骨折仍未愈合，尺骨近段吸收，予以拆除外固定器

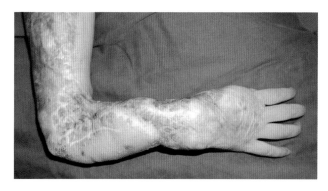

图 3-7-1G　第二次术后 9 个月，患者 X 线片显示桡骨骨折依然未愈合。但在骨牵拉应力刺激下，患肢骨感染和软组织感染皆愈合

不连和稳定住晃动的尺骨远侧残段，最大可能恢复该侧上肢的稳定性，从而为手和腕的残余功能发挥创造条件（图 3-7-1H）。

术中对桡骨骨折加压固定，尺骨远段通过橄榄针固定在桡骨骨皮质上，尺骨近段不予固定。垂腕畸形予以安装关节器矫正（图 3-7-1I）。术后 7 个月，终于实现了桡骨骨不连愈合与尺桡骨愈合，拆除外固定器（图 3-7-1J）。

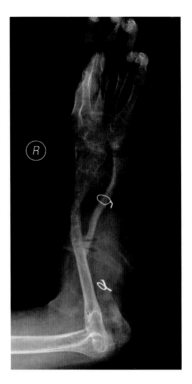

图 3-7-1J 第三次术后 7 个月，外固定器拆除。桡骨骨不连愈合，尺桡骨愈合

五、远期随访

第三次术后 7 年随访，尺桡骨连接稳定并增粗。腕关节弹性固定于屈曲 10° 位置。患者已经考入师范大学，右手还能写字（图 3-7-1K～图 3-7-1M）。

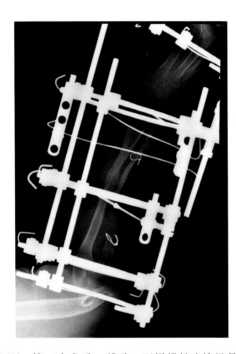

图 3-7-1H 第三次术后 X 线片。以橄榄针连接尺骨近侧残端于桡骨骨皮质

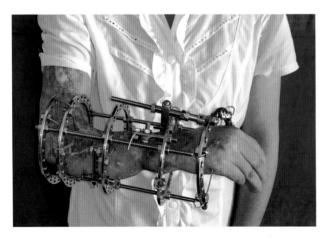

图 3-7-1I 第三次术后 1 个月外观，垂腕畸形逐步矫正

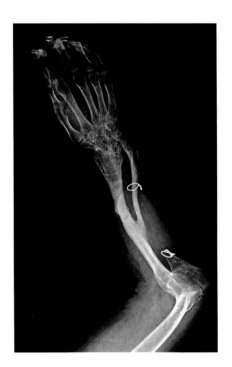

图 3-7-1K 患者术后 7 年尺桡骨愈合情况

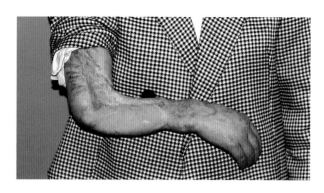

图 3-7-1L　术后 7 年右上肢外观，患者已经就读于师范大学

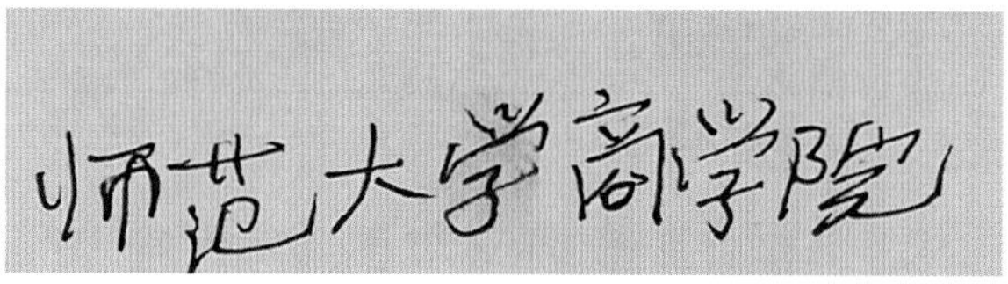

图 3-7-1M　患者用治疗后的右手写的字迹

六、专家述评

"皮包骨"是作者对此类患者的一种通俗叫法，因为传统教科书中对这类骨折没有专门的名称，而临床多有遇见。这种骨折指高能量损伤导致的开放骨折合并软组织严重挫伤，多次手术或患骨筋膜室综合征后，肌肉等软组织坏死、肢体变瘦、软组织条件差，充满瘢痕的骨折。皮肤包着骨头，为"皮包骨"。显微外科可用游离皮瓣来改善局部的血供，增加骨不连愈合的可能。但也面临受区血管缺如、皮瓣失败的风险，并且增加了供区的损伤。应用 Ilizarov 外固定治疗，四两拨千斤，手术创伤小。这对未成年女孩有特殊的意义，因为无论近处还是远处皮瓣的切取对女孩的肢体美观有很大的破坏。

本例患者，多次手术后，上臂呈晃动状，肌肉、肌腱坏死多，属"皮包骨"，任何内植物、植骨都有导致外露和感染的风险。患者的要求是能恢复前臂稳定性，活动时不晃动，考虑到患者为 14 岁少女，如果行双下肢游离皮瓣改善前臂血供从而改善皮包骨条件，便于植入钢板螺钉，一是手术风险大，二是导致双大腿供区损伤，留下难看的瘢痕，对其成年后的心理会造成进一步打击，Ilizarov 外固定是最好的选择。初次手术中进行了尺骨的纵行搬移，但成骨不好而失败，导致尺骨近端的缺损增加。二次手术中，将尺骨的远端斜行通过橄榄针固定在桡骨上，桡骨则加压固定，垂腕畸形则直接闭合缓慢牵拉矫形，最终手术成功，尺骨和桡骨中心化愈合。经过长期随访，获得一个外形可以接受、具有初步稳定性的前臂和手腕，也避免增加游离皮瓣或游离骨皮瓣技术导致的其他肢体供区的损伤。此例，作者想不出比 Ilizarov 外固定性价比更高的方法。

Ilizarov 外固定技术虽然对几乎所有骨折有效，但特别适合某些骨折，如涉及到特殊年龄、特殊部位、特殊要求、感染、肿胀、皮包骨及需要矫形和融合的肢体，此时一般内固定"捉襟见肘"，而 Ilizarov 外固定量体裁衣、游刃有余。本例患者最终右手能写出漂亮的字体，其上肢残余功能得到最大程度保留和恢复，疗效超出了作者的预期。当常规内固定方法山穷水尽的时候，一定不要忘了 IEF 外固定和 Ilizarov 技术这条救生船。其优势可以归纳为：

中心固定，刚韧相济。

迷你切口，无忧负重。

可变可矫，门诊拆除。

（朱跃良）

参考文献

[1] 朱跃良, 郑学健. Ilizarov外固定:器械、方法和理念[M]. 北京: 北京大学医学出版社, 2022: 197-234.

第四章　难治性脊柱-骨盆畸形重建

第一节　强直性脊柱炎严重脊柱后凸畸形

强直性脊柱炎（ankylosing spondylitis，AS）是一种自身免疫性疾病，由骶髂关节开始向上蔓延，常累及整个脊柱。若脊柱后凸畸形发展过程中未能得到有效矫形干预或治疗，将继发脊柱后凸畸形，严重影响患者平视、平卧、行走等功能和生活质量，极少数患者发展至脊柱与骨盆、下肢折叠在一起，导致胸腹腔内脏器受压，影响患者心、肺和消化功能，俗称"折叠人"。重度脊柱后凸畸形患者，手术截骨矫形是唯一有效的治疗方法。已有多种截骨矫形术式被报道，作者创新的脊柱去松质骨化截骨术（vertebral column decancellation，VCD）已经广泛应用于脊柱畸形矫正领域。以下通过一个病例的术前分析、手术治疗过程与结果介绍 VCD 手术方法。

一、病例资料

（一）病史

患者男，40 岁，发现胸背部畸形伴疼痛 20 余年入院。患者于 20 年前无明显诱因出现髋、膝关节和腰背部疼痛，在当地医院就诊，诊断为强直性脊柱炎，口服药物治疗，效果一般；在当地医院行髋关节滑膜切除术，效果欠佳。此后髋、膝关节及腰背部疼痛逐渐加重，并出现髋、膝关节屈曲畸形及胸腰部后凸畸形，畸形逐渐加重，不能行走及平视，影响日常生活，于 2018 年 7 月在关节科行双髋关节置换术。

（二）体格检查

患者严重脊柱后凸畸形，不能正常站立，需要屈膝、双手支撑大腿前方防止向前摔倒，行走困难。后凸畸形严重导致不能正常平卧（图 4-1-1A）。

（三）影像学检查

CT 三维重建显示，脊柱和髋关节均畸形融合。

脊柱侧位 X 线片显示，胸腰段后凸明显，腰前凸丢失（图 4-1-1B）。髋关节置换术后脊柱正侧位片，与髋关节术前相比，骨盆可以前后旋转，能够完成正侧位 X 线片的影像学检查。

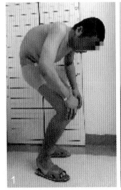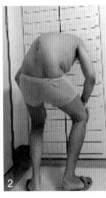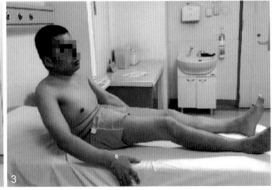

图 4-1-1A　1. 术前侧位外观照显示不能正常站立，需要屈膝、双手支撑大腿前方防止向前摔倒；2. 后面观显示严重脊柱后凸畸形；3. 患者不能平卧位

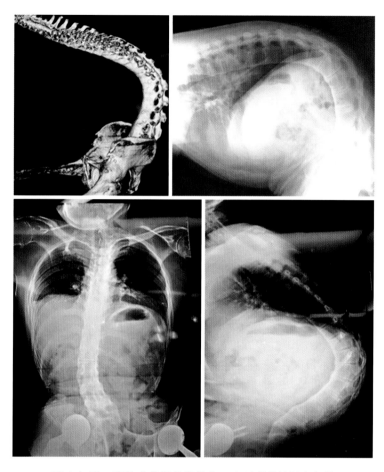

图 4-1-1B　脊柱术前影像学检查，大弧形骨性僵直弯曲

二、病例分析

中年男性，慢性病程，主要表现为胸背部畸形伴疼痛 20 余年，畸形逐渐加重，不能行走及平视，已行双髋关节置换术，行走功能有改善，但脊柱畸形严重，后凸改变明显，影响日常生活，具有手术指征。全身情况尚可，可以耐受手术，无脊柱肿瘤、感染以及严重骨质疏松等，无精神障碍病史等手术禁忌证。

三、治疗目标

1. 矫正畸形，改善患者外观。

2. 提高患者日常生活功能，包括平视以及行走功能、消化功能和呼吸功能等。

3. 纠正矢状面失衡状态，降低弯曲进展风险。

四、手术方式选择

通过多年临床经验积累，我们对蛋壳技术、

Smith-Peterson 截骨术（SPO）、经椎弓根椎体截骨术（PSO）、全脊椎切除术（VCR）等多种截骨技术进行分析总结，创新性提出椎体去松质截骨（VCD）技术。该技术利用各种截骨技术的优点，同时规避了相应的不足。变 PSO 的"V"形截骨为"Y"形截骨，在保留更多骨量的同时，单节段可获得更大的截骨角度，大大提高了手术的安全性。

该技术通过选择性"Y"形切除部分椎体松质骨，中柱"bone-on-bone"接触，在充分保留脊柱原有稳定的情况下促进骨生长，前柱张开避免脊髓过分短缩，具有操作安全、并发症少等优势。本操作大部分在骨内完成，减少对骨膜及相应血供的干扰，有利于减少术中出血和远期融合效果。关键在于术前对手术方案的合理设计及术中技巧应用得当，以达到矫正畸形、改善外观、改善功能、缓解症状、减缓进展、提高生活质量的目的（图 4-1-1C）。

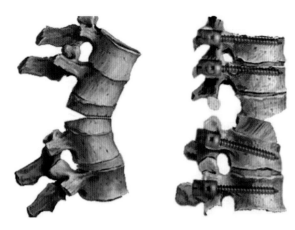

图 4-1-1C　脊柱去松质骨化截骨术（VCD）示意图

五、主要步骤和风险规避

1. 手术均采用术中体感诱发电位进行神经监测。

2. 椎体前柱正常，后凸畸形呈圆角状，多在单节段进行 VCD。

3. 探查截骨椎体的椎弓根，开始进行去骨松质截骨。然后用高速钻头或"V"形锥扩大锥弓根孔，直到该侧壁变软、在侧向压力下可坍缩。将中柱松质骨用特殊器械压入"V"形的骨缺损部位，然后用小刮匙刮前柱松质骨至其呈一横线形。

4. 在 VCD 中，整个截骨间隙为"Y"形，而非 PSO 的"V"形。截骨椎体的前、中柱尽可能少地切除，以减少脊髓可能的短缩。对于矢状面合并冠状面畸形的患者，推荐进行不对称 VCD 截骨。

5. 椎体去骨松质完成后，切除棘突、椎板、小关节和横突等后柱结构。两根预弯的内固定棒分别用头端和尾端的椎弓根螺钉固定。然后夹取移除椎弓根上、中、下壁，将椎体后壁向前推入截骨间隙。使用两个持棒器，持紧在颅头尾两端的内固定棒的未固定端，通过用力将上半身向腰椎手动复位，实现截骨椎前方皮质的折断，从而关闭后方的截骨间隙、离断前纵韧带，使得前柱楔形张开。中柱闭合时旋转中心位于前柱，而前柱张开时旋转中心位于中柱。

6. 确认出口神经根游离，并经透视确认矫形符合术前设计后，将椎弓根螺钉固定锁紧。明胶海绵或液体明胶等止血剂可减少椎体和椎管内出血，有助于控制术中失血（图 4-1-1D、图 4-1-1E）。

六、专家述评

椎体去松质骨化截骨术（VCD）是王岩教授等于 2011 年提出的一种新型术式，将传统脊椎切除术与蛋壳技术相结合，提倡去除松质骨，提高愈合率。截骨槽呈"Y"形而不是"V"形，通过同时延长前柱和缩短后柱来实现矢状面矫形。由于未破坏椎体侧方血运，截骨槽可以获得很好的骨性融合。本例患者是强直性脊柱炎脊柱后凸畸形，经 VCD 法截

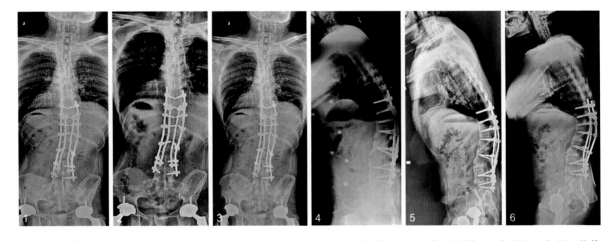

图 4-1-1D　脊柱矫形术后 X 线片。1~3. 术后即刻、3 个月和 6 个月正位像；4~6：术后即刻、3 个月和 6 个月正位像

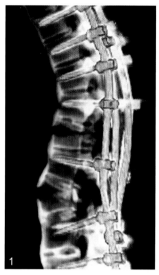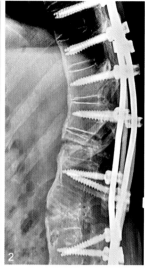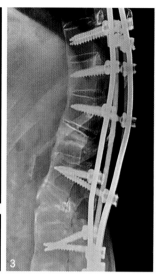

图 4-1-1E 截骨部位影像学表现。1.术后即刻显示截骨槽前方张开；2.术后 3 个月显示截骨部位骨痂形成；3.术后 6 个月显示明显骨性融合

骨内固定治疗，临床效果良好。

VCD 技术核心要义主要是基于以下认识：①脊柱矢状面畸形的有效治疗可以通过前柱延长、后柱短缩或两者结合来实现。从理论上讲，铰链中心越靠背侧，脊髓需要缩短的长度就越短，矫形也就越安全。②为了减少脊髓或其他神经结构短缩造成的并发症，必须尽可能少地切除截骨椎体中柱。③脊柱矢状面序列重排的过程也是脊髓减压的过程。在矫形过程中，脊柱缩短可能导致脊髓向后位移，因此需要去除足够的后方结构以适应脊髓向后移位，避免出现新的压迫。④对变形的椎体进行有限的、精确的选择性去骨松质，有利于脊柱序列的重排。⑤截骨椎体前部皮质的骨质疏松化有助于前柱的开放和伸长，减少后柱所需的缩短长度，从而降低神经功能损伤的风险。⑥残余椎体骨可以替代 VCR 技术中描述的金属植骨网，作为"骨性 cage"，术后有更好的稳定性和更高的融合率。⑦手术顺序是从内到外（蛋壳法），而不是从外到内，这意味着在大多数情况下不干预节段血管，可以减少血管并发症的发生。⑧PSO 技术中的铰链中心位于截骨部位的前纵韧带，矫形时截骨区域的过度收缩可能导致脊髓弯曲、扭结或潜在的损伤；而 VCD 是一种闭合-开口技术，其矫形的铰链中心可根据需要进行调节，与闭合-开张式截骨的特点相同。

VCD 早期的适应证局限于严重的角状后凸畸形。截骨槽呈"Y"形而不是"V"形，通过同时延长前柱和缩短后柱来实现矢状面矫形。由于未破坏椎体侧方血运，截骨槽可以获得很好的骨性融合。通过这项技术可以实现矫形目标和操作复杂性之间的权衡。随着对该技术的理解不断加深和手术操作技术的不断提高，目前 VCD 技术已经广泛应用于各类严重的脊柱畸形矫正中，并取得了满意的临床效果。

（王 岩）

参考文献

[1] 王岩, 张永刚, 郑国权, 等. 脊柱去松质骨截骨治疗僵硬性脊柱侧凸的有效性及安全性分析[J]. 中华外科杂志, 2010(22): 1701-1704.

[2] 张利强, 初同伟, 赵光荣. 脊柱去松质骨化截骨术治疗强直性脊柱炎并脊柱后凸畸形的疗效分析[J]. 中国临床研究, 2015, 28(05): 579-581.

[3] 吕工一, 张晓林, 苗军. 脊柱去松质骨化截骨术治疗强直性脊柱炎并后凸畸形[J]. 中华实验外科杂志, 2017, 34(02): 335-337.

[4] Wang Y, Lenke LG. Vertebral column decancellation for the management of sharp angular spinal deformity[J]. Eur Spine J, 2011, 20(10): 1703-1710.

第二节 强直性脊柱炎致折叠人畸形

一、病例资料

（一）病史

患者男，37 岁，主因"双膝、双髋、腰背部反复疼痛 20 余年，脊柱后凸伴功能障碍 16 年"，于 2017 年 4 月 10 日就诊。

患者 20 余年前无明显诱因出现双膝、髋部疼痛，疼痛呈持续性酸痛，久站后加重，休息后稍缓解，影响睡眠，伴双膝、双髋活动受限，后逐渐出现脊柱腰骶段疼痛不适，伴晨僵。于 16 年前患者发现背部轻微向后凸起，后腰背部凸起逐渐明显，伴胸腰段及双髋活动障碍，随着脊柱后凸加重，患者活动量及饮食显著减少，体重下降，从 50 kg 下降至 30 kg。约 4 年前病情静止，疼痛消失，患者呈胸腰背部过度屈曲体位，头部埋于双膝之间活动，全脊柱活动障碍，影响患者行走、睡眠及日常活动。

（二）体格检查

患者形体消瘦，脊柱正常生理曲度消失，胸腰背部可见脊柱显著后凸，呈严重弓背畸形，躯干与下肢折叠，胸腹部紧贴双侧大腿，头部埋于双膝之间（图 4-2-1A）；全脊柱活动障碍；双肩外展、上举活动受限；双髋屈曲强直畸形，活动障碍；双膝屈曲畸形，伸直活动受限。神经系统查体无异常。身高 66 cm，双下肢等长。

（三）影像学检查

1. 全脊柱正侧位 X 线片（图 4-2-1B）：脊柱重度后凸畸形。

2. 全脊柱 CT 重建：脊柱重度弧形后凸畸形（图 4-2-1 C）。

3. 全脊柱 MRI：脊柱后凸畸形，符合强直性脊柱炎改变，脊髓未见明显异常；未见明显硬膜囊受压。

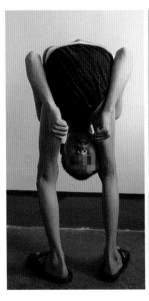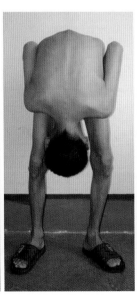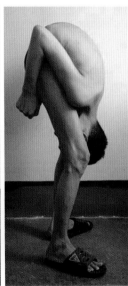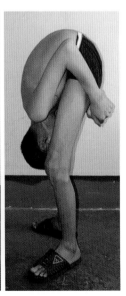

图 4-2-1A 患者术前站立时外观形态，身体折叠在一起，头夹在两条腿中间

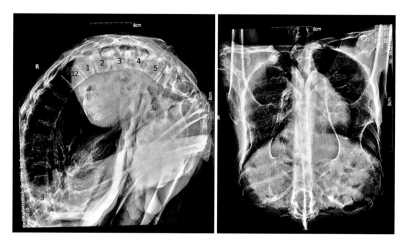

图 4-2-1B　脊柱全长正侧位 X 线检查：侧位片看，躯干成为圆圈状，脊柱弯曲畸形顶点在胸腰段

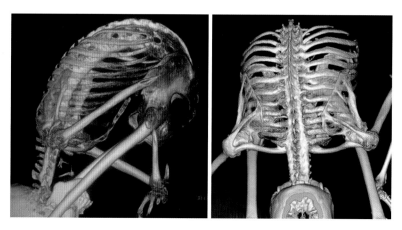

图 4-2-1C　术前脊柱三维 CT 重建显示，强直性脊柱炎若不能得到早期有效的指导与治疗，脊柱弯曲畸形竟然可以达到如此程度。左：侧位观；右：后面观

二、病例分析

1. 中年男性，慢性病程，主要表现为"双膝、双髋、腰背部反复疼痛 20 余年，脊柱后凸伴功能障碍 16 年"，畸形程度严重，严重影响生活，有手术指征。

2. 脊柱后凸畸形严重，躯干与骨盆、下肢折叠，手术体位摆放困难，矫形难度大；麻醉难度高；患者消瘦，营养状况、体能、消化功能及肺功能均很差，手术风险极高。

三、肢体重建的难度分析与克服

（一）外科治疗决策

患者长期处于折叠人状态，日常饮食及体能锻炼很差，术前体重仅有 30 kg，胸廓受压，术前肺功能为极重度受损，FVC 仅有 0.94 L，FEV$_1$ 仅占预计值的 21.3%。患者肺功能、营养状况及体质难以耐受全身麻醉手术。患者躯体折叠状态，无法进行常规俯卧截骨矫形手术。与麻醉科、营养科、呼吸科多学科讨论后，决定采用分期矫形的手术方案，先分期手术行脊柱矫正，再置换髋关节。术前需进行较长时间的体能、肺功能锻炼，并由营养科进行饮食指导。将患者基础体质提升后，再将一个超高难度手术分解为几个小手术，降低手术难度，减少手术风险。

（二）重建目标

1. 外观改善，尽可能矫正患者后凸畸形，恢复脊柱矢状面平衡，恢复正常脊柱力线。

2. 恢复患者平视能力。

3. 改善心肺功能、消化功能。

通过这些治疗目标的实现，最终打开患者的折叠人生，改善患者生活质量并恢复其工作劳动能力。

四、技术要点与风险规避

（一）经椎弓根（PSO）截骨矫形

1. 侧卧位体位采用泡沫垫支撑，保证手术时具有良好的支撑效果，同时不会造成骨性凸起压迫。

2. 侧卧位置入椎弓根螺钉时，因为视角的不同，需改变俯卧位置钉习惯。

3. 采用超声骨刀进行截骨，安全高效的同时能减少截骨时出血。

4. 截骨操作时一定充分显露脊髓，并向截骨区头尾端潜行扩大椎管，避免矫形过程中脊髓神经损伤。

5. 矫形时台下助手需配合主刀医生，缓慢向后推压大腿前方，逐步闭合截骨面，避免过度用力导致椎体移位。

6. 截骨完成后于截骨区进行充分植骨融合。

（二）髋关节置换术

需彻底松解髋关节周围软组织及去除增生骨赘，截骨操作时需注意保护坐骨神经。

（三）风险规避

1. 提高患者耐受手术的能力　心肺功能锻炼：患者折叠人状态，伴有极重度肺功能受损，若直接行手术矫形，围手术期严重肺部并发症的发生率极高。入院后，嘱患者主要通过平地行走锻炼下肢及在病床进行抬举哑铃锻炼上肢进行体能锻炼，每天锻炼时间不少于 6 小时；同时通过呼吸训练器，扩胸运动进行肺功能锻炼，每天锻炼时间不少于 2 小时。

2. 加强营养支持　整个治疗过程中，反复叮嘱患者加强营养支持，并且请营养科会诊调配定制的营养液对患者进行额外营养支持。因为患者长期处于缺乏锻炼及低营养状态，从患者入院到第一次手术期间进行了长达 3 个月体能及肺功能锻炼和营养支持，患者体重从入院时 30kg 增加至 40kg，肺功能及体能也得到明显改善，并经过麻醉科反复评估达到全麻手术最低标准后，方进行第一次手术。

3. 抗骨质疏松治疗　患者因为骨质疏松，从入院时即进行抗骨质疏松治疗，以保证手术时椎弓根螺钉置入后提供足够的固定矫形力。

（四）围手术期管理

术后营养支持；早期呼吸功能锻炼，鼓励咳嗽、咳痰；抗骨质疏松，预防压疮、深静脉血栓等。

（五）术后多学科会诊

术后超声发现患者颈部深静脉置管处血栓形成，请血管外科会诊后，进行了半年抗凝治疗，其间患者继续进行肺功能及体能锻炼，因为患者脊柱后凸术后部分矫正，躯干与下肢折叠打开，因此患者除平地行走锻炼外可以进行爬楼训练（6 分钟 15 层楼，每天 6 次），同时予以抗骨质疏松治疗及营养支持，进一步改善患者营养状况及基础体质，为第二期手术准备。

五、手术基本步骤

（一）第一期行侧卧位腰 1 椎体 PSO 截骨矫形术

1. 全身麻醉后，将患者侧卧摆放于个体化泡沫垫上，使泡沫支撑患者侧卧侧的头部、胸廓、髋部以及下肢，于侧卧侧腋下、上肢和下肢间垫入软枕，最后用胶带固定体位（图 4-2-1D）。

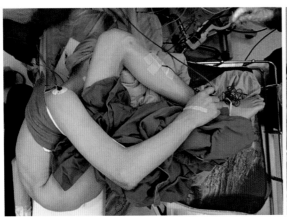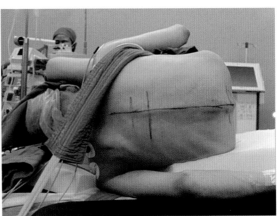

图 4-2-1D　侧卧手术体位摆放法。左图：右侧面观；右图：水平面观

2. 取胸 9 至腰 4 后正中切口，沿棘突切开皮肤、皮下组织和腰背筋膜。骨膜下剥离椎旁肌肉至双侧关节突关节。自动拉钩撑开软组织与肌肉（图 4-2-1E）。

3. C 臂透视定位，在腰 1 椎体上方置入 4 组、下方置入 3 组椎弓根螺钉，由于是侧卧位置钉，需改变俯卧位置钉时固有的习惯。

4. 一侧安装钛棒临时固定。剥离腰 1 横突并切断，骨膜下剥离腰 1 椎体至椎体前方，切除腰 1 椎板、棘突、关节突关节和部分胸 12、腰 2 椎板、棘突、关节突关节，分离椎管内粘连，游离保护腰 1 神经根和硬膜囊。经腰 1 椎体椎弓根行 "V" 形截骨（尖端朝前），扩大椎管和神经根管，解除神经压迫。

5. 在左、右分别将钛棒预弯后交替置入固定，松开固定胶带，台上助手固定截骨近端，台下助手缓慢向后推压大腿前方，同时术者于截骨处施加压力，逐步闭合截骨面完成矫形（图 4-2-1F），随后依次拧紧椎弓根钉螺帽，进行术中唤醒试验。

6. 彻底止血，冲洗伤口，逐层缝合并包扎伤口。全程操作均在神经电生理监测下完成。

（二）第二期侧卧位腰 4 椎体 PSO 截骨矫形术

二期行侧卧位腰 4 椎体 PSO 截骨矫形术（图 4-2-1G、图 4-2-1H）。

（三）第三期实施髋关节置换术

1. 先行左侧全髋关节置换术。患者右仰卧位，常规消毒铺巾。

2. 后外侧 Moore 切口，沿皮肤切口切开筋膜，屈膝内旋髋关节，向后翻转短外旋肌。屈曲内收内旋患髋使其后脱位。

3. 摆锯行股骨颈截骨及大粗隆内侧纵向截骨，分离关节，在真髋臼窝处分离出股骨头，取出股骨头。分离并切开前关节囊，将股骨向前充分牵开，用保留骨屑的髋臼锉磨削髋臼，从最小号向内磨削，反复冲洗以判断磨削程度、方向及深度。除去髋臼

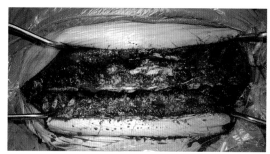
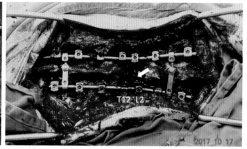

图 4-2-1E 侧卧位显露术区。左图：截骨前；右图：截骨及钉棒固定后

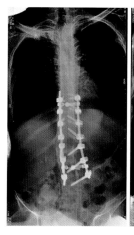
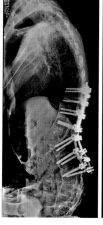
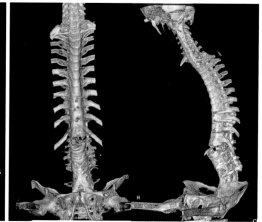

图 4-2-1F 腰 1 椎体 PSO 截骨矫形术后，全脊柱 X 线及 CT 三维重建，显示可见脊柱后凸明显改善，但骨盆仍旋前明显，腰骶段与骨盆折叠仍未打开

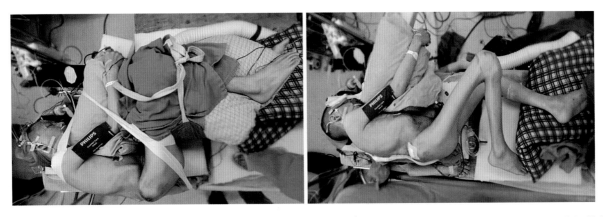

图 4-2-1G   第二次实施腰 4 椎体 PSO 术前（左图），术后外观照（右图），打开了腰骶段与骨盆折叠，为髋关节置换提供条件

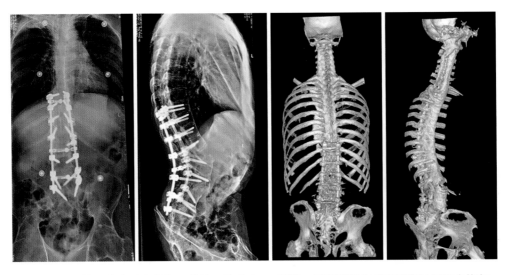

图 4-2-1H   第二次术后全脊柱 X 线及三维重建 CT 图像，可见脊柱矢状面平衡已经基本恢复

软骨，显露有新鲜出血的软骨下骨床。显露髋臼边缘，安装 50 mm 髋臼假体，确认敲击到位后卸下定位器。用软钻及万向改锥垂直于金属臼杯孔向后上象限拧入 2.0 mm、3.0 mm 自攻螺钉各 1 枚。测试髋臼假体稳定度满意，安装对应陶瓷内衬，确保内衬与金属外杯间未嵌入软组织。

4.盒状骨刀自大粗隆内侧及梨状窝开槽，将髓腔插入至预定点，逐级扩大髓腔钻的直径，直至扩至骨皮质，髓腔锉清除股骨颈内残余的松质骨，修平股骨颈截骨面，试模股骨头颈，颈长满意，测试关节稳定性满意，安装股骨假体及长颈陶瓷头，复位髋关节。

5.同样方法行右侧全髋关节置换术（图 4-2-1I）。

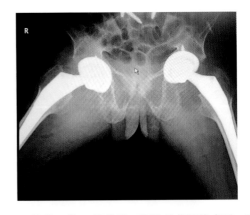

图 4-2-1I   骨盆正位 X 线片示双侧髋关节置换术后，可见双侧髋关节假体植入，位置良好

（四）膝关节屈曲畸形松解术

1. 先行左膝关节松解，膝内外双侧切口，沿皮肤切口向内分离至深筋膜浅面。

2. 在内、外侧侧副韧带后方切开关节囊，屈膝，从后髁关节囊止点向内、外侧松解关节囊，测试松解情况。

3. 外侧另开一小口，将紧张的髂胫束松解。

4. 同法行右膝关节松解。

（五）脊柱畸形矫正后，患者平视功能恢复，效果满意（图 4-2-1J）

六、随访结果

第一次术后 3 年随访，患者无内固定松动、断裂等远期并发症发生，矫形效果维持良好。患者日常生活能力正常，已重新找到工作，回归社会，治疗效果满意（图 4-2-1K）。

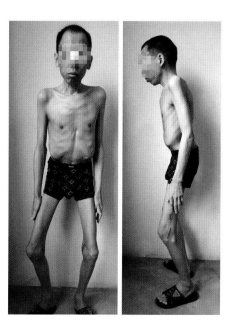

图 4-2-1J 患者术后外观照，脊柱后凸畸形基本完全矫正，最大程度恢复了身体直立形态与行走功能

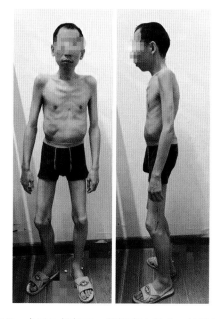

图 4-2-1K 术后 3 年复查，能够直立行走，体质明显改善

七、专家述评

强直性脊柱炎（AS）是一种累及骨与韧带的慢性非特异性炎症性疾病，常由骶髂关节开始，向上逐步累及脊柱、韧带及椎间关节，最终引起脊柱强直性改变。本病男性多发，男：女 =(10~4)：1；好发于青壮年（年龄＜40 岁）；发病率约 0.3%。除了骶髂关节及腰背疼痛，后期胸腰椎可能出现进行性的后凸畸形。部分晚期 AS 患者常合并重度胸腰椎后凸畸形（后凸角度＞100°），导致脊柱矢状面失衡、外观畸形、双眼不能平视，影响患者平躺、行走、站、坐等日常生活及心理健康，更有极少数患者脊柱与骨盆、下肢折叠在一起，导致胸腹腔内脏器受压，影响患者心、肺和消化功能。

针对晚期 AS 合并脊柱后凸畸形的患者，手术截骨矫形是唯一有效的治疗方法。已有多种截骨术

式被报道用于治疗 AS 伴脊柱后凸畸形的患者：后路经椎间关节截骨术（Smith-Peterson osteotomy，SPO 和 Ponte 截骨）、经椎弓根椎体截骨术（PSO）、全脊椎切除术（VCR）以及脊柱去松质骨截骨术（VCD）。其中 SPO 和 PSO 是应用最多的截骨术。SPO 为经椎间关节的 V 形截骨，单节段可获得约 10° 左右矫正，多节段 SPO 可使矫正应力分布于多个节段，有利于脊柱矢状面圆滑生理曲线的恢复，但其矫形依赖于前方椎间隙张开，不适于前柱骨化的患者，且由于后柱截骨面接触面积小，融合较慢，远期易发生矫形的丢失。PSO 通过脊柱前中柱截骨面支撑闭合完成矫形，不依赖于脊柱前柱张开，因此即便前纵韧带骨化时矫形效果也不受影响，且短期融合较快，远期矫正丢失少；PSO 还可以通过不对称截骨矫正部分 AS 伴侧弯的冠状面失衡。单节段 PSO 可实现平均约 35° 矫正效果。而 VCR 及

VCD 术常用于重度角状后凸畸形。

无论何种截骨手术均是以俯卧位为基础进行，但对于本例 AS 伴极重度脊柱后凸畸形（折叠人）患者，无法俯卧进行手术。为了降低治疗本例患者的手术难度，解决术中体位摆放难题，同时获得安全满意的治疗效果，我们首次提出了采用侧卧位分期截骨矫形的治疗方案，同时配合患者呼吸、体能锻炼，增强患者体质，提升患者手术耐受能力，最终打开了患者的折叠人生，开启人生的新篇章。

（梁益建　赵　登）

参考文献

[1] Qian BP, Wang XH, Qiu Y, et al. The influence of closing-opening wedge osteotomy on sagittal balance in thoracolumbar kyphosis secondary to ankylosing spondylitis: a comparison with closing wedge osteotomy[J]. Spine(Phila Pa 1976), 2012, 37(16): 1415-1423.

[2] O'neill KR, Lenke LG, Bridwell KH, et al. Clinical and radiographic outcomes after 3-column osteotomies with 5-year follow-up[J]. Spine(Phila Pa 1976), 2014, 39(5): 424-432.

[3] Van Tubergen A, Ramiro S, van der Heijde D, et al. Development of new syndesmophytes and bridges in ankylosing spondylitis and their predictors: a longitudinal study[J]. Ann Rheum Dis, 2012, 71(4): 518-523.

[4] Zhang G, Fu J, Zhang Y, et al. Lung volume change after pedicle subtraction osteotomy in patients with ankylosing spondylitis with thoracolumbar kyphosis. Spine(Phila Pa 1976), 2015, 40(4): 233-237.

[5] Fu J, Song K, Zhang YG, et al. Changes in cardiac function after pedicle subtraction osteotomy in patients with a kyphosis due to ankylosing spondylitis. Bone Joint J. 2015; 97-b(10): 1405-1410.

[6] Liu ZJ, Qian BP, Qiu Y, et al. Does postoperative PI-LL mismatching affect surgical outcomes in thoracolumbar kyphosis associated with ankylosing spondylitis patients [J]. Clin Neurol Neurosurg, 2018, 169: 71-76.

[7] Liu H, Yang C, Zheng Z, et al. Comparison of Smith-Peterson osteotomy and pedicle subtraction osteotomy for the correction of thoracolumbar kyphotic deformity in ankylosing spondylitis: a systematic review and meta-analysis[J]. Spine, 2015, 40(8): 570-579.

第三节　合并先天性心脏病的脊柱侧弯后凸畸形

一、病例资料

脊柱侧弯畸形矫治

（一）病史

患者女，26 岁，主诉"发现脊柱侧弯后凸 19 年，伴活动耐量下降 2 年余"，于 2015 年 8 月 11 日就诊。

约 19 年前患者家人发现患者腰背部轻微不平，双肩不等高，右肩较左肩稍高，无其他不适或异常表现。15 年前患者出现腰背部疼痛，未进行诊治，随患者年龄增加，症状逐渐加重。12 年前患者于当地某医院行脊柱手术治疗（具体不详），术后症状有所缓解。2 年前腰背痛，伴心悸气促、夜间呼吸困难，逐渐加重，遂就诊于我院

（二）体格检查

患者步入病房，对答切题，全身未见异常毛发及色素沉着，双眼平视，右肩较左肩稍高，躯干扭曲左侧倾斜，背部可见长约 30 cm 的陈旧瘢痕，胸背部向右后凸起伴剃刀背畸形，左侧髂嵴较右侧稍高（图 4-3-1A）。四肢感觉、肌力正常，肌张力正常，腱反射正常，病理征未引出。

（三）影像学检查

全脊柱正侧位 X 线片（图 4-3-1B）、全脊柱 CT（图 4-3-1C）显示：脊柱侧弯后凸畸形，内固定在位。

超声心动图显示先天性心脏病 Ebstein 畸形，三尖瓣重度反流，肺动脉压约 62 mmHg，舒张期肺动脉瓣可见少量反流，左室收缩功能正常，EF 71%。

二、病例分析

1. 青年女性，慢性病程，主要表现为"发现脊柱侧弯后凸 19 年，伴活动耐量下降 2 年余"。

2. 诊断脊柱侧弯后凸畸形，先天性心脏病 Ebstein 畸形明确，生活质量受到严重影响，保守治疗效果不佳，有手术指征。

3. 患者脊柱侧弯后凸畸形比较严重，有过脊柱手术史，翻修手术解剖结构不清楚，治疗难度较大，常规治疗矫形效果差。

4. 患者有先天性心脏病，肺功能差，手术耐受情况差。

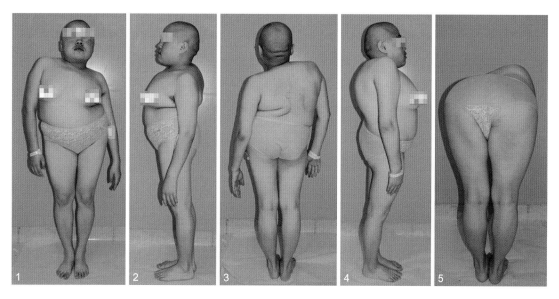

图 4-3-1A　不同体位外观照。1.前面，2.左侧面，3.后面，4.右侧面，5.弯腰位

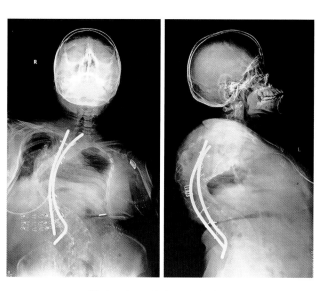

图 4-3-1B　全脊柱正侧位片

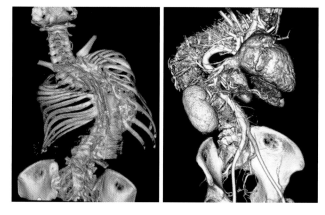

图 4-3-1C　脊柱 CT.左脊柱三维重建,右主动脉重建

三、肢体重建难度分析与克服

（一）外科治疗决策

根据患者病情严重程度，包括严重的脊柱侧弯后凸畸形以及严重的呼吸功能受损，若直接行脊柱后路截骨矫形手术将面临四个问题：一是有脊柱手术病史，再次手术时，其解剖结构不清楚，难度较大；二是患者合并心脏 Ebstein 畸形，是否需要干预以及对手术有无影响需要请相关科室评估；三是患者呼吸功能差，患者难以耐受较大的手术，术后呼吸并发症可能增加；四是手术矫形截骨量较大，脊柱侧弯后凸畸形改善程度有限，术后可能残留较大的脊柱侧弯，一次矫正过多，出现脊髓神经损伤的可能性较大。

经心内科评估后，结合症状、查体以及超声等资料，认为患者心脏 Ebstein 畸形暂无干预指征，治疗脊柱畸形为首要。综合考虑决定采用分期手术治疗。一期手术取出内固定；二期头盆环牵引，逐步改善患者脊柱侧弯程度，改善患者肺功能；三期，根据牵引效果以及牵引耐受情况，选择脊柱后路松解术或进行脊柱后路截骨矫形内固定手术。

（二）治疗目标

由于传统成人重度僵硬性脊柱侧弯治疗目标缺乏标准，治疗目标决定了治疗的难易程度以及治疗方案的选择。因此，手术团队提出了重度脊柱侧弯后凸畸形的治疗目标：三平、一正、一改善。即：肩平、背平、髋平，血气正常，肺功能改善。恢复患者矢状位平衡、冠状位平衡。达到此目标后，患者可以更好地恢复自信，更好地恢复社会生活。

四、手术重建流程、技术要点与风险规避

（一）取出内固定物

1.患者俯卧位，常规消毒铺巾。

2.沿原切口切开皮肤，小心暴露内固定。

3.取出内固定物。

4.生理盐水冲洗，逐层关闭皮肤。

（二）头盆环牵引

1.患者右侧卧位，常规消毒铺巾。

2.定位左侧髂前上棘与髂后上棘，骨盆针从左侧髂前上棘上方约1 cm穿入，顺髂骨内外板之间通过，由髂后上棘处穿出，检查无误，在骨盆针上方约1 cm同法再穿入另外一根骨盆针，敷料包扎。

3.将患者左侧卧位，同法在右侧髂骨穿入2根骨盆针。

4.将患者仰卧位，在双侧耳廓上方约0.5 cm各拧入3枚颅骨钉，双侧眉弓各拧入2枚颅骨钉，安装头环固定。

（三）脊柱后路松解

1.患者俯卧位，常规消毒铺巾。

2.以顶椎为中心，沿棘突做一长约30 cm纵行切口，逐层切开皮肤及皮下组织，剥离椎旁肌肉，显露椎板、横突及部分肋骨。

3.根据术前影像学结果分析及术中椎板形态，选择旋转、侧弯变化最明显的4处位置，做Ponte截骨（主要是切除小关节、部分椎板、黄韧带等脊柱后柱结构）。

4.大量生理盐水冲洗，留置引流管，逐层缝合伤口。

（四）脊柱截骨矫形

1.患者俯卧位，常规消毒铺巾。

2.沿T2至L4棘突做一纵行切口，长约38 cm，逐层切开皮肤及皮下组织，剥离椎旁肌肉，显露椎板、横突及部分肋骨。

3.在C臂定位下，神经导航引导下，左、右椎弓根分别置入长短适宜的椎弓根螺钉。

4.凹侧安装预弯的内固定棒做临时固定。

5.选择顶椎处，以超声骨刀切除顶椎及上下邻近椎体的椎板，切断顶椎横突，沿骨膜下，以Cobb分离椎体周围软组织，至椎体前方。

6.在凸侧拟截骨上下的椎弓根螺钉，安装短棒做临时固定，以超声骨刀做顶椎全椎体截骨。

7.更换凸侧临时固定棒为预弯好的内固定棒。

8.通过凸侧加压，凹侧撑开，逐渐矫正患者侧弯畸形，恢复冠状面平衡。

9.检查内固定物无松动，安装横连接。

10.大量生理盐水冲洗，留置引流管，逐层缝合切口。

（五）技术要点

1.头盆环牵引术：骨盆针的置入、位置及方向要准确，以提供足够的牵引力，避免盆腔脏器及血管神经的损伤。

2.脊柱松解术：患者侧弯后凸畸形严重，显露存在一定困难；经多次手术，组织解剖结构不清楚。Ponte截骨时，位置选择对松解效果很重要。截骨操作时一定充分显露脊髓，避免脊髓神经损伤。

3.脊柱截骨矫形：患者侧弯后凸畸形严重，显露存在一定困难，尤其是上次松解手术的位置，可能存在椎板缺失。截骨操作时一定充分显露脊髓，注意脊髓、神经保护，避免脊髓、神经损伤。术中临时固定要稳定，避免矫形时出现椎体意外移位导致脊髓损伤。术中电生理监测，实时提醒术者操作，减小对脊髓信号传导有影响的操作。

（六）风险规避

1.提高手术耐受能力。

（1）心肺功能锻炼：患者为极重度脊柱侧弯后凸畸形，伴有严重肺功能受损，若直接行手术矫形，围手术期严重肺部并发症的发生率将极大增加；该患者长期缺乏功能锻炼，体质较弱，手术耐受能力较差；为提高心肺功能，在头盆环牵引期间，患者持续行呼吸及体能锻炼，包括爬楼训练（6分钟15层楼，每天6次），呼吸训练器每天2小时等。

（2）加强营养支持：整个治疗过程中，反复叮嘱患者加强营养，并明确提出了在矫形手术前对体重的最低要求，不能达到则必须延缓手术。

2.术中操作

（1）头盆环牵引：在骨盆针植入过程中，保持患者侧卧位，方向定位准确，避免伤及骨盆的脏器、血管及神经；颅骨钉置入时，要控制力度，在保证螺钉稳定、牢固的同时，避免穿破颅骨内板，引发颅内损伤如出血、感染等。

（2）脊柱后路松解：因患者严重侧弯后凸畸形，解剖结构变异大，显露过程需小心，避免伤及周围重要脏器或神经；通常情况下，患者脊髓靠近凹侧，Ponte 截骨操作时，尤其是凹侧的截骨操作，需要仔细分清解剖结构，避免脊髓、神经刺激。

（3）脊柱后路截骨矫形：为第二次脊柱手术，显露过程需小心，避免上次术后残留的椎板缺损，伤及脊髓、神经。截骨过程中，时刻保持截骨断端稳定性，避免断端移位引起脊髓牵拉损伤。切口缝合需避免死腔，预防切口感染。

3.牵引过程　定时观察患者神经功能症状，包括声音嘶哑、呛咳、吞咽困难、上肢麻木、无力，下肢无力，行走不稳，大小便困难等，若有异常，随时终止牵引，并降低牵引高度。

4.围手术期管理　术后营养支持，早期呼吸功能锻炼，鼓励咳嗽、咳痰，预防压疮、深静脉血栓等。

五、四期手术矫形牵伸与躯干形态恢复过程

（一）第一期手术行脊柱后路内固定取出术

2015 年 11 月 18 日，取出内固定，为后续牵引治疗创造条件（图 4-3-1D）。

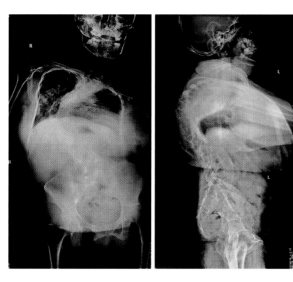

图 4-3-1D　内固定取出后的全脊柱正、侧位片

（二）第二期头盆环牵引术

2015 年 12 月 1 日，安装头盆环，持续脊柱牵引（图 4-3-1E），间断调整牵引高度，患者脊柱畸形及肺功能明显改善。

（三）第三期"脊柱后路松解+胸廓成形术"

因患者脊柱畸形程度严重，患者寰枢椎间隙明显增宽（图 4-3-1F），于 2016 年 7 月 28 日全麻下行第三期"脊柱后路松解术 + 胸廓成形术"。术前先适当放松牵引，术中行 4 处 Ponte 截骨，在松解节段椎体提前置入椎弓根螺钉，避免截骨矫形手术时置钉困难。胸廓成形，对于凹槽融合的肋骨进行分离抬高固定，在增大胸腔容积的同时，减小后续牵引阻力。松解术后继续行头盆环牵引，调整牵引高度，患者脊柱畸形程度进一步改善（图 4-3-1G、图 4-3-1H）。

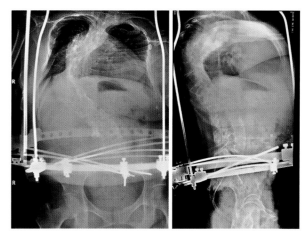

图 4-3-1E　头盆环牵引 3 个月后，复查全脊柱正、侧位 X 线片，脊柱侧弯后凸均有改善

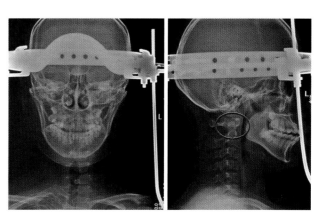

图 4-3-1F　经过约 9 个月头盆环牵引，复查 X 线片显示寰枢椎及寰枕间隙明显增宽（红色圆圈所示）

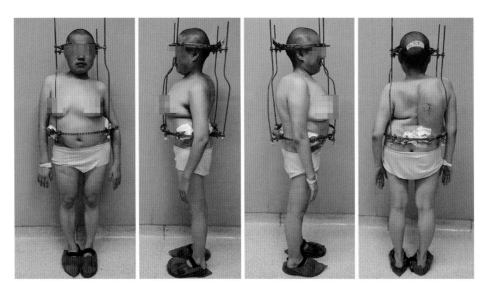

图 4-3-1G 患者佩戴头盆环松解手术前的外观照，脊柱畸形较入院时有明显改善

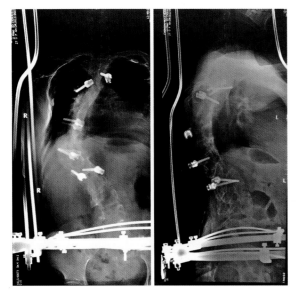

图 4-3-1H 脊柱松解后继续头盆环牵引，4 个月后的全脊柱正、侧位 X 线片见患者侧弯后凸程度进一步改善，可见预置的椎弓根钉

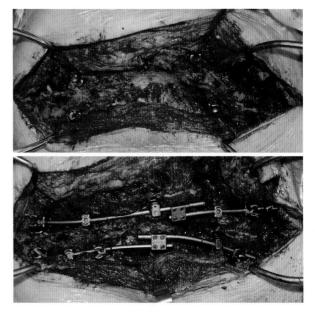

图 4-3-1I 术中照片：矫形前（上图），矫形后（下图）

（四）第四期"脊柱后路截骨矫形植骨融合椎弓根螺钉内固定术"

待患者寰枢椎再次牵开后，决定于全麻下拆除头盆环外固定，行四期"脊柱后路截骨矫形植骨融合椎弓根螺钉内固定术"（图 4-3-1I）（2017 年 4 月 11 日），手术过程顺利，术后恢复良好，复查内固定位置良好（图 4-3-1J），出院时患者外观较入院时有明显改善（图 4-3-1K），肺功能改善（图 4-3-1L）。

六、随访结果

首次术后 5 年随访，患者脊柱畸形矫正良好，无内固定松动、断裂等远期并发症发生。患者日常生活能力正常，无腰背痛，无心悸气促，无呼吸困难，对治疗效果满意。

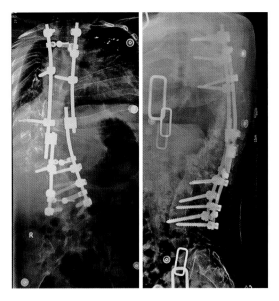

图 4-3-1J　矫形术后复查全脊柱正、侧位 X 线片

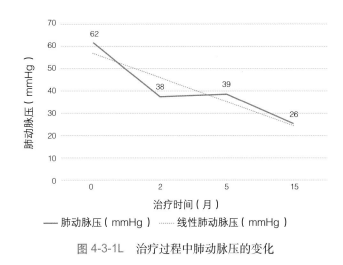

图 4-3-1L　治疗过程中肺动脉压的变化

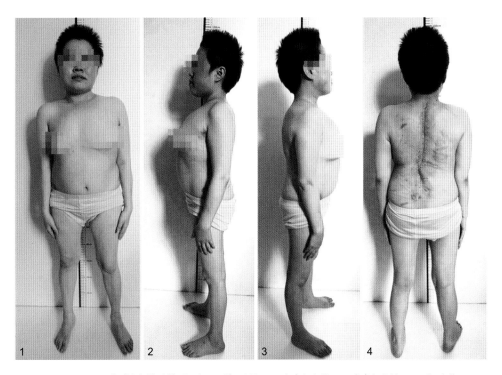

图 4-3-1K　患者矫形后外观照：1.前面观，2.左侧面观，3.右侧面观，4.后面观

七、专家述评

该患者诊断"①脊柱侧弯后凸畸形；②胸廓畸形；③肺功能受损；④先天性心脏病 Ebstein 畸形；⑤肺动脉高压"。经全科讨论后，采用分期治疗方案：一期行内固定取出；二期头盆环牵引术；经持续头盆环牵引，间断调整牵引高度，患者脊柱畸形明显改善，肺功能明显改善。因患者脊柱畸形程度严重，遂于全麻下行三期"脊柱后路松解术 + 胸廓成形术"。松解术后继续行头盆环牵引，调整牵引高度，患者脊柱畸形程度进一步改善，全麻下行四期"脊柱后路截骨矫形植骨融合椎弓根螺钉内固定术 + 头盆环拆除术"，手术过程顺利，术后恢复良好。

以外固定牵引治疗重度脊柱畸形，在畸形矫正的同时保留了患者的脊柱柔韧性，可使矫正效果更好。对于合并心脏疾患的脊柱畸形患者实施手术，分期治疗策略是治疗成功的关键。

本例患者在治疗过程中，首先取出之前的内固定，随后采用了头盆环牵引治疗，将极重度的脊柱侧弯后凸畸形程度降低，同时改善肺功能和营养状况，结合必要的体能训练，提高患者对手术的耐受

性。脊柱松解手术和胸廓成形术，进一步提升牵引的效果，降低侧弯及后凸畸形的程度，还可以减少脊柱截骨矫形截骨的量，从而降低手术难度，降低了神经损伤的风险。末次矫形手术时，采用全椎体切除术（VCR），达到"三平一正一改善"的治疗目标。

（梁益建　赵　登）

参考文献

[1] Li X, Huang Z, Deng Y, et al. Three-dimensional translations following posterior three-column spinal osteotomies for the correction of severe and stiff kyphoscoliosis. Spine J. 2017. 17(12): 1803-1811.

[2] D Zhao YL, F Wang ZH, R Zhong HZ. Treatment goal for extremely severe scoliosis correction. Advances in Clinical Medicine, 2018, 08(3):312-317.

[3] Yang C, Wang H, Zheng Z, et al. Halo-gravity traction in the treatment of severe spinal deformity: a systematic review and meta-analysis. Eur Spine J, 2017, 26(7): 1810-1816.

[4] Wang J, Han B, Hai Y, et al. How helpful is the halo-gravity traction in severe spinal deformity patients? A systematic review and meta-analysis. Eur Spine J, 2021(Suppl 1): 1-10.

第四节　极重度脊柱畸形合并 Ⅱ 型呼吸衰竭

一、病例资料

（一）病史

患者女，25 岁，主诉：发现脊柱向右、向后侧凸 15 年，胸闷气促 3 年，加重 1 年。

15 年前患者家属发现患者背部轻微后凸，弯腰时明显，伴有双肩不等高，左侧高于右侧，就诊于当地某医院，考虑"脊柱畸形"，未进一步治疗。随着年龄增长，患者背部后凸、右侧凸逐渐加重，5 年前畸形进展明显，活动耐量较同龄人降低。3 年前患者妊娠后出现活动后心悸、气促，休息后缓解，活动耐量较前明显下降，剖宫产后患者活动后心悸、气促无明显好转。1 年前患者开始出现活动后心悸、气促加重，双下肢、颜面部水肿，双下肢水肿达到小腿上段，腹胀、夜间阵发性呼吸困难，就诊于当地某医院，2013 年 11 月 25 日心脏彩超提示右心增大、三尖瓣反流（中度）、肺动脉高压（重度）、心

包少量积液。2013 年 11 月 27 日胸部 CT 提示：脊柱后凸、胸廓畸形；双肺炎症，右肺下叶不张；右侧胸腔积液，心包少量积液。2013 年 12 月 2 日腹部 B 超提示肝、胆、胰、脾、肾未见明显异常。予以利尿、强心等内科治疗后夜间阵发性呼吸困难缓解，活动后胸闷气促、双下肢水肿明显减轻。出院后长期氧疗，先后 2 次（2014 年 2 月和 4 月）住院治疗，2014 年 3 月 24 日心脏彩超提示肺动脉高压、右房室腔明显扩大、右室壁增厚、三尖瓣中度反流、肺动脉瓣少量反流。2014 年 4 月 28 日胸腹部 B 超提示右侧胸腔少量积液、腹腔积液，均积极处理后好转出院。1 个月前患者上述症状加重，不能平卧，腹胀明显，食欲减退，再次在当地某医院住院治疗，考虑脊柱侧凸、肺动脉高压、肺源性心脏病、心功能失代偿、低氧血症，治疗后上述症状稍有好转出院，长期口服西地那非、螺内酯、呋塞米、美托洛尔（倍他乐克），为进一步治疗遂来我院。

（二）体格检查

1. 外观不正常：躯干偏斜、双肩不等高、胸廓畸形（一侧胸廓塌陷、一侧胸廓饱满）、脊柱后凸侧凸畸形、剃刀背。

2. 呼吸衰竭和心力衰竭的表现：呼吸困难、心悸、腹胀、食欲减退、双下肢水肿明显。

3. T 36.4℃，P 112 次/分，R 35 次/分，BP 102/70 mmHg，SPO_2 68%。发育畸形，消瘦，面色苍白，神清合作，轮椅推入病房。口唇发绀，颈静脉充盈。胸廓畸形，右侧饱满，左侧塌陷，双侧胸廓呼吸动度不一致。双下肺可闻及湿啰音。腹部移动性浊音阳性。双肩不等高，左肩高于右肩，胸腰段脊柱向右侧、后侧凸起，剃刀背样改变（图 4-4-1A）。胸腰段脊柱明显活动受限；四肢感觉、肌力正常，肌张力正常，腱反射正常，病理征未引出。

（三）影像学检查

全脊柱正侧位 X 线片（图 4-4-1B）、全脊柱 CT（图 4-4-1C）显示：脊柱侧弯畸形。脊柱 MRI（图 4-4-1D）显示脊柱畸形，脊髓未见明显受压。

（四）其他检查

心力衰竭指标：2014 年 10 月 22 日心房利尿钠肽（BNP）2712.00 ng/ml。

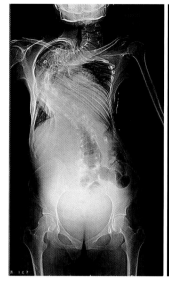
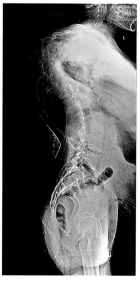

图 4-4-1B　患者入院时全脊柱正侧位片

二、病例分析

1. 青年女性，起病隐匿，病程长。

2. 患者入院诊断：①极重度脊柱侧弯后凸畸形、胸廓畸形、脊髓空洞；②多器官功能障碍综合征：Ⅱ型呼吸衰竭、慢性心力衰竭急性加重；③肺源性心脏病，右心房、右心室增大，心功能Ⅳ级，三尖瓣关闭不全，重度肺动脉高压，腹腔积液；④肠道功能障碍、重度营养不良。

3. 患者存在呼吸衰竭、心力衰竭，无法承受麻醉和矫形手术，存在绝对手术禁忌证。

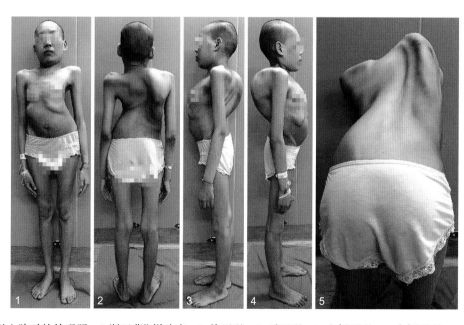

图 4-4-1A　患者入院时的外观照，"剃刀背"样改变：1.前面观，2.后面观，3.左侧面观，4.右侧面观，5.腰椎前屈后面观

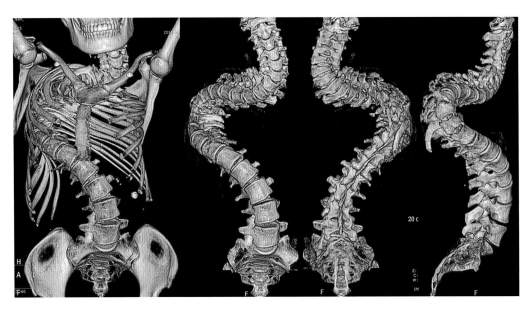

图 4-4-1C　患者入院时脊柱三维 CT

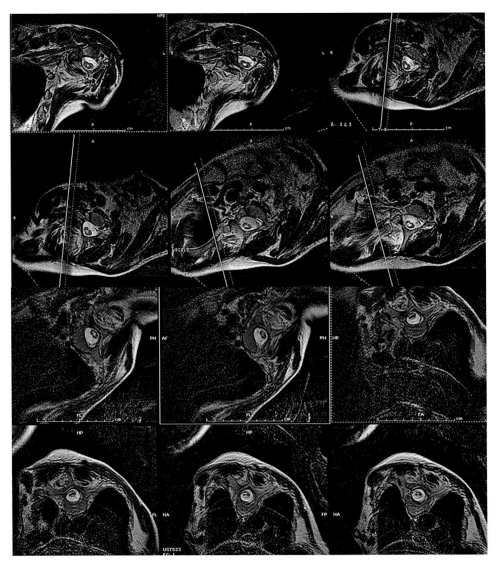

图 4-4-1D　入院时脊柱 MRI

三、肢体重建难度分析与克服

（一）治疗决策

根据患者病情特点，无法耐受麻醉和矫形手术，存在绝对手术禁忌证，治疗策略分三步：第一步采用内科治疗，尽可能改善患者呼吸功能、心功能和营养状态；第二步通过头盆环牵引技术，逐步改善患者脊柱畸形程度，改善患者心肺功能、体质状况和营养状况；第三步根据牵引效果以及牵引耐受情况，选择进行脊柱后路松解或进行脊柱后路截骨矫形内固定手术。

（二）治疗目标

对存在多脏器功能衰竭的脊柱畸形患者，其初级治疗目标为：最大程度地纠正脊柱畸形，最大限度地改善患者心肺功能，提高患者的生活质量，延长患者的寿命。

根据患者脊柱畸形牵引效果和脏器功能恢复情况，还存在高级目标：三平一正一改善：肩平、背平、髋平，血气正常，肺功能改善；恢复患者矢状面平衡、冠状面平衡。患者不仅仅满足于生存的要求，还可以获得更好的外观，恢复自信，融入社会。

（三）手术基本步骤

1. 头盆环牵引

（1）患者右侧卧位，常规消毒铺巾。

（2）定位左侧髂前上棘与髂后上棘，骨盆针从左侧髂前上棘上方约 1 cm 穿入，顺髂骨内外板之间通过，由髂后上棘处穿出，检查无误，在骨盆针上方约 1 cm 同法再穿入另外一根骨盆针；敷料包扎。

（3）将患者左侧卧位，同法在右侧髂骨穿入 2 根骨盆针。

（4）将患者仰卧位，在双侧耳廓上方约 0.5 cm 各拧入 3 枚颅骨钉，双侧眉弓各拧入 2 枚颅骨钉，安装头环固定。

2. 脊柱后路松解

（1）患者俯卧位，常规消毒铺巾。

（2）以顶椎为中心，沿棘突做一长约 30 cm 纵行切口，逐层切开皮肤及皮下组织，剥离椎旁肌肉，显露椎板及横突和部分肋骨。

（3）根据术前影像学结果分析及术中椎板形态，

选择旋转、侧弯变化最明显的 4 处位置，做 Ponte 截骨。

（4）留置丝线于截骨处，做定位。

（5）大量生理盐水冲洗，留置引流管，逐层缝合伤口。

3. 脊柱截骨矫形

（1）患者俯卧位，常规消毒铺巾。

（2）沿胸 1 至腰 3 棘突做一纵行切口，长约 38 cm，逐层切开皮肤及皮下组织，剥离椎旁肌肉，显露椎板及横突和部分肋骨。

（3）在 C 臂定位下，神经导航引导下，左、右椎弓根分别置入长短适宜的椎弓根螺钉。

（4）凹侧安装预弯的内固定棒做临时固定。

（5）选择顶椎处，以超声骨刀切除顶椎及上下邻近椎体的椎板，切断顶椎横突，沿骨膜下，以 Cobb 剥离器分离椎体周围软组织，至椎体前方。

（6）在凸侧拟截骨上下的椎弓根螺钉，安装短棒做临时固定，以超声骨刀做顶椎全椎体截骨。

（7）更换凸侧临时固定棒为预弯好的内固定棒。

（8）通过凸侧加压，凹侧撑开，逐渐矫正患者侧弯畸形，恢复冠状面平衡。

（9）检查内固定物松动，安装横连接。

（10）大量生理盐水冲洗，留置引流管，逐层缝合切口。

（四）技术要点

1. 头盆环牵引术 骨盆针的置入，位置及方向要准确，以提供足够的牵引力；避免盆腔脏器及血管神经的损伤。

2. 脊柱松解术 患者侧弯后凸畸形严重，显露存在一定困难；Ponte 截骨时，位置选择对松解效果很重要；截骨操作时一定充分显露脊髓，避免脊髓、神经损伤。

3. 脊柱截骨矫形 患者侧弯后凸畸形严重，显露存在一定困难，尤其是上次松解手术的位置，可能存在椎板缺失。截骨操作时一定充分显露脊髓，注意脊髓、神经保护，避免脊髓、神经损伤。术中临时固定要稳定，避免矫形时出现椎体意外移位导致脊髓损伤。

（五）风险规避

1. 提高手术耐受能力

（1）心肺功能锻炼：患者为极重度脊柱侧弯后凸畸形，伴有严重肺功能受损，若直接行手术矫形，围手术期严重肺部并发症的发生率将极大增加；该患者长期缺乏功能锻炼，体质较弱，手术耐受能力较差；为提高心肺功能，在头盆环牵引期间，患者持续行呼吸及体能锻炼，包括爬楼训练（6 分钟 15 层楼，每天 6 次），呼吸训练器每天 2 小时等。

（2）加强营养支持：整个治疗过程中，反复叮嘱患者加强营养，并明确提出了在矫形手术前对体重的最低要求，不能达到则予以延缓手术。

2. 术中操作

（1）头盆环牵引：在骨盆针置入过程中，保持患者侧卧位，方向定位准确，避免伤及骨盆的脏器、血管及神经；颅骨钉置入时，要控制力度，在保证螺钉稳定、牢固的同时，避免穿破颅骨内板，引发颅内损伤如出血、感染等。

（2）脊柱后路松解：因患者严重侧弯后凸畸形，解剖结构变异大，显露过程需小心，避免伤及周围重要脏器或神经；通常情况下，患者脊髓靠近凹侧，Ponte 截骨操作时，尤其是凹侧的截骨操作，需要仔细分清解剖结构，避免脊髓、神经刺激。

（3）脊柱后路截骨矫形：为第二次脊柱手术，显露过程需小心，避免上次术后残留的椎板缺损，伤及脊髓、神经；截骨过程中，时刻保持截骨断端稳定性，避免断端移位引起脊髓牵拉损伤；切口缝合需避免死腔，预防切口感染。

3. 牵引过程　定时观察患者神经功能症状，包括声音嘶哑、呛咳、吞咽困难；上肢麻木、无力，下肢无力，行走不稳；大小便困难等；若有异常，随时终止牵引，并降低牵引高度。

4. 围手术期管理　术后营养支持；早期呼吸功能锻炼、鼓励咳嗽、咳痰；预防压疮、深静脉血栓等。

四、治疗过程

一期行头盆环牵引术（2014 年 11 月 6 日）：

1. 经持续头盆环牵引，间断调整牵引高度，患者脊柱畸形明显改善（图 4-4-1E～图 4-4-1I）。

2. 胸腔容积的改变见图 4-4-1J。

3. 心脏彩超示心脏解剖结构改善（表 4-4-1）。

4. 肺功能改善见表 4-4-2。

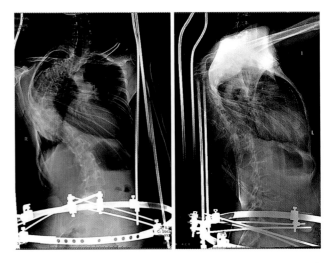

图 4-4-1E　头盆环牵引 3 个月后，复查全脊柱正侧位片，脊柱侧弯后凸均有改善

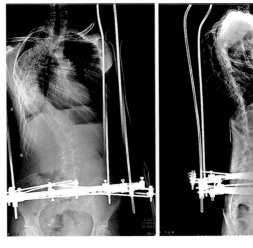

图 4-4-1F　头盆环牵引 4 个月后，患者脊柱侧弯后凸程度进一步改善

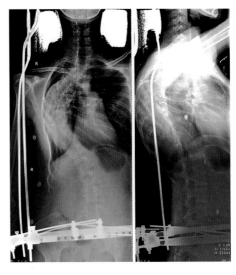

图 4-4-1G　头盆环牵引 10 个月后，患者脊柱侧弯后凸程度进一步改善

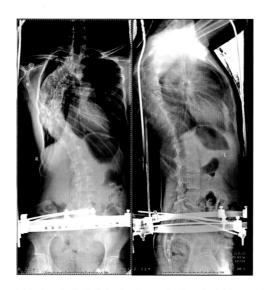

图 4-4-1H 头盆环牵引 12 个月后，患者脊柱侧弯后凸程度进一步改善，基本恢复冠状面和矢状面平衡

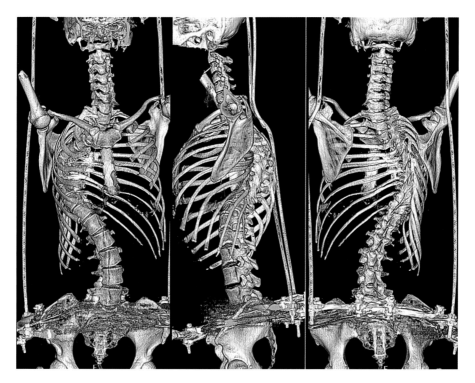

图 4-4-1I 头盆环牵引 12 个月后，患者脊柱侧弯后凸程度进一步改善，基本恢复冠状面和矢状面平衡

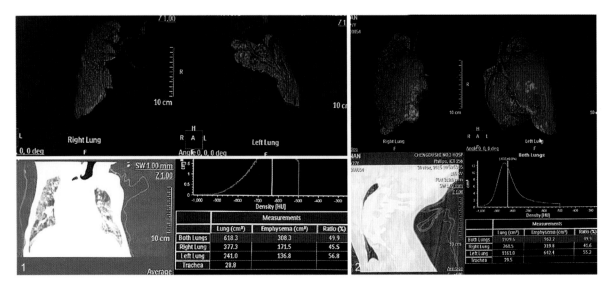

图 4-4-1J　胸部 CT 测量的双肺容积。1. 2014-10-23（618.3 ml）；2. 2015-11-30（1929.6 ml）

表 4-4-1　心脏彩超显示心脏解剖结构的改善

心脏彩超的变化			
	入院后第 6 天 (2014-10-27)	牵引 3 个月后 (2015-2-4)	牵引 7 个半月后 (2015-6-4)
主动脉 (AO)(mm)	28	24	29
右室流出道 (RVOT)(mm)	41	41	33
左房内径 (LA)(mm)	27	26	33
右室内径 (RA)(mm)	30 × 44	28 × 35	22
右房内径 (LA)(mm)	51 × 63	39 × 48	34 × 39
左室舒张末内径 (LVD)(mm)	34	36	44
左室收缩末内径 (LVS)(mm)	21	24	28
主肺动脉内径 (MPA)(mm)	34	26	23
射血分数 (EF)(%)	60	62	64
肺动脉压 (mmHg)	85		
结论	右心增大、三尖瓣反流（中 - 重度）、肺动脉高压、左室收缩功能正常、左室顺应性降低	右心轻度增大，左室收缩功能正常，左室顺应性降低	心脏结构及血流未见明显异常，左室收缩功能、舒张功能正常

表 4-4-2　**头盆环牵引患者肺功能改变**

		肺功能的变化					
		入院时 (2014-10-22)		牵引 8 个月后 (2015-07-01)		牵引 13 个月后，松解、凹侧胸廓成形术前 5 天 (2015-11-30)	
		身高 147 cm，41 kg		身高 158 cm，45 kg		身高 160 cm，49 kg	
		预测值	实测值	预测值	实测值	预测值	实测值
通气功能	FVC (L)	2.97	0.51	3.43	1.60	3.50	1.46
	FEV_1	2.58	0.46	2.99	1.56	3.05	1.40
	$FEV_1\%FVE$		91.12		97.55		95.86
	VC max (L)	2.97	0.68	3.46	1.60	3.53	1.63
肺容量	TLC (L)	3.91	2.57	4.64	4.77	4.77	4.04
	PV%TLC	27.46	60.49	27.80	52.28	28.14	50.40
	MV (L)	5.86	8.96	6.43	27.50	7.00	19.15
	VT (L)	0.29	0.50	0.32	1.33	0.35	1.04
	MVV (L/min)	101.93	23.68	110.51	64.05	11.51	65.23
结论		患者存在极重度混合性通气功能障碍，大气道、小气道气流重度受阻，气道阻力明显增高，气道传导下降，重度肺气肿，弥散功能重度降低，通气储备功能中度下降，肺功能极重度受损		患者存在中度以限制性为主的混合性通气功能障碍，大气道、小气道气流轻度受阻，中度肺气肿，弥散功能中度降低，通气储备功能中度下降，过度通气，肺功能中度受损		患者存在中度以限制性为主的混合性通气功能障碍，大气道气流中度受阻，小气道气流中 - 重度受阻，中度肺气肿，弥散功能中度降低，通气储备功能中度下降，过度通气，肺功能中度受损	

5. 血气分析和心力衰竭指标的改变见表 4-4-3、表 4-4-4。

因患者脊柱畸形程度严重，外固定牵引过程中，患者外观明显改善（图 4-4-1K），出现寰枢椎及寰枕间隙明显增宽（图 4-4-1L），遂于 2015 年 12 月 4 日全麻下行二期"脊柱后路松解术"（图 4-4-1M）。

松解术后继续行头盆环牵引，调整牵引高度，

患者脊柱畸形程度、肺功能、肺容积进一步改善（图 4-4-1N、图 4-4-1O）。

2016 年 5 月 19 日全麻下行三期"脊柱后路截骨矫形植骨融合椎弓根螺钉内固定术 + 胸廓成形术 + 头盆环拆除术"（图 4-4-1P），手术过程顺利，术后恢复良好出院（图 4-4-1Q）。

表 4-4-3　**头盆环牵引 8 个月和 13 个月后患者血气分析改变**

	血气分析变化		
	入院后第 2 天 (2014-10-23)	牵引 8 个月后 (2015-7-1)	牵引 13 个月后，松解、凹侧胸廓成形术前 3 天 (2015-12-1)
	吸氧 5 L/min	不吸氧	不吸氧
pH	7.353	7.361	7.379
PO_2(mmHg)	65.2	62	88.6
PCO_2(mmHg)	51.6	50.8	36.4
BE(mmol/L)	3.3	3	-2.3
结论	呼吸衰竭	低氧血症 二氧化碳潴留	正常

表 4-4-4 **患者心力衰竭指标的变化**

	BNP 变化			
	入院后 2 周 （2014-11-5）	头盆环术后 1 周 （2014-11-12）	牵引 4 个月后 （2015-3-15）	牵引 7 个月后 （2015-6-18）
BNP（ng/ml）	2992.00	7044.00	304.50	58.61

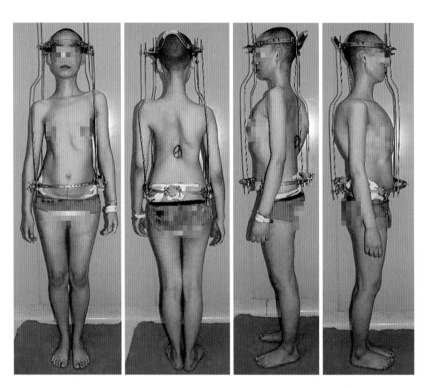

图 4-4-1K 患者松解前外观照，较入院时有明显改善

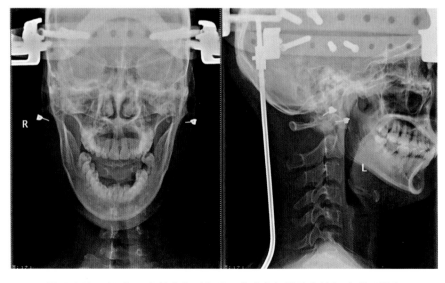

图 4-4-1L 经过 11 个月头盆环牵引，患者寰枢椎及寰枕间隙明显增宽

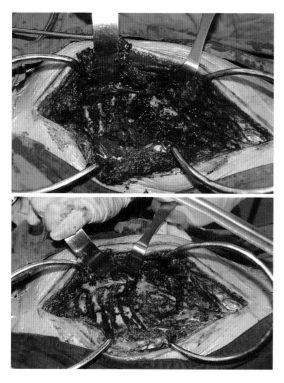

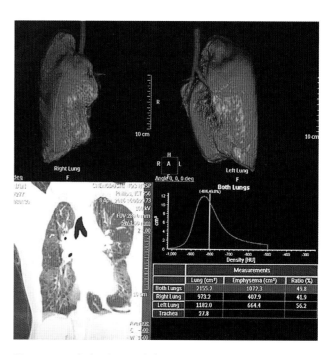

图 4-4-1O　松解后，继续牵引，胸部 CT 测量的双肺容积（2155.2 ml）

图 4-4-1M　松解术中：松解前照片可见患者脊柱严重侧弯后凸旋转畸形（上图）；术中行 3 处 Ponte 截骨（下图）

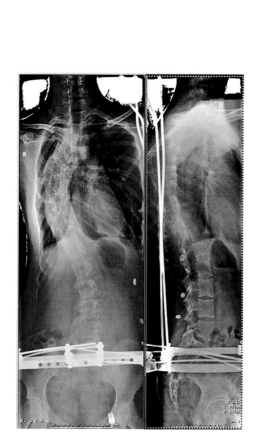

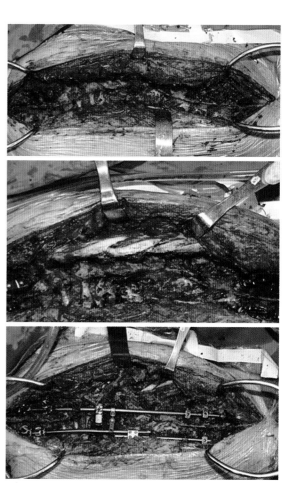

图 4-4-1N　松解后，继续牵引，正、侧位 X 线片示患者侧弯后凸程度进一步改善

图 4-4-1P　术中照片：矫形前（上图），剃刀背"照片（中图），矫形后（下图）

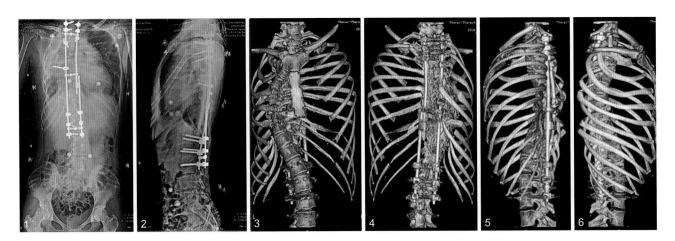

图 4-4-1Q   矫形术后复查全脊柱影像：1、2. X线片显示脊柱正位和侧位；3~6. 矫形术后复查全脊柱 CT 三维重建

五、随访结果

5 年随访，患者无内固定松动、断裂等远期并发症发生；患者日常生活能力正常，治疗效果满意（图 4-4-1R）。

六、专家点评

患者的入院诊断"①极重度脊柱侧弯后凸畸形、胸廓畸形、脊髓空洞；②多器官功能障碍综合征：

Ⅱ型呼吸衰竭、慢性心力衰竭急性加重；③肺源性心脏病，右心房、右心室增大，心功能Ⅳ级，三尖瓣关闭不全，重度肺动脉高压，腹腔积液；④肠道功能障碍、重度营养不良"。提示患者病情危重，存在手术禁忌证。针对患者治疗充分讨论后，先采用内科治疗适当纠正患者呼吸衰竭和心力衰竭，维持患者脏器功能，然后针对脊柱畸形采用分期外科治疗方案：一期行头盆环牵引术，间断调整牵引高度，患者脊柱畸形明显改善，肺功能明显改善。因

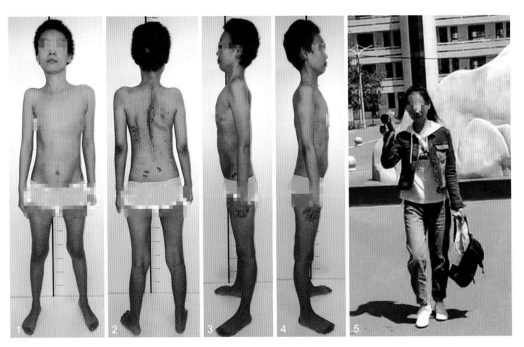

图 4-4-1R   患者术后外观照，基本达到三平一正的目标，术后 5 年随访效果满意。1. 前面观，2. 后面观，3. 左侧面观，4. 右侧面观，5. 生活照

患者脊柱畸形程度严重，在全麻下行二期"脊柱后路松解术"，术后继续行头盆环牵引，调整牵引高度，患者脊柱畸形程度进一步改善，待脊柱畸形牵引满意后，在全麻下行三期"脊柱后路截骨矫形植骨融合椎弓根螺钉内固定术 + 胸廓成形术 + 头盆环拆除术"，手术过程顺利，术后恢复良好出院。

回顾整个治疗过程，在治疗策略上，我们首先明确患者呼吸衰竭和心力衰竭是由于脊柱畸形所致，脊柱畸形不改善，脏器功能衰竭也无法改善，所以我们确立了患者的治疗目标，根据患者的实际病情及身体状况，制订分期治疗的策略，最终实现了我们的治疗目标。

在治疗的具体实施过程中，我们首先通过内科治疗最大限度地改善呼吸衰竭和心力衰竭，避免在急性期出现呼吸系统和心血管系统的突发事件，从而导致患者的死亡。当呼吸功能和心功能处于一个相对稳定的状态时，通过头盆环牵引技术来纠正脊柱畸形，增加胸腔的容积，改善血管扭曲，减轻腹腔受压，从而降低肺动脉压力，改善肺的通气和交换功能，改善心功能，改善营养状况，同时加强呼吸功能和体能锻炼等，提高患者的手术耐受性，降低围手术期风险。在脊柱畸形改善程度满意，脏器功能恢复至比较满意的程度后采用后路脊柱三柱截骨 + 胸廓成形术，完成终期手术，达到"三平一正"的治疗目标。

（梁益建 赵 登）

参考文献

[1] O'Brien JP, Yau AC, Smith TK, et al. Halo pelvic traction:A preliminary report on a method of external skeletal fixation for correcting deformities and maintaining fixation of the spine[J]. J Bone Joint Surg Br, 1971, 53(2): 217-229.

[2] Suk SI, Chung ER, Kim JH, et al. Posterior vertebral column resection for severe rigid scoliosis[J]. Spine(Phila Pa 1976), 2005, 30(14): 1682-1687.

[3] 赵登, 梁益建, 汪飞, 等. 三平一正: 极重度脊柱侧弯畸形手术矫形治疗目标[J]. Advances in Clinical Medicine, 2018, 08(03): 312-317.

[4] 郑召民, 王华峰, 刘辉. 复杂性重度脊柱畸形我们应该关注什么[J]? 中国骨与关节杂志, 2014, 3(12): 886-889.

[5] Sponseller PD, Takenaga RK, Newton P, et al. The use of traction in the treatment of severe spinal deformity[J]. Spine, 2008, 33(21): 2305-2309.

[6] Koller H, Zenner J, Gajic V, et al. The impact of halo-gravity traction on curve rigidity and pulmonary function in the treatment of severe and rigid scoliosis and kyphoscoliosis: a clinical study and narrative review of the literature[J]. Eur Spine J, 2012, 21(3): 514-529.

第五节　先天性颈椎反屈头后仰畸形

一、病例资料

（一）病史

患者男，22 岁，自出生后即发现婴儿头后仰角度大，颈部前屈度较正常婴儿小，随着生长发育颈部反屈畸形加重，成年后基本固定。由于脖颈极度后仰，脸面无法看到足下及前部地面，严重影响外观、行走、日常生活及学习工作。

曾经去过多家医院脊柱外科就诊，皆认为颈椎截骨矫形手术难度大、风险高，截骨矫形内固定术后，术前残留的一点颈椎活动有可能完全丧失。因此，患者及家属不敢接受颈椎截骨手术矫正的方法。于 2021 年 12 月来秦泗河矫形外科就医，希望颈部畸形能安全地获得部分矫正，改善生活质量。

（二）体格检查

颈部极度反屈头后仰，枕骨基本上贴在后颈背部上，导致脸面朝天，无法看到足下及前部的地面，故患者行走迈步时异常小心谨慎。

颈部有微小的旋转活动，被动推拉头后部略微有屈颈活动，但没有主动屈曲动作。胸锁乳突肌检查不到收缩运动与肌肉轮廓。颈后背部软组织僵硬（图 4-5-1A）。患者无家族史，内脏检查都正常，身体其他部位无畸形。

（三）X 线检查

侧位片颈椎反屈角 77°，寰椎 - 枢椎关节之间有缝隙，其他颈椎棘突挤压一起，未发现有缝隙。

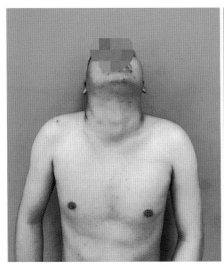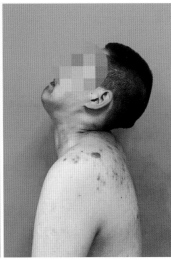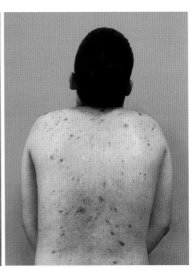

图 4-5-1A　颈部极度反屈头后仰畸形，导致脸面朝天，无法看到足下及前部的地面

证明其残留的少许颈部活动完全是寰枢椎运动（图 4-5-1B）。

二、病例分析与重建策略

（一）遵照 Ilizarov 张力-应力法则

患者为罕见的先天性颈椎反屈头后仰畸形，唯有寰枢椎之间尚有少许活动，颈椎骨性截骨矫形有手术风险，且截骨术后必须行内固定与外固定保护，可能将残存的一点颈椎活动完全丧失，这也是患者及家属不希望的结果。权衡利弊，秦泗河大夫决定，依然遵照 Ilizarov 张力-应力法则，相信生命组织都具有应力-应变的属性，为患者设计定做推拉矫形器，通过矫形器稳定、持续、缓慢地推拉，施加枕骨部位以持续应力，应该可以部分拉松颈后部挛缩僵硬的软组织，改善其颈部后伸、脸面朝天之畸形。

（二）设计制作头颅-胸背弹性推拉颈椎矫形器

邀请支具师会诊商定制作装配头颅-胸背弹性推拉颈椎的矫形器。矫形器结构、性能必须做到患者佩戴期间，不影响吃饭、睡觉等生活。在缓慢推拉矫正颈椎反屈畸形时，不会产生寰枢椎错位等意外风险。

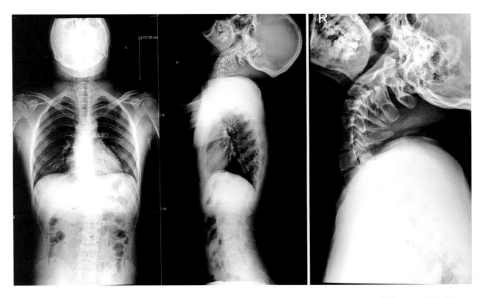

图 4-5-1B　颈椎最大前屈侧位 X 线片，颈椎反屈畸形 77°，寰枢椎关节之间有缝隙，其他颈椎棘突挤压一起，缺乏间隙

三、推拉矫形过程注意动态观察

（一）稳定、缓慢、持续推拉原则

佩戴上制作好的头-颈-胸矫形推拉器，矫形器推拉杆上装弹簧，推压头枕骨的力将逐渐释放，从而稳定、持续、缓慢地向前下推压头部，迫使颈部屈曲。推拉的力度与速度以患者适应为度。为了让颈后部形成持续张力，矫形器每天 24 小时必须佩戴，治疗期间不能取下。

（二）推拉 2 周后喜见成效

推拉 2 周后患者感觉头部前屈增加，眼睛看地面的距离拉近（图 4-5-1C）。颈椎 X 线片显示，寰枢椎之棘突间缝隙加大。

（三）矫形角度稳定于推拉第 4 周

推拉 4 周后头后伸反屈畸形有部分改善。增加推拉力 1 周，患者自我感觉颈椎前屈角度没有再进展（图 4-5-1D）。患者因出现说话有所影响的现象，故停止继续推拉。

（四）推拉 34 天除掉矫形器更换颈托

在推拉第 34 天后去掉推拉矫形器，头后仰畸形部分矫正，脸面不再朝天（图 4-5-1E）。更换颈托，维持颈部的矫形位置。

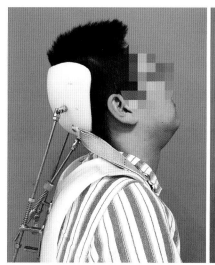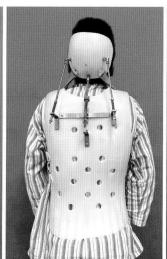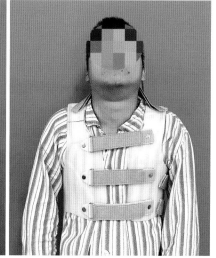

图 4-5-1C　推拉 2 周后患者感觉头部前屈增加，眼睛看地面的距离拉近

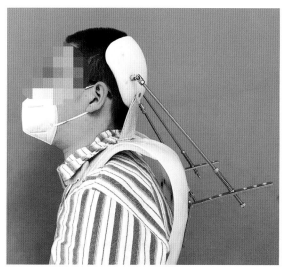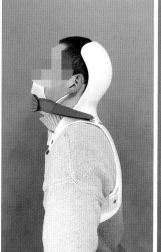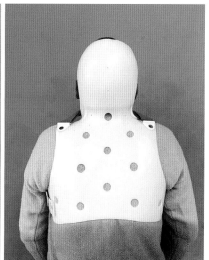

图 4-5-1D　推拉 4 周后头后伸反屈畸形有部分改善。增加推拉力 1 周，患者自我感觉颈椎前屈角度没有再进展

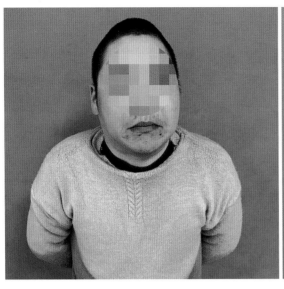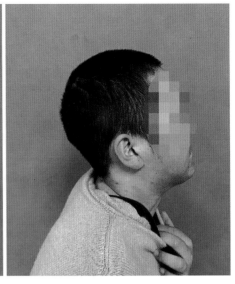

图 4-5-1E　在推拉第 34 天后去掉推拉矫形器，头后仰畸形部分矫正，脸面不再朝天

四、随访结果

（一）头-颈部形态改变

矫形器推拉后 2 个月检查，头颅极度后仰、脸面朝天之头 - 颈部外形明显改变，颈部出现了少许的主动点头动作，眼睛能看见足地面的前方，颈椎旋转活动也自感改善。

（二）X线检查颈椎反屈畸形矫正29.7°

拍摄与术前统一位置的颈椎 X 线侧位片，测定颈椎反屈角度的变化。由术前的颈椎反屈 77° 减少至 47.3°，颈椎后伸畸形矫正了 29.7°。颈椎棘突间隙开大的基本是寰枢椎关节，第 2、3 颈椎棘突之间发现有少许松动间隙（图 4-5-1F、图 4-5-1G）。

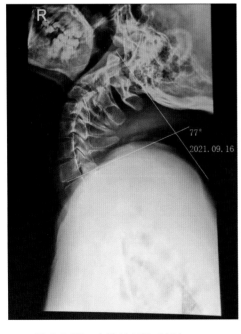

图 4-5-1F　术前的颈椎反屈角 77°

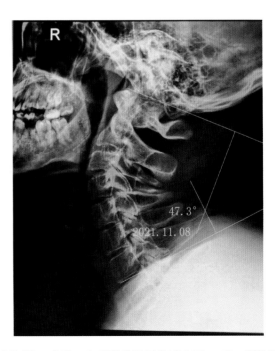

图 4-5-1G　术后 2 个月颈椎反屈角减少至 47.3°，颈椎后伸畸形矫正了 29.7°，颈椎后间隙开大的基本是寰枢椎关节

五、专家述评

该患者由于传统颈椎手术矫形风险高，术后可能带来更严重的颈椎僵直，因此去过多家大医院就诊均未能行矫正颈椎畸形的手术。根据患者的需求及实际情况，秦泗河遵照 Ilizarov 张力 - 应力法则，与支具矫形师合作，设计了头 - 颈 - 胸背推拉矫形器。通过颈后的弹簧推拉杆，逐渐释放推力，使反屈的颈椎与过度后仰的头颅，缓慢增加前屈角度。治疗结果证明，这个方法对这个患者是成功的。无创技术重建的满意疗效，使患者、家属及医护人员都深感欣慰。

（秦泗河　石　磊　邵建建）

第六节　难治性骨盆倾斜伴下肢畸形

骨盆倾斜的实质是在各种致畸因素作用下，人体站立行走时为维持骨盆新平衡的代偿性改变。骨盆倾斜按其发生原因可分为盆上型、盆部型和盆下型。盆上型指由于脊柱侧弯尤其是腰椎侧凸引起的骨盆倾斜。盆部型，指骨盆及其附着肌肉、筋膜不均衡性挛缩继发的骨盆倾斜，主要是臀肌（臀中肌、臀小肌、阔筋膜张肌）挛缩，其中单侧髂胫束挛缩是导致骨盆倾斜的主要原因。盆下型一般由双下肢不等长引起。重度骨盆倾斜发展到一定年龄，必然继发从脊柱、骨盆、髋关节脱位到双侧下肢的一系列畸形，成为肢体重建的难症。

以下通过 2 个病例的治疗过程与随访结果介绍，一定程度上可以了解秦泗河对难治性骨盆倾斜畸形病因病机分析、系统评价、手术决策、手术方法、术后管理过程与追踪随访结果。

病例1　髂胫束及臀肌挛缩致骨盆倾斜的矫正

一、病例资料

（一）病史

患者女，27 岁，1 岁半罹患脊髓灰质炎后遗双下肢不完全瘫痪，左侧髂胫束及臀肌挛缩症。少年时曾经实施过 2 次手术。

（二）体格检查

左屈膝 10° 重度髋外展外旋畸形，右下肢股四头肌麻痹，行走时左屈髋外展，屈膝手压股步态；直立时，左屈髋外展屈膝，骨盆重度左下倾（图 4-6-1A）。

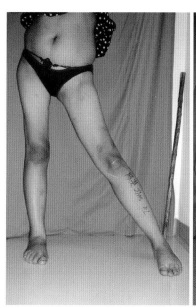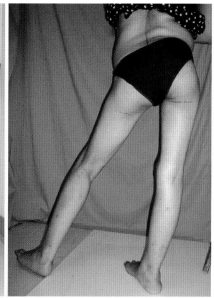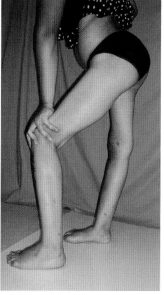

图 4-6-1A　左屈髋外展屈膝，骨盆重度左下倾，左手压股步态勉强行走

（三）影像学检查

骨盆X线片显示左髋重度外展伴骨盆左下倾斜，腰椎代偿性侧凸，膝关节结构基本正常（图4-6-1B）。

二、骨盆倾斜病理改变与手术决策

（一）病理改变

左髋伸直位呈重度外展，髋关节的关节囊、周围韧带及髋外展肌群广泛挛缩，由于长期骨盆倾斜，右髋关节继发髋臼发育不良。

（二）手术决策：分二期手术

1. 第一期手术彻底解除左髋部继发骨盆倾斜的软组织挛缩，矫正屈膝畸形，术后骨盆倾斜能大部矫正，左下肢持重力线恢复。左下肢术后半年再评价，并考虑实施右下肢的手术。

2. 第二期手术，右侧髂骨截骨延长，既能再矫正残留的骨盆倾斜，又能改善右髋头臼关系。

三、第一期手术解除髋外展挛缩畸形

（一）手术步骤

1. 从左髂骨翼中点向下切口，松解挛缩的髋外展组织。

2. 膝上外侧切口松解挛缩的髂胫束，术中将患肢内收，测定髋外展挛缩解除的程度。

3. 术中应注意松解髂-股韧带及前外侧髋关节囊。

4. 髋关节松解术后，以无菌纱布加压包扎，术后弹力绷带加压包扎以减少出血和死腔。

（二）手术后处理

尽可能维持髋内收位置，术后15天复查X线片，左股骨下段前弓矫正满意，内固定可靠；髋外展畸形、骨盆倾斜大部矫正（图4-6-1C）。

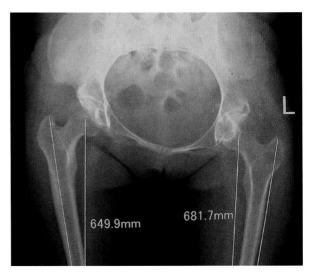

图 4-6-1C　左髋术后15天X线检查，左髋部可以内收，骨盆倾斜大部矫正

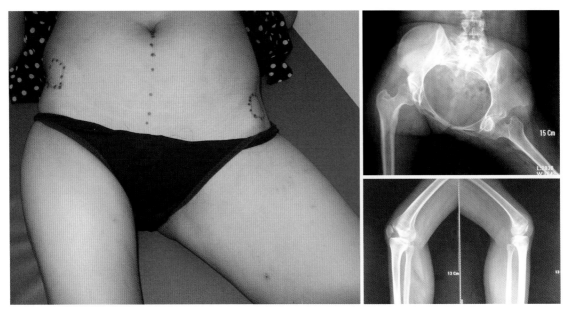

图 4-6-1B　左髋重度外展、外旋伴骨盆左下倾斜，双侧髂前上棘失衡，右髋头臼关系失常，腰椎代偿性侧凸

第一次术后 9 个月复查，站立位骨盆仍然存在部分倾斜，双下肢不等长。由于对侧（右侧）骨盆上升伴髋臼发育不良，应行对侧髂骨截骨延长术平衡（图 4-6-1D、图 4-6-1E）。

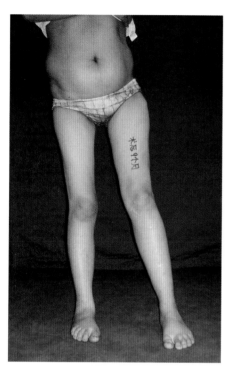

图 4-6-1D　第一期术后 9 个月站立时，双下肢仍然存在不等长、不平衡

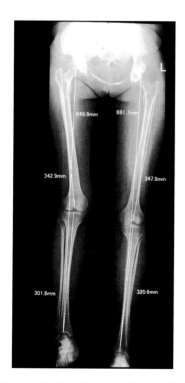

图 4-6-1E　第一期术后 9 个月 X 线片

四、第二期手术实施右侧髂骨延长术

由于患者骨盆向左侧倾斜，右侧骨盆上升必然继发髋臼发育不良。第一期手术解除了导致骨盆倾斜的左侧肌肉、筋膜挛缩后，第二期实施右侧髂骨截骨延长，在进一步矫正骨盆倾斜的同时增加右侧股骨头的覆盖，术后双下肢的使用长度也能得到均衡（图 4-6-1F）。

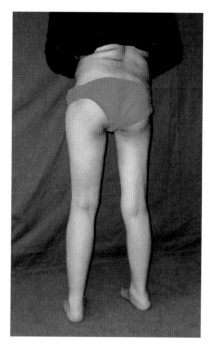

图 4-6-1F　第 2 次行右髂骨延长，术后双下肢基本平衡

五、随访结果

第二次右侧髂骨延长术后 9 个月随访，骨盆倾斜与术前代偿性腰椎侧凸基本矫正，站立位双下肢均衡，能够徒手行走，下蹲没有障碍（图 4-6-1G、图 4-6-1H）。畸形矫正的效果超出了患者及家属的预期疗效。

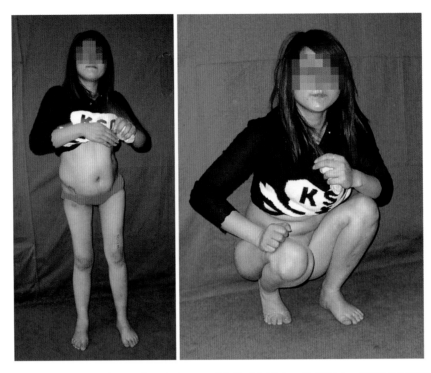

图 4-6-1G　第 2 次术后 9 个月复查，双下肢能平衡站立，徒手行走，下蹲功能正常

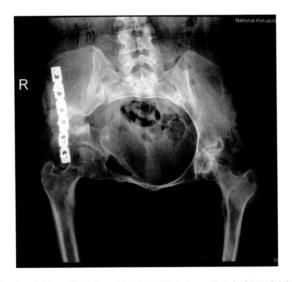

图 4-6-1H　第二次手术术后 9 个月 X 线检查，延长区域骨愈合，骨盆倾斜基本矫正，右侧股骨头覆盖良好

病例2　伴有对侧髋关节半脱位的骨盆倾斜的矫正

一、病例资料

（一）病史

患者女，23岁，1岁时罹患脊髓灰质炎后遗左下肢畸形，少年期未能得到有效治疗致畸形发展至成年，形成重度骨盆倾斜、腰椎侧凸，左髋、膝关节屈曲等肢体畸形，术前仅能持拐以右下肢持重行走（图 4-6-2A）。

（二）影像学检查

见图 4-6-2B。

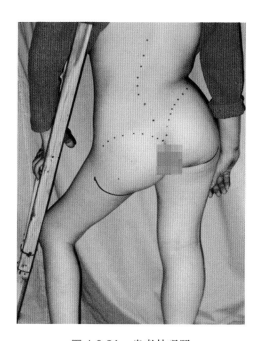

图 4-6-2A　患者外观照

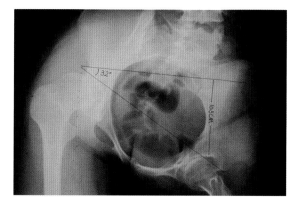

图 4-6-2B　X线检查显示，骨盆倾斜 32°，双侧髋臼上缘高度之差 10.5 cm，腰椎侧凸，右髋关节半脱位

二、手术决策与治疗

该患者临床表现、畸形特点与功能障碍的程度均重于病例 1。但其术前评价、肢体矫形与重建思路、骨盆倾斜与下肢平衡原则基本上同病例 1。术前应向患者说明需要实施二期手术重建策略。第一期手术解除患侧髋关节挛缩，骨盆倾斜大部矫正。第二期实施对侧髋关节半脱位的骨盆内移截骨的矫正手术。如此，术后既能矫正骨盆倾斜，又能覆盖了半脱位的股骨头（图 4-6-2C）。术后 1 年随访，患者双下肢站立行走时基本等长，术前存在的腰椎侧凸、臀部失常也得到均衡（图 4-6-2D）。

三、专家述评

幼年期罹患能继发骨盆倾斜畸形的疾病（主要是脊髓灰质炎后遗症、创伤等导致单侧臀肌挛缩症），若儿童少年时没有得到合理手术矫正，发展至成年期必然继发脊柱侧凸、骨盆倾斜、扭转、对侧髋关节半脱位、双下肢不等长等一系列的畸形链，给患者形成重度肢体残疾。由于很多大医院骨科都分化形成了相对固定的创伤、脊柱、关节、足踝等专业，使得此类系统性肢体畸形残疾患者难以找到合适的专科就医，以至于延误到成年仍未获得正确的诊疗建议与手术重建。

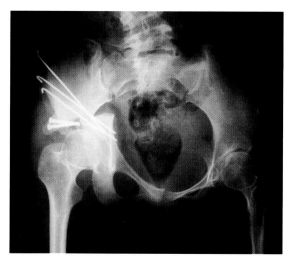

图 4-6-2C　第二期手术行右骨盆内移截骨术，骨盆倾斜矫正，右侧骨头获得满意覆盖

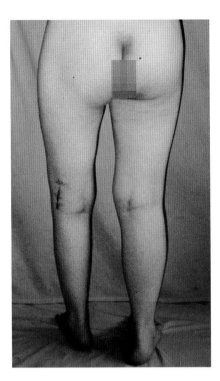

图 4-6-2D　术后 1 年复查，双下肢能接近平衡站立行走，臀部外形基本平整，腰椎代偿性侧凸也随之改善

　　以上 2 个病例，秦泗河各实施 2 期手术，彻底解决了导致骨盆倾斜的病因，矫正了骨盆倾斜、髋关节半脱位，自然解决了脊柱侧凸、双下肢不等长等问题，体现出医者的临床智慧、系统分析、科学评价、手术技能以及驾驭整个肢体重建过程的运筹能力。

（秦泗河）

参考文献

[1]　秦泗河. 脊髓灰质炎后遗症外科治疗[M]. 北京: 人民卫生出版社, 2006.

索 引